FISIOTERAPIA MOTORA APLICADA AL PACIENTE CRÍTICO: DEL DIAGNÓSTICO A LA INTERVENCIÓN

Editor **George Jerre Vieira Sarmento**

Editores asociados **André Luiz Lisboa Cordeiro**
Milton César Santillán Zuta

FISIOTERAPIA MOTORA APLICADA AL PACIENTE CRÍTICO: DEL DIAGNÓSTICO A LA INTERVENCIÓN

manole
editora

Producción editorial: Paris Servicios Editoriales y Educacionales
Proyecto gráfico: Departamento Editorial de la Editora Manole
Diagramación: R G Passo
Ilustraciones: R G Passo y HiDesign Estudio
Carátula: Ricardo Yoshiaki Nitta Rodrigues
Traducción: Milton César Santillán Zuta

CIP-BRASIL. CATALOGAÇÃO NA PUBLICAÇÃO
SINDICATO NACIONAL DOS EDITORES DE LIVROS, RJ

F565

Fisioterapia motora aplicada al paciente crítico : del diagnóstico a la intervención / editor George Jerre Vieira Sarmento, André Luiz Lisboa Cordeiro, Milton César Santillán Zuta. – 1. ed. – Barueri [SP] : Manole, 2024.

Inclui bibliografia e índice
ISBN 9788520458600

1. Fisioterapia motora. 2. Tratamento intensivo 3. Reabilitação. I. Sarmento, George Jerre Vieira. II. Cordeiro, André Luiz Lisboa. III. Zuta, Milton César Santillán.

24-91879 CDD: 615.82
CDU: 615.8

Gabriela Faray Ferreira Lopes – Bibliotecária – CRB-7/6643

Edición – 2024

Editora Manole Ltda.
Alameda Rio Negro, 967 – CJ 717
Barueri – SP – Brasil
CEP: 06454-000
Fone: (11) 4196-6000
www.manole.com.br | https://atendimento.manole.com.br/

Impreso en Brasil | *Printed in Brazil*

Editor

George Jerre Vieira Sarmento
Fisioterapeuta Especialista en Fisioterapia Respiratoria de la Universidad Ciudad de São Paulo (Unicid). MBA en Gestión de Calidad en Seguridad del Paciente por el Instituto D'Or de Pesquisa e Ensino (IDOR). Miembro del Departamento de Fisioterapia de la Asociación Brasileña de Medicina Intensiva (AMIB). Coordinador del Servicio de Fisioterapia del Hospital Rede D'Or São Luiz (Unidad Jabaquara, São Paulo). Autor de 16 libros publicados en el área de Fisioterapia, con más de 200 cursos impartidos en Brasil.

Editores asociados

André Luiz Lisboa Cordeiro
Posdoctorando en Medicina y Salud Humana en la Escuela Bahiana de Medicina y Salud Pública (EBMSP). Doctor y Magíster en Medicina y Salud Humana por la EBMSP. Especialista en Fisioterapia en Cuidados Intensivos del Adulto por el Consejo Federal de Fisioterapia y Terapia Ocupacional/Asociación Brasileña de Fisioterapia Cardiorrespiratoria y Fisioterapia en Cuidados Intensivos (COFFITO/ ASSOBRAFIR). Profesor del Centro Universitario Nobre, Unef, Bahiana y Sanar.

Milton César Santillán Zuta
Fisioterapeuta Cardiorrespiratorio por la Universidad Nacional Federico Villarreal (UNFV), Lima, Perú. Fisioterapeuta Especialista de la UCI y del Programa de Trasplante Pulmonar del Hospital Nacional Guillermo Almenara Essalud, Lima, Perú. MsC en Fisiología en la Universidad Nacional Mayor de San Marcos (UNMSM), Lima, Perú. Profesor Clínico de Posgrado de la Universidad Norbert Wiener, Lima, Perú. Fundador y miembro de la Sociedad Peruana de Fisioterapia en Terapia Intensiva (SOPEFTI).

Autores

Adriana Borges Leite
Profesional Especialista en Cuidados Intensivos por el Consejo Federal de Fisioterapia y Terapia Ocupacional/Asociación Brasileña de Fisioterapia Cardiorrespiratoria y Fisioterapia en Cuidados Intensivos (COFFITO/ASSOBRAFIR). Especialista en Fisioterapia Neumofuncional por la Universidad Castelo Branco. Especialista en Salud Pública por el Centro Universitario Estácio de Sá. Especialista en Preceptoría en Salud de la Universidad Federal de Rio Grande do Norte (UFRN). Fisioterapeuta en Terapia Intensiva de la Empresa Brasileña de Servicios Hospitalarios, trabajando en el Hospital Universitario Profesor Edgard Santos (Hupes/EBSERH, Salvador).

Alexandre Simões Dias
Bachiller en Fisioterapia por el Instituto Porto Alegre de la Iglesia Metodista (IPA). Especialista en Fisioterapia Respiratoria por el Consejo Federal de Fisioterapia y Terapia Ocupacional/Asociación Brasileña de Fisioterapia Cardiorrespiratoria y Fisioterapia en Cuidados Intensivos (COFFITO/ASSOBRAFIR). Magíster y Doctor en Ciencias Biológicas: Fisiología por la Universidad Federal de Rio Grande do Sul (UFRGS). Profesor del Curso de Fisioterapia de la Escuela de Educación Física, Fisioterapia y Danza (Esefid-UFRGS) y de los Pro-

gramas de Posgrado en Ciencias del Movimiento Humano y Ciencias Neumológicas de la UFRGS.

André Luiz Lisboa Cordeiro
Posdoctorando en Medicina y Salud Humana en la Escuela Bahiana de Medicina y Salud Pública (EBMSP). Doctor y Magíster en Medicina y Salud Humana por la EBMSP. Especialista en Fisioterapia en Cuidados Intensivos del Adulto por el Consejo Federal de Fisioterapia y Terapia Ocupacional/Asociación Brasileña de Fisioterapia Cardiorrespiratoria y Fisioterapia en Cuidados Intensivos (COFFITO/ASSOBRAFIR). Profesor del Centro Universitário Nobre, Unef, Bahiana y Sanar.

Audrey Borghi-Silva
Profesora Titular de la Universidad Federal de São Carlos (UFSCar). Beca de productividad en investigación nivel 1B, CNPq.

Bruno Prata Martinez
Fisioterapeuta. Profesional Especialista en Fisioterapia Respiratoria y UCI por el Consejo Federal de Fisioterapia y Terapia Ocupacional/Asociación Brasileña de Fisioterapia Cardiorrespiratoria y Fisioterapia en Cuidados Intensivos (COFFITO/ASSOBRAFIR). Profesor adjunto de la Universidad Federal de Bahía (UFBA) y de la Universidad Estadual de Bahía (Uneb). Doctor en Medicina y Salud por la Facultad de Medicina y Salud Pública de Bahía (EBMSP).

Caio César Araújo Morais
Fisioterapeuta de la Universidad Católica de Pernambuco (Unicap). Doctorando en Neumología de la Facultad de Medicina de la Universidad de São Paulo (FMUSP). Maestría en Fisioterapia por la Universidad Federal de Pernambuco (UFPE). Especialista en Fisioterapia en Cuidados Intensivos por el Consejo Federal de Fisioterapia y Terapia

Ocupacional/Asociación Brasileña de Fisioterapia Cardiorrespiratoria y Fisioterapia en Cuidados Intensivos (COFFITO/ASSOBRAFIR).

Daniel Lago Borges
Fisioterapeuta de la UCI del Hospital Universitario de la Universidad Federal de Maranhão (Huufma). Doctor en Ciencias por la Universidad Estatal de Río de Janeiro (UERJ). Maestría en Ciencias de la Salud por la Universidad Federal de Maranhão (UFMA). Profesional Especialista en Fisioterapia en Cuidados Intensivos por el Consejo Federal de Fisioterapia y Terapia Ocupacional/Asociación Brasileña de Fisioterapia Cardiorrespiratoria y Fisioterapia en Cuidados Intensivos (COFFITO/ASSOBRAFIR). Profesional Especialista en Fisioterapia Respiratoria por COFFITO/ASSOBRAFIR. Preceptor de Fisioterapia de la Residencia Multiprofesional de Salud de Huufma.

Debora Stripari Schujmann
Fisioterapeuta de la Universidad de São Paulo (USP). Especialista en Cuidados Intensivos. Doctora en Ciencias de la Rehabilitación por la USP. Fisioterapeuta e investigadora del Curso de Fisioterapia de la USP.

Fabrício Farias da Fontoura
Fisioterapeuta y Educador Físico. Doctor y Magíster en Ciencias Neumológicas por la Facultad de Medicina de la Universidad Federal de Rio Grande do Sul (Famed-UFRGS). Especialista en Fisioterapia Respiratoria y Fisioterapia Cardiovascular por el Consejo Federal de Fisioterapia y Terapia Ocupacional/Asociación Brasileña de Fisioterapia Cardiorrespiratoria y Fisioterapia en Cuidados Intensivos (COFFITO/ASSOBRAFIR). Posgrado en Entrenamiento Deportivo y Kinesiología Clínica por la UFRGS. Director de la Regional Rio Grande do Sul de Assobrafir (2020/2024). Miembro del Departamento de Fisioterapia Respiratoria de Assobrafir y del Consejo Regional de Fisioterapia y Terapia Ocupacional de la V Región (Crefi-

to5). Profesor de la Universidad LaSalle. Investigador del Centro de Hipertensión Pulmonar de la Santa Casa de Misericordia de Porto Alegre. Propietario de MetaCardioPulmonar.

Felipe Campos Ferreira
Especialista en Fisioterapia en Cuidados Intensivos por el Consejo Federal de Fisioterapia y Terapia Ocupacional/Asociación Brasileña de Fisioterapia Cardiorrespiratoria y Fisioterapia en Cuidados Intensivos (COFFITO/ASSOBRAFIR).

Fernando Viegas do Monte
Magíster en Ciencias de la Salud por la Escuela Superior de Ciencias de la Salud/Fundación para la Docencia y la Investigación en Ciencias de la Salud (ESCS/Fepecs). Especialista en Fisioterapia Hospitalaria del Hospital de Clínicas de la Facultad de Medicina de la Universidad de São Paulo (HCFMUSP) – Instituto Central.

Flávia C. Rossi Caruso
Fisioterapeuta Especialista en Fisioterapia Cardiopulmonar y en Fisiología del Ejercicio. Doctora en Fisioterapia por la Universidad Federal de São Carlos (UFSCar). Posdoctoranda en Fisioterapia por la UFSCar.

Flávio Maciel Dias de Andrade
Doctor en Ciencias de la Salud. Maestría en Ciencias Biológicas. Especialista en Fisioterapia Respiratoria y Fisioterapia de Cuidados Intensivos.

Francimar Ferrari Ramos
Doctorado en Ciencias Neumológicas por la Universidad Federal de Río Grande del Sur (UFRGS). Especialista en Fisioterapia Respiratoria de la Universidad Federal de Pernambuco (UFPE). Especialista en Fisioterapia Respiratoria y Fisioterapia en Cuidados Intensivos

por la Asociación Brasileira de Fisioterapia Cardiorrespiratoria y Fisioterapia en Cuidados Intensivos (Assobrafir). Coordinador técnico y administrativo de Pulmocardio Fisioterapia. Coordinador UCI General del Servicio de Fisioterapia del Hospital Agamenón Magalhães (Departamento de Salud del Estado de Pernambuco). Consultor técnico para Servicios hospitalarios Jaymé da Fonte. Coordinador tecnico del servicio de Fisioterapia del Hospital Esperanza. Certificador de métodos de Electroestimulación de Cuerpo Total (EMS Academy mihaBrasil).

Francisco Tiago Oliveira de Oliveira
Fisioterapeuta egresado de la Facultad de Medicina y Salud Pública de Bahía (EBMSP). Especialista en Cuidados Intensivos del Adulto y Fisioterapia Cardiovascular por el Consejo Federal de Fisioterapia y Terapia Ocupacional/Asociación Brasileña de Fisioterapia Cardiorrespiratoria y Fisioterapia en Cuidados Intensivos (COFFITO/ASSOBRAFIR). Docente de la EBMSP.

Giovani Assunção de Azevedo Alves
Graduado en Fisioterapia por la Universidad Católica del Salvador (Ucsal). Posgrado en formato Residencia en Fisioterapia Neumofuncional con énfasis en UCI de la Facultad de Economía de São Paulo/Secretaría de Salud del Estado de Bahía (EESP/Sesab). Especialista en Fisioterapia en UCI de Adultos por el Consejo Federal de Fisioterapia y Terapia Ocupacional/Asociación Brasileña de Fisioterapia Cardiorrespiratoria y Fisioterapia en Cuidados Intensivos (COFFITO/ASSOBRAFIR). Maestría y Doctorado en Fisioterapia por la Universidade Cidade de São Paulo (Unicid). Fisioterapeuta en los Hospitales Alianza y Español. Profesor de Sanar y Faculdad Santa Casa de Bahía. Coordinador del Curso de Posgrado en Fisioterapia Hospitalaria de la Facultad Santa Casa de Bahía.

Giulliano Gardenghi
Doctor en Ciencias por la Facultad de Medicina de la Universidad de São Paulo (FMUSP). Coordinador Científico del Hospital Encore (Goiás). Tutor de la Residencia Multidisciplinaria en Emergencia y Trauma del Hospital de Emergencias de Goiânia. Consultor Técnico del Instituto de Enseñanza e Investigación del Hospital y Maternidad São Cristóvão (São Paulo). Coordinador Científico de la Facultad Ceafi (Goiás).

Indianara Araújo Nascimento
Doctora en Fisiología por la Universidad Federal de Río de Janeiro (UFRJ). Especialista en Fisioterapia Cardiorrespiratoria y Cuidados Intensivos por la Asociación Brasileña de Fisioterapia Cardiorrespiratoria y Fisioterapia de Cuidados Intensivos (ASSOBRAFIR). Profesora del Centro Universitario Estácio de Sá (Recife). Coordinadora de Fisioterapia del Hospital Esperança Recife. Fisioterapeuta en Pulmocardio.

Ingrid Correia Nogueira Gurgel
Fisioterapeuta. Doctora en Ciencias Médicas por la Universidad Federal de Ceará (UFC). Maestría en Salud Pública por la Universidad de Fortaleza (Unifor). Posgrado en Fisioterapia Cardiorrespiratoria y Fisioterapia de Cuidados Intensivos por la Facultad Inspirar. Profesora del Curso de Fisioterapia y Coordinadora Adjunta del Máster en Tecnología Mínimamente Invasiva y Simulación de Salud de Unichristus.

Ivens Willians Silva Giacomassi
Especialista en Fisioterapia en Cuidados Intensivos por el Consejo Federal de Fisioterapia y Terapia Ocupacional/Asociación Brasileña de Fisioterapia Cardiorrespiratoria y Fisioterapia en Cuidados Intensivos (COFFITO/ASSOBRAFIR). Posgrado en Fisioterapia en Cui-

dados Intensivos del Hospital de Clínicas de la Facultad de Medicina de la Universidad de São Paulo (HCFMUSP). Posgrado en Hospital General de la Universidad Estadual Paulista (Unesp). Posgrado en Fisiología del Ejercicio por la Universidade Gama Filho (UGF). Fisioterapeuta del Hospital Universitario de la USP.

João Batista Raposo Mazullo Filho
Especialista en Fisioterapia Cardiorrespiratoria por la Universidad Tuiuti de Paraná. Especialista en Fisioterapia en Cuidados Intensivos por el Consejo Federal de Fisioterapia y Terapia Ocupacional/ Asociación Brasileña de Fisioterapia Cardiorrespiratoria y Fisioterapia en Cuidados Intensivos (COFFITO/ASSOBRAFIR). Máster en Genética y Toxicología. Doctorado en Biología Celular y Molecular Aplicada a la Salud.

José Aires de Araújo Neto
Magíster en Ciencias de la Salud por la Escuela Superior de Ciencias de la Salud/Fundación para la Docencia y la Investigación en Ciencias de la Salud (ESCS/Fepecs). Especialista en Fisioterapia en Cuidados Intensivos por el Consejo Federal de Fisioterapia y Terapia Ocupacional/Asociación Brasileña de Fisioterapia Cardiorrespiratoria y Fisioterapia en Cuidados Intensivos (COFFITO/ASSOBRAFIR). Especialización en Fisioterapia Neumofuncional por la Universidad de Brasilia (UnB).

Liana Accioly Lins Ferraz Melo
Especialista en Fisioterapia Neumofuncional con énfasis en Cuidados Intensivos por la Secretaría de Salud del Estado de Bahía/Unime/ Instituto Sócrates Guanaes (Sesab/Unime/ISG, 2009). Profesional Especialista en Fisioterapia en Cuidados Intensivos por el Consejo Federal de Fisioterapia y Terapia Ocupacional/Asociación Brasileña de Fisioterapia Cardiorrespiratoria y Fisioterapia en Cuidados Intensi-

vos (COFFITO/ASSOBRAFIR). Especialista en Preceptoría en Salud por la Universidad Federal de Rio Grande do Norte (UFRN). Fisioterapeuta de Cuidados Intensivos del Hospital Universitario Profesor Edgard Santos (Hupes/EBSERH, Salvador). Fisioterapeuta de la Empresa Brasileña de Servicios Hospitalarios en el área de Cuidados Intensivos de Hupes/EBSERH.

Lucas de Assis Pereira Cacau
Fisioterapeuta Especialista en Cuidados Intensivos por la Asociación Brasileña de Fisioterapia Cardiorrespiratoria y Fisioterapia en Cuidados Intensivos (ASSOBRAFIR). Maestría y Doctorado en Ciencias de la Salud por la Universidad Federal de Sergipe (UFS). Director de la Clínica Intervent (Sergipe).

Luiz Alberto Forgiarini Junior
Profesor del Curso de Fisioterapia y del Programa de Posgrado en Salud y Desarrollo Humano de la Universidad LaSalle. Profesional Especialista en Fisioterapia en Cuidados Intensivos del Adulto por la Asociación Brasileña de Fisioterapia Cardiorrespiratoria y Fisioterapia en Cuidados Intensivos (ASSOBRAFIR). Doctor en Ciencias Neumológicas por la Universidad Federal de Rio Grande do Sul (UFRGS). Posdoctorado por la Facultad de Medicina de la Universidad de São Paulo (FMUSP).

Luiza Martins Faria
Profesional Especialista en Fisioterapia en Cuidados Intensivos del Adulto por el Consejo Federal de Fisioterapia y Terapia Ocupacional/Asociación Brasileña de Fisioterapia Cardiorrespiratoria y Fisioterapia en Cuidados Intensivos (COFFITO/ASSOBRAFIR). Maestría en Ciencias de la Rehabilitación por la Universidad Federal de Minas Gerais (UFMG). Doctora en Enfermería por la Universidad Federal

de Santa Catarina (UFSC). Fisioterapeuta del Hospital Universitario – SC. Profesor del Centro Universitario Estácio de Sá.

Manoel Luiz Cerqueira Neto
Fisioterapeuta Especialista en Cuidados Intensivos. Magíster y Doctor en Medicina Interna por la Universidad Federal de Paraná (UFPR). Profesor adjunto de la Universidad Federal de Sergipe (UFS).

Marcelo Farani López
Posgrado en Fisioterapia Neumofuncional Especialista en Cuidados Intensivos por el Consejo Federal de Fisioterapia y Terapia Ocupacional/Asociación Brasileña de Fisioterapia Cardiorrespiratoria y Fisioterapia en Cuidados Intensivos (COFFITO/ASSOBRAFIR). Coordinador del Servicio de Rehabilitación Cardiorrespiratoria de la Clínica Álvaro Lemos y del Servicio de Fisioterapia del Hospital Eládio Lasserre.

Márcia Cardinalle Correia Viana
Fisioterapeuta por la Universidad de Fortaleza (Unifor). Maestría en Salud Pública de la Universidad Estatal de Ceará (Uece). Especialista en Fisioterapia en Cuidados Intensivos por el Consejo Federal de Fisioterapia y Terapia Ocupacional/Asociación Brasileña de Fisioterapia Cardiorrespiratoria y Fisioterapia en Cuidados Intensivos (COFFITO/ASSOBRAFIR) y en Fisioterapia Cardiorrespiratoria por Unifor. Profesora del Curso de Fisioterapia de Unichristus. Fisioterapeuta de cuidados intensivos de adultos en el Hospital General Dr. César Cals.

Mateus Souza Esquivel
Posgrado en Fisioterapia en UCI. Especialista en Fisioterapia Respiratoria. Especialista en Fisioterapia en UCI por el Consejo Federal de Fisioterapia y Terapia Ocupacional/Asociación Brasileña de Fi-

sioterapia Cardiorrespiratoria y Fisioterapia en Cuidados Intensivos (COFFITO/ASSOBRAFIR).

Mayara Gabrielle Barbosa Borges
Fisioterapeuta. Doctoranda en Ciencias de la Salud del Programa de Posgrado en Ciencias de la Salud de la Universidad Federal de Maranhão (PPGCS-UFMA). Maestría en Salud del Adulto y del Niño por el PPGSAD-UFMA. Profesional Especialista en Fisioterapia en Cuidados Intensivos por el Consejo Federal de Fisioterapia y Terapia Ocupacional/Asociación Brasileña de Fisioterapia Cardiorrespiratoria y Fisioterapia en Cuidados Intensivos (COFFITO/ASSOBRAFIR). Preceptora de Fisioterapia en Atención a la Salud Cardiovascular de la Residencia Multidisciplinaria en Salud del Hospital Universitario de la Universidad Federal de Maranhão (Huufma). Coordinadora Científica – Regional de Maranhão – en ASSOBRAFIR. Profesora de Posgrado de la Facultad Inspirar y del Hospital São Marcos.

Murillo Frazão de Lima e Costa
Doctor en Educación Física por la Universidad Federal de Paraíba (UFPB). Maestría en Fisioterapia por la Universidad Federal de Rio Grande do Norte (UFRN). Especialista en Fisioterapia Respiratoria por el Consejo Federal de Fisioterapia y Terapia Ocupacional/Asociación Brasileña de Fisioterapia Cardiorrespiratoria y Fisioterapia en Cuidados Intensivos (COFFITO/ASSOBRAFIR). Especialista en Fisioterapia Cardiovascular por COFFITO/ASSOBRAFIR. Posgrado en Fisioterapia Neumofuncional por la Universidad de Brasilia (UnB). Posgrado en Rehabilitación Cardíaca por la Universidad Gama Filho (UGF).

Natália Pereira dos Santos
Profesional Especialista en Fisioterapia, Cuidados Intensivos y Fisioterapia Respiratoria por la Asociación Brasileña de Fisioterapia Cardio-

rrespiratoria y Fisioterapia en Cuidados Intensivos (ASSOBRAFIR). Posgrado en la modalidad de Residencia Multidisciplinaria en Salud: Fisioterapia Cardiovascular en el Hospital Universitario de la Universidad Federal de Maranhão (Huufma). Posgrado en Fisioterapia en Cuidados Intensivos por la Facultad Inspirar. Preceptor de la Residencia Multidisciplinaria en Salud: Fisioterapia en Terapia Intensiva en la Escuela de Salud Pública/Secretaría de Salud del Estado de Maranhão (ESP/SESMA). Responsable técnica de Fisioterapia de la Unidad Coronaria de Huufma.

Nelson Henrique Lopes de Moraes
Fisioterapeuta de la Universidad Federal de Pernambuco (UFPE). Maestría en Cuidados Intensivos. Especialista en Fisioterapia Cardiorrespiratoria por la UFPE. Profesor de la Universidad Católica de Pernambuco en las disciplinas de Fisioterapia Aplicada a Cardiorrespiratoria, Fisioterapia en Cuidados Intensivos, Práctica Supervisada en Cardiorrespiratorio y Cuidados Intensivos. Coordinador del Posgrado en Fisioterapia Intensiva. Fisioterapeuta del Hospital Militar del Área de Recife y del Hospital Estatal Getúlio Vargas.

Pablo Calmon Alves Silva
Posgraduado en Fisioterapia Neumofuncional y Cuidados Intensivos. Especialista en Fisioterapia en Cuidados Intensivos por el Consejo Federal de Fisioterapia y Terapia Ocupacional/Asociación Brasileña de Fisioterapia Cardiorrespiratoria y Fisioterapia en Cuidados Intensivos (COFFITO/ASSOBRAFIR). Socio/gerente del grupo FOMIN Fisioterapia e Saúde. Socio/gerente de Health Care Solutions.

Patrícia Forestieri
Maestría en Ciencias de la Salud en la disciplina de Cardiología por la Universidad Federal de São Paulo (Unifesp). Especialista en Fisioterapia en Cuidados Intensivos del Adulto por el Consejo Fede-

ral de Fisioterapia y Terapia Ocupacional/Asociación Brasileña de Fisioterapia Cardiorrespiratoria y Fisioterapia en Cuidados Intensivos (COFFITO/ASSOBRAFIR). Especialista en Fisioterapia en Cardiología: de la UCI a la Rehabilitación por la Unifesp. Especialista en Fisioterapia Motora en Neurología Hospitalaria y Ambulatoria de la Unifesp.

Paulo Eugênio Silva
Doctorado en Ciencias y Tecnologías de la Salud por la Universidad de Brasilia. Maestría en Educación Física por la Universidad de Brasilia. Especialista en Fisioterapia en Cuidados Intensivos y Fisioterapia Respiratoria por el Consejo Federal de Fisioterapia y Terapia Ocupacional/Asociación Brasileña de Fisioterapia Cardiorrespiratoria y Fisioterapia en Cuidados Intensivos (COFFITO/ASSOBRAFIR). Secretaría de Salud del Estado del Distrito Federal/Hospital Base del Distrito Federal.

Pollyana Barbosa de Lima
Maestría en Enseñanza de la Salud por la Facultad de Medicina de la Universidad Federal de Goiás (UFG).

Saint-Clair G. Bernardes Neto
Graduado en Fisioterapia por la Universidad Católica de Brasilia (UCB). Especialista en Fisioterapia Respiratoria. Doctorado en Biotecnología de la Salud por la Universidad Federal de Rio Grande do Norte (UFRN). Profesor de Fisioterapia de la UFRN – Facisa.

Telma Cristina Fontes Cerqueira
Fisioterapeuta Especialista en Cuidados Intensivos por la Asociación Brasileña de Fisioterapia Cardiorrespiratoria y Fisioterapia en Cuidados Intensivos (ASSOBRAFIR). Maestría y Doctorado en Cien-

cias de la Salud por la Universidad Federal de Sergipe (UFS). Profesora Adjunta de la UFS.

Thiago Araújo de Melo
Doctorando en Medicina Clínica por la Universidad Federal de Río de Janeiro (UFRJ). Máster en Fisioterapia por la Universidad de Cardiff (Gales). Especialista en Metodología y Didáctica de la Educación Superior.

Vinicius Zacarias Maldaner
Doctor en Ciencias y Tecnología de la Salud por la Universidad de Brasilia (UnB). Fisioterapeuta del Centro de Referencia de Enfermedades Neuromusculares del Hospital de Apoyo de Brasilia. Asesor del Programa de Ciencias del Movimiento Humano y Rehabilitación de Unievangélica.

Dedicatoria

Al maestro Carlos Alberto Caetano Azeredo, sin duda una de las personas más importantes de mi vida (*in memoriam*).

George Jerre Vieira Sarmento

Sumario

Presentación

Este libro pretende acercar información actualizada sobre las formas de prescripción e intervención de la fisioterapia motora aplicada al paciente crítico.

Literatura creada específicamente para discutir el ejercicio físico en pacientes en la unidad de cuidados intensivos en los más diversos perfiles. Proporciona información sobre métodos de evaluación y ejercicio de pacientes con trastornos neurológicos, cardiovasculares y respiratorios.

El fisioterapeuta dispone cada vez de más información sobre lo que es de su dominio específico: diagnóstico funcional, prescripción y realización de ejercicios. Por lo tanto, este libro llena un vacío en la literatura académica y profesional.

André Luiz Lisboa Cordeiro
George Jerre Vieira Sarmento
Milton César Santillán Zuta

Prefacio

Escribir el prefacio de este libro es una tarea que me produce una inmensa alegría. Me siento honrado de la invitación de George Jerre Vieira Sarmento a presentar el prólogo de *Fisioterapia motora aplicada al paciente crítico: del diagnóstico a la intervención*, y les aseguro que este trabajo indudablemente representará un aporte significativo para el fortalecimiento y sedimentación de nuevos conocimientos en el área de salud, principalmente para Fisioterapia.

Está claro que la humanidad está logrando actualmente, a una velocidad singular, mucho más de lo que había logrado durante todo el período prepandémico. Sin embargo, es evidente la necesidad de mejorar constantemente, desarrollar habilidades e invertir en las relaciones profesionales. En este sentido, la actualización y el conocimiento sobre otras posibilidades de actuación, tal como se describe en este sublime libro, son recursos imprescindibles en el día a día de los profesionales de la salud.

Los conceptos que propone este trabajo son amplios y completos, basados en la formación y experiencia de los autores, quienes tienen la capacidad de potenciar sus investigaciones. La riqueza y diversidad de los temas seleccionados para el libro nos permiten superar los desafíos de brindar asistencia personalizada y una atención brillante y segura a los pacientes críticos. Por estas razones, entre otras que se revelan a lo largo del contenido didáctico y estimulante de los capítulos, es con orgullo y satisfacción que presento y recomiendo este libro. ¡Feliz lectura a todos!

Abrazo fraternal.

Thiago Portela Caroccini
Gerente de Enfermería del Hospital
Rede D'Or São Luiz – Unidad Jabaquara

Agradecimientos

A mis padres por estar siempre conmigo.

A mi esposa y mis hijos, por su amor incondicional, por su complicidad y por soñar junto a mí.

A mis amigos, estudiantes y exalumnos.

A George, que es un referente profesional para mí. Gracias por la oportunidad de hacer realidad este sueño.

A todos los colaboradores de este libro, que son grandes amigos.

André Luiz Lisboa Cordeiro

A mi amigo André Luiz Lisboa Cordeiro, que creyó en este proyecto, dedico todo el mérito de este trabajo.

Al profesor Sergio Mingrone, eterno maestro y amigo, por su apoyo a lo largo de todos estos años.

Agradezco a todos los colaboradores que hicieron posible este libro y, así, la realización de otro sueño.

George Jerre Vieira Sarmento

A mi amada madre, aquel verano de 1998 nunca lo olvidaré.

A mi amigo George Sarmento, gracias por permitirme expandir la brillante e inigualable fisioterapia brasileña en Hispanoamérica.

A todos los involucrados en la realización de este libro, muchos de ellos ¡grandes amigos!

Milton César Santillán Zuta

Debilidad muscular del paciente crítico

1

Alexandre Simões Dias
Francimar Ferrari Ramos
Paulo Eugênio Silva

INTRODUCCIÓN

La debilidad muscular adquirida en la unidad de cuidados intensivos (UCI) es una complicación grave y prevalente que presentan los pacientes, lo que tiene un severo impacto en el aumento de la morbimortalidad y en el costo económico y social que requieren cuidados intensivos.[1]

El diagnóstico de debilidad muscular adquirida en la UCI se asocia con el empeoramiento de la función física, mayor exposición a la ventilación mecánica, mayor duración de la estancia en la UCI y hospitalaria, además de contribuir a un mayor riesgo de mortalidad en el período post-alta.[2] Además, contribuye a aumentar la discapacidad funcional y disminuir la calidad de vida de los supervivientes, hecho que puede perdurar durante un largo período tras el alta hospitalaria.[2-3]

En el reciente estudio de Vanhorebeek et al., se confirmaron algunos términos relacionados con la debilidad muscular, en los que el cambio muscular puede ser generalizado, simétrico, afectando más a los músculos proximales que a los distales y respiratorios. El tono muscular casi invariablemente está alterado, y el reflejo tendinoso profundo puede estar reducido o normal. La debilidad puede originarse a partir de un trastorno neurogénico, "polineuropatía del paciente crítico" (CIP); un trastorno miogénico, "miopatía del paciente crítico" (CIM); o una combinación, que se denomina "neuromiopatía del paciente crítico".[4]

En los últimos años, los profesionales que trabajan en cuidados intensivos han buscado promover medidas para acelerar la recuperación de los pacientes críticos, así como trabajar para reducir la exposición de los pacientes a factores de riesgo para el desarrollo de la debilidad muscular adquirida en la UCI. Estas medidas incluyen el uso de corticosteroides, bloqueadores neuromusculares y aminoglucósidos, un control estricto de la glucosa en la sangre y la implementación de protocolos e intervenciones eficaces de prevención del *delirium*/agitación que aceleren el destete de la ventilación mecánica invasiva.[5-6]

Este capítulo tiene como objetivo abordar los conocimientos y herramientas utilizados por los fisioterapeutas para definir el diagnóstico de debilidad muscular, así como las acciones que pueden realizar los profesionales para prevenir la pérdida muscular, y proponer un protocolo de rehabilitación temprana destinado a los pacientes que ingresan a la UCI.

DIAGNÓSTICO CLÍNICO DE LA DEBILIDAD MUSCULAR

La debilidad muscular generalizada que se desarrolla durante el transcurso de una estancia en la UCI, para la cual no se puede identificar otra causa aparte de la propia enfermedad crítica, se denomina debilidad adquirida en la UCI (DAUCI).[7]

La DAUCI se caracteriza por flacidez y debilidad muscular simétrica, que es más pronunciada en los músculos proximales que en los distales.[8,9] Los músculos faciales y oculares a menudo están intactos.[9] Por lo tanto, los pacientes con DAUCI suelen responder a los estímulos dolorosos con movimientos faciales, pero sin movimiento de retirada de las extremidades. Los reflejos tendinosos suelen estar reducidos, aunque puedan ser normales.[8]

Se ha demostrado desde hace algún tiempo que la DAUCI puede ser provocada por polineuropatía por la enfermedad crítica,[10] miopatía por enfermedad crítica[11] o incluso ambas: polineuropatía por enfermedad crítica.[12]

Actualmente, se ha recomendado que la DAUCI se diagnostique clínicamente según la escala de fuerza del *Medical Research Council* (S-MRC).[13] Esta puntuación evalúa la fuerza muscular de seis grupos de músculos (extremidades superiores e inferiores), de forma bilateral. Se presentan más detalles en el Cuadro 1. Esta escala varía de 0 a 60 y el punto de corte para el diagnóstico de DAUCI es un valor < 48,8.[8]

CUADRO 1 Escala de fuerza del *Medical Research Council* (S-MRC)

Grupo muscular evaluado
Miembro superior
▪ Extensión de muñeca
▪ Flexión de codo
▪ Abducción de hombro
Miembro inferior
▪ Dorsiflexión
▪ Extensión de rodilla
▪ Flexión de cadera
Graduación de fuerza
0: ninguna contracción visible o palpable
1: contracción visible o palpable sin movimiento del miembro
2: movimiento del miembro, pero no contra la gravedad
3: movimiento del miembro, incluso contra la gravedad
4: movimiento del miembro contra la gravedad más alguna carga
5: fuerza normal

Una premisa para la creación de la escala de fuerza del MRC es la capacidad cognitiva que presentan los pacientes. Antes de iniciar la evaluación del MRC, es necesario evaluar la capacidad de respuesta del paciente mediante el cuestionario de cinco comandos.[8] El paciente debe ser capaz de responder al menos a 3 de los 5 comandos:

1. Mira hacia mí.
2. Abre y cierra los ojos.
3. Abre la boca y saca la lengua.
4. Diga si y no con la cabeza.
5. Levanta las cejas cuando cuente hasta cinco.[8]

Si el paciente no puede ejecutar estos comandos, no se debe realizar la evaluación MRC.

La evaluación basada en la escala tiene gran aplicabilidad clínica y es de bajo costo, sin embargo, muchas veces no se puede realizar de manera temprana debido a que los pacientes se encuentran sedados. Además, algunos estudios han demostrado una baja reproducibilidad de la evaluación MRC, especialmente cuando hay un cambio en el evaluador (interexaminadores).[14,15] Una alternativa al uso de la escala MRC ha sido la evaluación de la fuerza muscular evocada eléctricamente.[16,17] Con este método, las mediciones de fuerza se realizan a través de contracciones musculares provocadas eléctricamente y se miden mediante células de carga sin necesidad de la colaboración del paciente. Sin embargo, es necesario realizar estudios que determinen los puntos de corte para el diagnóstico de DAUCI. Pese a ello, la valoración de la fuerza muscular evocada puede utilizarse para determinar la pérdida de fuerza muscular con el paso de los días, además de evaluar, con fiabilidad y precisión, la eficacia de los tratamientos utilizados.[17]

Diagnóstico electrofisiológico

Algunos autores recomiendan que el diagnóstico de DAUCI se base en criterios electrofisiológicos ya establecidos en la literatura, como la electromiografía con electrodo de aguja (EMG-N) y/o el estudio de conducción nerviosa (ECN).[12,18] Otros defienden que la realización de este test no es viable en la práctica clínica y que debe utilizarse principalmente en investigaciones específicas.[19,20] Estos últimos autores afirman que la información más valiosa está disponible en la historia clínica y el examen físico recogidos en la evaluación semiológica de los pacientes, y que la EMG-N y el ECN presentan muchas limitaciones y barreras para que se empleen en la UCI.[19] La EMG-N y el ECN son realizados por médicos especialistas, por lo que no se utilizan en la rutina diaria en la UCI. Otro factor limitante es que ambos exámenes requieren equipos de alto costo, además de que el EMG-N es un examen invasivo, que puede representar un riesgo de infección a pacientes.[21]

Además de las pruebas mencionadas, el profesional puede utilizar otros medios para valorar la debilidad muscular. En este contexto, Silva et al.[21] demostraron la viabilidad del test de electrodiagnóstico de estímulo (TEE) para detectar trastornos electrofisiológicos neuromusculares en pacientes críticos. El TEE es un examen no invasivo realizado mediante estímulos eléctricos transcutáneos, cuyo objetivo es evaluar la cronaxia. La cronaxia se evalúa en función de la reobase. La reobase es la intensidad de corriente más pequeña necesaria para generar una contracción muscular visible con un ancho de pulso rectangular e infinito (es decir, = 1 segundo).[16] La cronaxia es el ancho de pulso más pequeño necesario para generar una contracción visible con un pulso rectangular con una amplitud el doble de la reobase.[16] Los valores normales de cronaxia rondan los 200 mcs y los valores ≥ 1.000 mcs determinan la presencia de trastornos electrofisiológicos neuromusculares.[21]

A menudo, debido a que no es posible realizar la evaluación MRC, debido a la baja capacidad de respuesta del paciente y/o la inviabilidad de realizar la EMG-N o el ECN, el TEE se puede realizar como prueba de detección.[21] El TEE puede ser realizado por fisioterapeutas, ya que es un examen no invasivo, de bajo costo y tiene una sensibilidad de hasta el 100%.[21,22] El nervio más afectado por la polineuropatía por enfermedad crítica es el nervio peroneo, por lo que debe ser el área de elección para que se realize el examen, y se recomienda realizar pruebas electrofisiológicas a este nervio.[21,23] Una vez que el nervio peroneo presente trastorno electrofisiológico, y con base en la historia clínica, es posible inferir la presencia de DAUCI.[21,23]

El diagnóstico de DAUCI se realiza clínicamente en la rutina diaria, principalmente mediante la evaluación de la fuerza muscular mediante la escala MRC, en la que valores inferiores a 48 caracterizan la presencia de DAUCI. Sin embargo, para llevar a cabo esta prueba es necesaria la cooperación de los pacientes, lo que muchas veces no es posible en el entorno de la UCI. Por lo tanto, es necesario el uso de otras pruebas electrofisiológicas, y la EMG-N y el ECN pueden ser alternativas al diagnóstico de cambios electrofisiológicos en la UCI. Otra alternativa es el TEE, ya que es un examen no invasivo y preciso, que los fisioterapeutas pueden realizar diariamente a pie de cama.

TRATAMIENTO DE LA DEBILIDAD MUSCULAR

La aplicación de nuevos protocolos de fisioterapia centrados en la rehabilitación precoz (RP) y sistemática representa una condición destacada para que se reduzcan la debilidad muscular y el deterioro funcional como resultado de enfermedades críticas.[24-27]

La RP puede definirse como la aplicación terapéutica y prescriptiva de ejercicios de baja intensidad en el manejo de la disfunción cardiopulmonar y neuromusculoesquelética en pacientes con enfermedades críticas[28]. En términos generales, los protocolos de RP en pacientes críticos incluyen la aplicación de recursos tradicionales utilizados en técnicas establecidas dentro de la fisioterapia y, en una etapa más temprana, puede aplicarse de manera más sistemática que los ejercicios realizados regularmente en la práctica convencional, y puede iniciarse dentro de las primeras 24 horas de una enfermedad crítica, incluso en pacientes que están en tratamiento VMI y usan fármacos vasoactivos.[29]

Si bien el protocolo de RP para pacientes críticos debe tener un contexto interdisciplinario, con la participación de otros profesionales, como médicos, enfermeras, terapeutas ocupacionales, psicólogos y nutricionistas, el fisioterapeuta debe ser el principal responsable de implementar y gestionar el plan de tratamiento de estos individuos.[30]

La aplicación de estos protocolos ha demostrado resultados prometedores como: mejora de la fuerza muscular y de la función física, reducción del *delirium*, reducción de los tiempos de exposición a ventilación mecánica y estancias en la UCI y hospitalarias, reducción de las tasas de reingreso, e incluso mejora de la supervivencia.[29]

Además, esta práctica ha demostrado ser muy segura y de adecuada aplicabilidad.[31]

Manejo terapéutico de la debilidad muscular adquirida en la UCI

Cicloergometría

La cicloergometría se ha aplicado a través de dispositivos que funcionan como una bicicleta estática que permite a los pacientes realizar ejercicios pasivo, activo-asistido y activo-resistivo. Hoy en día, en la UCI existen cicloergómetros que pueden utilizarse con pacientes sedados, confinados en cama, inmóviles o despiertos, y que proporcionan el rango de movimiento necesario para el entrenamiento de la fuerza muscular de la cintura pélvica y escapular.[32,33] En un estudio aleatorizado en el que participaron noventa pacientes con ventilación mecánica que permanecieron durante largos períodos en la UCI, una sesión de 20 minutos de ciclismo de piernas, cinco días a la semana, resultó en un aumento de la fuerza isométrica del cuádriceps, una mayor autopercepción del estado funcional y el aumento de la capacidad funcional del ejercicio, medida mediante la prueba de caminata de seis minutos.[34] Estudios que utilizaron la ergometría en pacientes que permanecen en la UCI demuestran que hay un cambio en la morfología[35] y en la fuerza muscular, así como una mejora en la función física.[36]

Entrenamiento muscular inspiratorio

La debilidad de los músculos inspiratorios es una manifestación funcional resultante de la ventilación mecánica y está fuertemente asociada con el tiempo de exposición a la VMI. Por otro lado, la debilidad de los músculos inspiratorios se encuentra entre las causas más frecuentes de fallos en el destete y prolongación de la ventilación mecánica, lo que aumenta los riesgos asociados y, en consecuencia, las tasas de morbilidad y mortalidad.[36,37]

El entrenamiento de los músculos inspiratorios (IMT) es un recurso que tiene como objetivo aumentar la fuerza y la resistencia de los músculos ventilatorios, ofreciendo una sobrecarga muscular impuesta terapéuticamente a grupos musculares específicos. Este recurso tiene como objetivo aumentar la reserva muscular ventilatoria y facilitar el destete de la ventilación mecánica, especialmente en pacientes dependientes de VM.[37-39]

En pacientes que están en VMI, el IMT se puede realizar de diferentes formas: entrenamiento con hiperpnea isocápnica, entrenamiento con resistencia al flujo a través de orificios (carga no lineal), entrenamiento con presión límite (carga lineal) y ajustes de parámetros del ventilador para aumentar la carga impuesta a los músculos inspiratorios.[37,39]

En cinco estudios que utilizaron como metodología específica una serie de casos, y aplicaron estos dispositivos de entrenamiento muscular específicos de los músculos inspiratorios en pacientes en ventilación mecánica prolongada, la fuerza de este músculo aumentó y hubo una mejora en los resultados del destete de la VM.[40,44] Dos de estos estudios utilizaron el dispositivo de carga de presión lineal (*threshold devices*),[42-44] un estudio utilizó la técnica de hiperpnea isocápnica[42] y otro utilizó el sistema de resistencia al flujo con agujeros.[40] En un estudio de cohorte prospectivo que incluyó a diez pacientes dependientes de VM, analizados en 195 sesiones de entrenamiento con IMT (carga lineal – *threshold devices*), se observó total seguridad en la aplicación de la técnica. Este estudio verificó la ausencia de eventos adversos y el mantenimiento de parámetros fisiológicos estables durante las sesiones de entrenamiento (presión arterial, frecuencia cardíaca, saturación periférica de oxígeno y frecuencia respiratoria).[45]

Tres ensayos clínicos controlados aleatorios y tres revisiones sistemáticas, una con metaanálisis, investigaron los posibles beneficios del IMT en resultados como: fuerza de los músculos inspiratorios, tasa de reintubación, duración y éxito en el destete de la VM y mortalidad.[37-39]

El uso de la sensibilidad del ventilador como recurso en el IMT también fue descrito en uno de estos estudios, en el que el grupo entrenado, que recibió ajuste de sensibilidad al 20% del valor máximo de presión inspiratoria e incrementos de carga del 10 al 40% de la presión máxima inspiratoria (Pimax), presentó mejores resultados. En este ensayo clínico no se observó mejoría en los resultados con relación al grupo control en las variables: Pimax, tiempo de destete y tasa de reintubación.[46]

Dos estudios que utilizaron el dispositivo IMT con carga lineal (*threshold devices*)[47,48] como una forma de estimular el tejido muscular durante un período prolongado demostraron los beneficios del

IMT, incluida una mejora estadísticamente significativa en la fuerza de los músculos inspiratorios y una reducción en el destete en promedio de 1,7 día[47] y una mayor tasa de éxito en el destete en 28 días (71% frente a 47% en el grupo que no entrenó los músculos respiratorios).[48] Sin embargo, la generalización de estos resultados se limita a un subgrupo específico de pacientes (de edad avanzada) mayores de 70 años[48] y que no lograron destetar[48].

Una revisión sistemática reciente con metaanálisis de diez estudios (incluidos 394 participantes) que enfatizaron el entrenamiento de los músculos inspiratorios, obtenido entrenando con presión umbral (carga lineal – dispositivos de umbral) o ajustando la sensibilidad del ventilador, mostró que el entrenamiento mejoró significativamente la presión inspiratoria máxima (un promedio de 7 cmH_2O, IC del 95%: 5 a 9), el índice de respiración superficial rápida (media 15 respiraciones/minuto/L, IC del 95%: 8 a 23) y el éxito del destete (RR 1,34, IC del 95%: 1,02-1,76). Sin embargo, no hubo diferencias en la duración del destete de la ventilación mecánica. Las limitaciones de esta revisión sistemática incluyeron diferencias metodológicas entre los estudios, criterios de elegibilidad, regímenes de entrenamiento y atención habitual (como protocolos de destete estandarizados y niveles de sedación).[49]

En un ensayo clínico que utilizó entrenamiento de los músculos inspiratorios en pacientes a quienes se les había retirado con éxito la ventilación mecánica (un período de más de 48 horas), se encontró que 34 pacientes, que fueron asignados aleatoriamente para recibir entrenamiento de los músculos inspiratorios una vez al día durante cinco días a lo largo de dos semanas, presentaron un mejor índice de resistencia a una mayor fatiga en comparación con el inicio del tratamiento. El grupo de intervención demostró mayores ganancias en la fuerza de los músculos inspiratorios en un 11% de lo previsto (IC del 95%: 2 a 20); sin embargo, no hubo diferencias en el índice de resistencia a la fatiga (DM 0,02; IC del 95%: –0,15 a 0,12).

Aunque la fuerza de los músculos inspiratorios mejoró, hubo un indicador preocupante de mayor mortalidad hospitalaria en el grupo de intervención (4/34 versus 0/36, p = 0,051).[50]

Todavía existen muchas dudas sobre los efectos del uso del IMT para la mejora de los resultados en pacientes que experimentan un destete difícil[51] y algunas preguntas importantes sobre su aplicación. Sin embargo, aunque no son concluyentes, a menudo se realizan al lado de la cama y los profesionales suelen plantear preguntas como: ¿Qué pacientes se benefician mejor del IMT? ¿Cuál es el mejor método? ¿Cuándo es el momento ideal para empezar a entrenar? ¿Cuál es la carga óptima y la metodología de progresión ideal?

Por lo tanto, se deben realizar muchos estudios abordando este tipo de tratamiento.

Electroestimulación neuromuscular transcutánea

La estimulación neuromuscular transcutánea (ENMT) es un recurso capaz de promover la contracción muscular en pacientes críticos que no pueden realizar la contracción muscular voluntaria, lo que ocurre en la fase aguda de la enfermedad crítica. Se trata de un recurso utilizado en la rutina del fisioterapeuta, que promueve la contracción muscular involuntaria sin sobrecargar los sistemas cardiovascular y respiratorio, a diferencia de lo que ocurre en la actividad muscular voluntaria.[52] Estas características motivaron su aplicación como una opción eficiente y segura para el entrenamiento físico de los músculos periféricos en enfermedades caracterizadas por inflamación sistémica y marcado catabolismo muscular, como la enfermedad pulmonar obstructiva crónica (EPOC),[53-56] la fibrosis quística[57] y la insuficiencia cardíaca congestiva (ICC).[58] Los pacientes con estas enfermedades, en estadios más avanzados, pueden ser incapaces de realizar ejercicios físicos activos debido a la importante limitación física derivada de la afectación de los sistemas cardíaco y respiratorio.

El uso temprano de la ENMT se ha propuesto como un recurso prometedor en la prevención a la debilidad muscular adquirida en la UCI. Esta técnica ya se ha reportado como eficiente en la reducción de la pérdida de fuerza y masa muscular, en la prevención del acortamiento muscular y la debilidad adquirida en la UCI (DAUCI), además de acelerar la autonomía ventilatoria en relación a pacientes que no reciben estimulación eléctrica. Además, los estudios demuestran que la ENMT es una técnica segura y muy bien tolerada por los pacientes.[59-61]

La sepsis, el uso de fármacos vasoactivos y el edema de miembros inferiores son factores descritos como limitantes del uso eficaz de la ENMT en pacientes críticos, en los que la rápida disminución de la excitabilidad neuromuscular y el edema sistémico que se encuentran en casos de mayor gravedad de la enfermedad crítica y de la condición séptica pueden explicar estos hallazgos.[61]

Sin embargo, la ENMT puede provocar efectos agudos y sistémicos sobre la microcirculación en pacientes críticos, reduciendo los efectos de la enfermedad. Dos estudios demostraron que la aplicación de la ENMT en los músculos cuádriceps fue capaz de promover un aumento en la perfusión microcirculatoria, lo que sugiere un efecto antiinflamatorio sistémico.[62,63]

Estudios experimentales, y en pacientes con insuficiencia cardíaca congestiva (ICC), demuestran que la ENMT puede aumentar la perfusión muscular, interferir con la mejora de la función endotelial y disminuir la inervación vasoconstrictora y la concentración plasmática de sustancias constrictoras como la noradrenalina.[64-66] Dado que la microcirculación tisular es uno de los aspectos más dañinos para la función neuromuscular causada por la sepsis, la ENMT puede hipotéticamente aportar beneficios en la prevención de la debilidad muscular en estos pacientes.[68,69]

Aunque algunos estudios que aplicaron la ENMT a pacientes sépticos han demostrado resultados frustrantes,[70] un estudio reciente demostró que la ENMT es capaz de promover la movilización de células progenitoras endoteliales, independientemente del estado séptico del paciente. La movilización de estas células en respuesta a la ENMT puede tener un efecto beneficioso potencial sobre la función endotelial de pacientes críticamente enfermos, ya que la movilización de células progenitoras endoteliales se asocia con la regeneración endotelial y el proceso de neovascularización en el músculo lesionado por el proceso inflamatorio asociado a la sepsis.[71]

PROTOCOLO DE REABILITACIÓN EN EL PACIENTE CRÍTICO

Hay una gran dificultad en establecer protocolos que se puedan utilizar en la UCI debido a que existe una gran heterogeneidad y variabilidad en las condiciones clínicas y funcionales que presentan los pacientes, así como un bajo número de estudios con adecuada calidad científica.

Para que la rehabilitación se aplique de forma segura y eficaz, tres variables son decisivas en la elección y dosificación de la conducta: (I) nivel y contenido de la conciencia de cada individuo; (II) estabilidad clínica; y (III) déficit funcional de los pacientes. En términos generales, la planificación de la movilidad utilizada en los distintos protocolos de movilización de pacientes críticos observa la misma secuencia de actividades de ejercicio realizadas por individuos sin la enfermedad, las cuales se basan en la jerarquía de intensidad del ejercicio: posicionamiento funcional; movilización pasiva, estiramientos, estimulación sensoriomotora; ejercicios activos asistidos, ejercicios activos y resistidos con apoyo (cicloergometría) y sin apoyo (bastones, mancuernas) en cama; ejercicios de control del tronco (sentado en el borde de la cama); ortostatismo y traslado al sillón; ejercicios en sillón, transferencia de peso, entrenamiento de la marcha y marcha asistida.

La aplicación de dispositivos adicionales que ayudan con la movilización, como la bipedestación pasiva y la estimulación eléctrica neuromuscular transcutánea (ENMT), puede acelerar el proceso de recuperación funcional, cuando está bien indicada.

El protocolo de rehabilitación temprana debe tener como objetivo orientar el actuar diario de los profesionales con los pacientes ingresados en la UCI. La condición clínico-funcional específica del paciente, así como la estructura física y organizativa de cada UCI, serán puntos fundamentales en la prescripción individualizada de cada tratamiento.

En general, los protocolos de rehabilitación se dividen en cinco etapas que consideran el nivel de conciencia (reserva cognitiva), la capacidad funcional (reserva funcional) y la estabilidad clínica (reserva clínica), las cuales siempre se deben considerar al momento de desarrollar un plan de tratamiento de rehabilitación para cada paciente.

La identificación de los factores de riesgo para la presencia de debilidad muscular adquirida en la UCI, el establecimiento del pronóstico funcional y la aplicabilidad de la lista de verificación de estabilidad clínica (criterios de exclusión) son fundamentales para la efectividad y seguridad del protocolo a aplicar.[12]

- **Identificar los factores de riesgo para la debilidad muscular adquirida en la UCI:**
  - Respuesta inflamatoria sistémica (SRIS)/sepsis.
  - Falla multiorgánica.
  - Hiperglicemia.
  - Hemodiálisis.
  - Administración de catecolaminas.
  - Sexo femenino.
  - Edad > 60 años.
  - Duración de la ventilación mecánica (> 7 días).
  - Corticosteroides.

- Bloqueadores neuromusculares.
- **Establecimiento de pronóstico funcional:** en la admisión del paciente a la UCI es fundamental la revisión de antecedentes clínicos para el establecimiento de su pronóstico funcional y del plan de movilidad. En ese sentido es necesario verificar:
  - la historia clínica reciente o síntomas de disfunción cardiovascular/respiratoria;
  - medicamentos que puedan afectar la respuesta a la movilización;
  - la historia previa de disfunciones del sistema nervioso central y/o del sistema neuromuscular;
  - el nivel funcional previo con investigación sobre el grado de movilidad y capacidad de ejercicio.
- **Criterios de inclusión:** todos los pacientes internados en la UCI, principalmente los expuestos a los efectos adversos de la inmovilidad y de restricción a la cama, inflamación sistémica y con pronóstico de permanecer en ventilación mecánica por más de 48 horas.
- **Criterios de exclusión:** aplicar el *checklist* de estabilidad clínica (criterios de exclusión):
  - Reserva respiratoria:
    - Saturación periférica de O_2 < 88% o episodios de desaturaciones mayores que un 10%.
    - Frecuencia respiratoria > 35 rpm.
    - Presión espiratoria positiva final (*positive end expiratory pressure* – PEEP) > 10 cmH_2O.
    - Fracción inspirada de oxígeno (FiO_2) > 0,6.
  - Reserva cardiovascular:
    - Presión arterial media < 65 o > 120 mmHg o caídas > 10 mmHg en la presión arterial diastólica durante la hemodiálisis.
    - FC de reposo < 50 o > 140 bpm.
    - Presión arterial sistólica < 90 o > 200 mmHg.

  - Eventos recientes de arritmia (incluyendo frecuentes latidos ventriculares ectópicos o nuevo *onset* de fibrilación arterial).
  - Eventos recientes de angina y/o dolor torácico típico.
- Reserva laboratorial:
  - Hematócrito < 25% y/o hemoglobina < 8 g/dL – no movilizar.
  - Plaquetas < 20.000/mm^3 – no movilizar.
  - Anticoagulación INR > 2,5-3 – discutir con el médico.
- Reserva clínica:
  - Uso de bloqueador neuromuscular.
  - Evento neurológico agudo (accidente vascular encefálico, hemorragia subaracnoidea y/o intracerebral).
  - Inestabilidad de columna vertebral y fractura de extremidades.
  - Abdomen abierto (alto riesgo de dehiscencia) y/o sangramiento activo.
  - Grave pronóstico e indicación de reposo en cama.
- Reserva metabólica:
  - Glicemia < 70 o > 200 mg/dL.

Observaciones:

1. La aplicación del *checklist* debe ser diaria, si posible juntamente al equipo multidisciplinario.
2. La aplicación de la movilización pasiva de miembros debe ser realizada manualmente por el fisioterapeuta, y está contraindicada en pacientes con fracturas de extremidades (en el miembro fracturado).

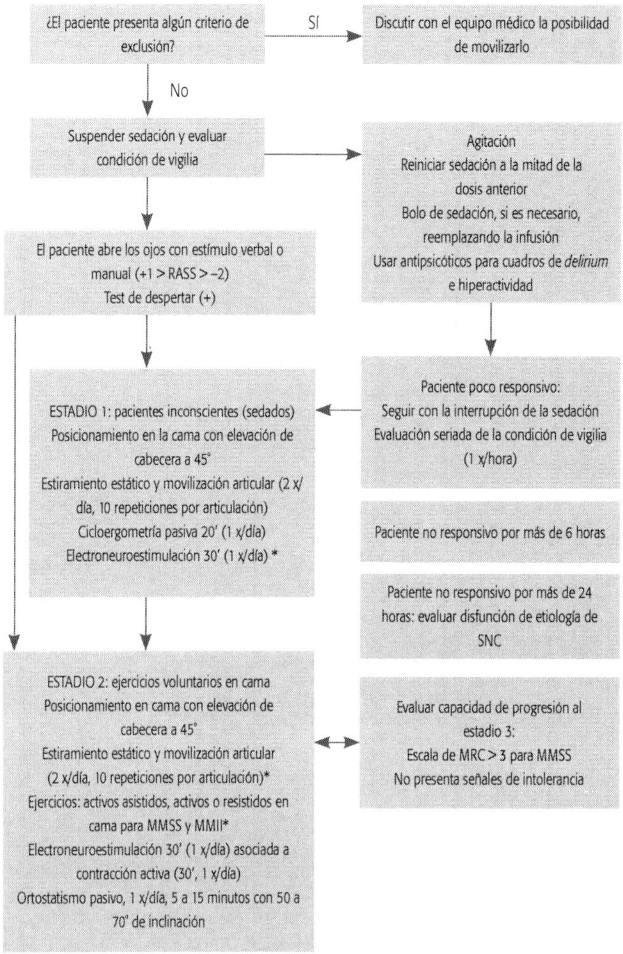
¿El paciente presenta algún criterio de exclusión?
SÍ
Discutir con el equipo médico la posibilidad de movilizarlo
No
Suspender sedación y evaluar condición de vigilia
Agitación
Reiniciar sedación a la mitad de la dosis anterior
Bolo de sedación, si es necesario, reemplazando la infusión
Usar antipsicóticos para cuadros de *delirium* e hiperactividad
El paciente abre los ojos con estímulo verbal o manual (+1 > RASS > –2)
Test de despertar (+)
Paciente poco responsivo:
Seguir con la interrupción de la sedación
Evaluación seriada de la condición de vigilia (1 x/hora)
ESTADIO 1: pacientes inconscientes (sedados)
Posicionamiento en la cama con elevación de cabecera a 45°
Estiramiento estático y movilización articular (2 x/día, 10 repeticiones por articulación)
Cicloergometría pasiva 20′ (1 x/día)
Electroneuroestimulación 30′ (1 x/día) *
Paciente no responsivo por más de 6 horas
Paciente no responsivo por más de 24 horas: evaluar disfunción de etiología de SNC
ESTADIO 2: ejercicios voluntarios en cama
Posicionamiento en cama con elevación de cabecera a 45°
Estiramiento estático y movilización articular (2 x/día, 10 repeticiones por articulación)*
Ejercicios: activos asistidos, activos o resistidos en cama para MMSS y MMII*
Electroneuroestimulación 30′ (1 x/día) asociada a contracción activa (30′, 1 x/día)
Ortostatismo pasivo, 1 x/día, 5 a 15 minutos con 50 a 70° de inclinación
Evaluar capacidad de progresión al estadio 3:
Escala de MRC > 3 para MMSS
No presenta señales de intolerancia

(continúa)

ESTADIO 3: ejercicios activos en cama/control de tronco
Estiramiento estático y movilización articular (2 x/día, 10 repeticiones por articulación).
Ejercicios activos o resistidos en cama para MMSS y MMII**.
Electroneuroestimulación 30' (1 x/día) asociada a contracción activa (30', 1 x/día) ***.
Ejercicios de control de tronco: sedestación en cama con apoyo dorsal 2 x/día por 30' y ejercicios a borde de cama sin apoyo dorsal (2 x/día)

↔

Evaluar capacidad de progresión al estadio 4:
Escala de MRC > 3 para MMII
Test de elevación en pierna recta (+) ****
Test de control de tronco *****
No presenta señales de intolerancia

←

ESTADIO 4: ortostatismo y transferencia al sillón
Estiramiento estático y movilización articular (2 x/día, 10 repeticiones por articulación)
Ejercicios aeróbicos activos o resistidos en cama para MMSS y MMII (5', 2 x/día)**
Electroneuroestimulación 30' (1 x/día) asociada a contracción activa (30', 1 x/día)***
Ejercicios de control de tronco: sedestación en cama sin apoyo dorsal, 2 x/día por 5'
Ortostatismo activo y transferencia de cama a sillón
Transferencia de peso y caminata estática a borde de cama

↔

Evaluar capacidad de progresión al estadio 5:
Logra mantener posición ortostática
Logra realizar la marcha estacionaria
No presenta señales de intolerancia

←

ESTADIO 5: deambulación asistida (> 15 metros)
Ejercicios aeróbicos activorresistidos en sillón (10', 2 x/día)
Ejercicio de sentarse y levantarse en sillón
Caminata asistida en la UCI
Realizar el test de velocidad de la marcha
Obs.: en este estadio, el programa debe enfatizar la ganancia de equilibrio y el acondicionamiento cardiorrespiratorio con el objetivo de aumentar la distancia caminada y la independencia funcional

Señales de intolerancia
FC > 30% de la FC de repouso
Variabilidad de la PAM > 20% o < 60 mmHg/ PAS > 160 o < 90 mmHg
Evidencias de isquemia del miocardio y/o arritmias en el ECG
Dolor torácico y/o palidez o sudoración fría
Caída de SpO_2 mayor que 4% o SpO_2 < 90%
Desconfort respiratorio significativo y/o FR > 35 ipm
Caída durante la transferencia al sillón o deambulación

FIGURA 1 Protocolo de rehabilitación del paciente crítico.

ECG: electrocardiograma; FC: frecuencia cardiaca; FR: frecuencia respiratoria; MMSS: miembros superiores; MMII: miembros inferiores; MRC: *Medical Research Council*; PAM: presión arterial media; PAS: presión arterial sistólica; RASS: Richmond Agitation - Sedation Scale; SNC: sistema nervioso central; UCI: unidad de cuidados intensivos.

REFERENCIAS BIBLIOGRÁFICAS

1. Hodgson CL, Tipping TC. Physiotherapy management of intensive care unit-acquired weakness. Journal of Physiotherapy. 2017;63:4-10.
2. Stevens RD, Dowdy DW, Michaels RK, Mendez-Tellez PA, Pronovost PJ, Needham DM. Neuromuscular dysfunction acquired in critical illness: a systematic review. Intensive Care Med. 2007;33:1876-91.
3. Needham DM, Davidson J, Cohen H, Hopkins RO, Weinert C, Wunsch H, et al. Improving long-term outcomes after discharge from intensive care unit: report from a stake-holders' conference. Crit Care Med. 2012;40:502-9.
4. Stefanou C, Karatzanos E, Mitsiou G, Psarra K, Angelopoulos E, Dimopoulos S, et. al. Neuromuscular electrical stimulation acutely mobilizes endothelial progenitor cells in critically ill patients with sepsis. Ann Intensive Care. 2016;6:21.
5. Davidson JE, Harvey MA, Dougherty AB, Smith JM, Hopkins RO. Implementation of the pain, agitation, and delirium clinical practice guidelines and promoting patient mobility to prevent post-intensive care syndrome. Crit Care Med. 2013;41:S136-S145.
6. Kress JP, Hall JB. ICU-acquired weakness and recovery from critical illness. N Engl J Med. 2014;370:1626-35.
7. Hermans G, Van den Berghe G. Clinical review: intensive care unit acquired weakness. Crit Care. 2015;19(1):274.
8. De Jonghe B, Sharshar T, Lefaucheur J-P, Authier F-J, Durand-Zaleski I, Boussarsar M, et al. Paresis acquired in the intensive care unit: a prospective multicenter study. JAMA. 2002;288(22):2859-67.
9. Hermans G, Clerckx B, Vanhullebusch T, Segers J, Vanpee G, Robbeets C, et al. Interobserver agreement of Medical Research Council sum-score and handgrip strength in the intensive care unit. Muscle Nerve. 2012;45(1):18-25.
10. Bolton CF, Gilbert JJ, Hahn AF, Sibbald WJ. Polyneuropathy in critically ill patients. J Neurol Neurosurg Psychiatry. 1984;47(11):1223-31.
11. Zochodne D, Bolton C, Thompson R, Driedger A, Hahn A, Gilbert J. Myopathy in critical illness. Muscle Nerve. 1986;9:652.
12. Bednarik J, Lukas Z, Vondracek P. Critical illness polyneuromyopathy: the electrophysiological components of a complex entity. Intensive Care Med. 2003;29(9):1505-14.
13. Kress JP, Hall JB. ICU-acquired weakness and recovery from critical illness. N Engl J Med. 2014 Apr 24 [cited 2015 Nov 14];370(17):1626-35. Disponible en: http://www.ncbi.nlm.nih.gov/pubmed/25014703.

14. Connolly BA, Jones GD, Curtis AA, Murphy PB, Douiri A, Hopkinson NS, et al. Clinical predictive value of manual muscle strength testing during critical illness: an observational cohort study. Crit Care. 2013 Oct 10;17(5):R229. doi: 10.1186/cc13052.
15. Hough CL, Lieu BK, Caldwell ES. Manual muscle strength testing of critically ill patients: feasibility and interobserver agreement. Crit Care. 2011;15(1):R43.
16. Ginz HF, Iaizzo PA, Urwyler A, Pargger H. Use of non-invasive-stimulated muscle force assessment in long-term critically ill patients: a future standard in the intensive care unit? Acta Anaesthesiol Scand. 2008;52(1):20-7.
17. Silva PE, Livino Carvalho K, Castro J, Vieira L. Estimulação elétrica neuromuscular em pacientes criticamente enfermos: estado da arte. Profisio – Programa Atualização em Fisioterapia em Terapia Intensiva Adulto. 2017;8:10956.
18. Latronico N, Peli E, Botteri M. Critical illness myopathy and neuropathy. Curr Opin Crit Care. 2005;11(2):126-32.
19. Schweickert WD, Hall J. ICU-acquired weakness. Chest. 2007;131(5):1541-9.
20. Ali NA, O'Brien JM, Hoffmann SP, Phillips G, Garland A, Finley JCW, et al. Acquired weakness, handgrip strength, and mortality in critically ill patients. Am J Respir Crit Care Med. 2008 Aug 1 [cited 2012 Mar 6];178(3):261-8. Disponible en: http://www.ncbi.nlm.nih.gov/pubmed/18511703.
21. Silva PE, Maldaner V, Vieira L, de Carvalho KL, Gomes H, Melo P, et al. Neuromuscular electrophysiological disorders and muscle atrophy in mechanically-ventilated traumatic brain injury patients: new insights from a prospective observational study. J Crit Care. 2018;44:87-94.
22. Paternostro-Sulga T, Schuhfried O, Vacariu G, Lang T, Fialka-Moser V, Paternostro-Sluga T, et al. Chronaxie and accommodation index in the diagnosis of muscle denervation. Am J Phys Med Rehabil. 2002;81(4):253-60.
23. Latronico N, Bertolini G, Guarneri B, Botteri M, Peli E, Andreoletti S, et al. Simplified electrophysiological evaluation of peripheral nerves in critically ill patients: the Italian multi-center Crimyne study. Crit Care. 2007;11(1):R11.
24. Morris PE, Goad A, Thompson C, Taylor K, Harry B, Passmore L, et al. Early intensive care unit mobility therapy in the treatment of acute respiratory failure. Crit Care Med. 2008;36(8):2238-43.
25. Schweickert WD, Pohlman MC, Pohlman AS, Nigos C, Pawlik AJ, Esbrook CL, et al. Early physical and occupational therapy in mechanically ventilated, critically ill patients: a randomised controlled trial. Lancet. 2009;373(9678): 187482.

26. Bailey P, Thomsen GE, Spuhler VJ, Blair R, Jewkes J, Bezdjian L, et al. Early activity is feasible and safe in respiratory failure patients. Crit Care Med. 2007;35:139-45.
27. Engel H, Needham DM, Morris PE, Gropper MA. ICU early mobilization: from recommendation to implementation at three medical centers. Crit Care Med. 2013;41:S69-S80.
28. Stiller K. Physiotherapy in intensive care: an updated systematic review. Chest. 2013;144(3):825-47.
29. Kayambu G, Boots R, Paratz J. Physical therapy for the critically ill in the ICU: a systematic review and meta-analysis. Crit Care Med. 2013;41:1543-54.
30. França EET, Ferrari F, Fernandes P, Cavalcanti R, Duarte A, Martinez BP, et al. Fisioterapia em pacientes críticos adultos: recomendações do Departamento de Fisioterapia da Associação de Medicina Intensiva Brasileira. Rev Bras Ter Intensiva. 2012;24(1):6-22.
31. Sricharoenchai T, Parker AM, Zanni JM, Nelliot A, Dinglas VD, Needham DM. Safety of physical therapy interventions in critically ill patients: a single-center prospective evaluation of 1110 intensive care unit admissions. J Crit Care. 2014 Jun;29(3):395-400.
32. Hodgson CL, Berney S, Harrold M, Saxena M, Bellomo R. Clinical review: early patient mobilization in the ICU. Crit Care. 2013;17:207.
33. Needham DM, Truong AD, Fan E. Technology to enhance physical rehabilitation of critically ill patients. Crit Care Med. 2009;37(10 Suppl):S436-S441.
34. Burtin C, Clerckx B, Robbeets C, Ferdinande P, Langer D, Troosters T, et al. Early exercise in critically ill patients enhances short-term functional recovery. Crit Care Med. 2009;37:2499-505.
35. Santos LJ, de Aguiar Lemos F, Bianchi T, Sachetti A, Dall'Acqua AM, da Silva Naue W, et al. Early rehabilitation using a passive cycle ergometer on muscle morphology in mechanically ventilated critically ill patients in the intensive care unit (MoVe-ICU study): study protocol for a randomized controlled trial. Trials. 2015;16:383.
36. Kho ME, Molloy AJ, Clarke F, Herridge MS, Koo KK, Rudkowski J, et al. Cycle pilot: a protocol for a pilot randomised study of early cycle ergometry versus routine physiotherapy in mechanically ventilated patients. BMJ Open. 2016;6:e011659.
37. Patsaki I, Papadopoulos E, Sidiras G, Christakou A, Kouvarakos A, Markaki V. The effectiveness of inspiratory muscle training in weaning critically ill patients from mechanical ventilation: a systematic review. Hospital Chronicles. 2013;8(2):86-90.

38. Moodie LH, Reeve JC, Vermeulen N, Elkin MR. Inspiratory muscle training to facilitate weaning from mechanical ventilation: protocol for a systematic review. BMC Research Notes. 2011;4:283.
39. Moodie L, Reeve J, Elkins M. Inspiratory muscle training increases inspiratory muscle strength in patients weaning from mechanical ventilation: a systematic review. Journal of Physiotherapy. 2011;57:213-21.
40. Aldrich TK, Uhrlass RM. Weaning from mechanical ventilation: successful use of modified inspiratory resistive training in muscular dystrophy. Crit Care Med. 1987;15(3):247-9.
41. Belman MJ. Respiratory failure treated by ventilatory muscle training (VMT). a report of two cases. Eur J Respir Dis. 1981;62(6):391-5.
42. Sprague SS, Hopkins PD. Use of inspiratory strength training to wean six patients who were ventilator-dependent. Phys Ther. 2003;83(2):171-81.
43. Martin AD, Davenport PD, Franceschi AC, Harman E. Use of inspiratory muscle strength training to facilitate ventilator weaning: a series of 10 consecutive patients. Chest. 2002;122(1):192-6.
44. Bissett B, Leditschke IA. Inspiratory muscle training to enhance weaning from mechanical ventilation. Anaesth Intensive Care. 2007;35:776-9.
45. Bissett B, Leditschke IA, Green M. Specific inspiratory muscle training is safe in selected patients who are ventilator-dependent: a case series. Intensive Crit Care Nurs. 2012;28(2):98-104.
46. Caruso P, Denari SD, Ruiz SA, Bernal KG, Manfrin GM, Friedrich C, et al. Inspiratory muscle training is ineffective in mechanically ventilated critically ill patients. Clinics (Sao Paulo). 2005;60(6):479-84.
47. Cader SA, Vale RG, Castro JC, Bacelar SC, Biehl C, Gomes MCV, et al. Inspiratory muscle training improves maximal inspiratory pressure and may assist weaning in older intubated patients: a randomized trial. J Physiother. 2010;56:171-7.
48. Martin AD, Smith BK, Davenport PD, Harman E, Gonzalez-Rothi RJ, Baz M, et al. Inspiratory muscle strength training improves weaning outcome in failure to wean patients: a randomized trial. Crit Care. 2011;15(2):R84.
49. Elkins M, Dentice R. Inspiratory muscle training facilitates weaning from mechanical ventilation among patients in the intensive care unit: a systematic review. J Physiother. 2015;61:125-34.
50. Bissett BM, Leditschke IA, Paratz JD, Boots R. Protocol: inspiratory muscle training for promoting recovery and outcomes in ventilated patients (Improve): a randomised controlled trial. BMJ Open. 2012;2:e000813.

51. Bissett BM, Leditschke IA, Neeman T, Boots R, Paratz J. Inspiratory muscle training to enhance recovery from mechanical ventilation: a randomised trial. Thorax. 2016;71:812-9.
52. Gosselink R, Bott J, Johnson M, Dean E, Nava S, Norrenberg M, et al. Physiotherapy for adult patients with critical illness: recommendations of the European Respiratory Society and European Society of Intensive Care Medicine Task Force on Physiotherapy for Critically Ill Patients. Intensive Care Med. 2008;34:1188-99.
53. Ferreira LL, Vanderlei LCM, Valenti VE. Effects of electrical stimulation in patients admitted to the intensive care unit: a systematic review. Assobrafir Ciência. 2013;4:37-44.
54. Zanotti E, Felicetti G, Maini M, Fracchia C. Peripheral muscle strength training in bed-bound patients with COPD receiving mechanical ventilation: effect of electrical stimulation. Chest. 2003;124:292-6.
55. Sillen MJ, Speksnijder CM, Eterman RM, Janssen PP, Wagers SS, Wouters EF, et al. Effects of neuromuscular electrical stimulation of muscles of ambulation in patients with chronic heart failure or COPD: a systematic review of the English-language literature. Chest. 2009;136:44-61.
56. Roig W, Reid D. Electrical stimulation and peripheral muscle function in COPD: a systematic review. Respiratory Medicine. 2009;103:485-95.
57. Vivodtzev I, Decorte N, Wuyam B, Gonnet N. Benefits of neuromuscular electrical stimulation prior to endurance training in patients with cystic fibrosis and severe pulmonary dysfunction. Chest. 2013;143(2):485-4.
58. Sbruzzi G, Ribeiro RA, Schaan BD, Signori LU, Silva AM, Irigoyen MC, et al. Functional electrical stimulation in the treatment of patients with chronic heart failure: a meta-analysis of randomized controlled trials. Eur J Cardiovasc Prev Rehabil. 2010 Jun;17(3):254-60.
59. Gerovasili V, Stefanidis K, Vitzilaios K, Karatzanos E, Politis P, Koroneos A, et al. Electrical muscle stimulation preserves the muscle mass of critically ill patients: a randomized study. Crit Care. 2009;13:R161.
60. Meesen RLJ, Dendale P, Cuypers K, Berger J, Hermans A, Thijs H, et al. Neuromuscular electrical stimulation as a possible means to prevent muscle tissue wasting in artificially ventilated and sedated patients in the intensive care unit: a pilot study. Neuromodulation. 2010;13:315-21.
61. Routsi C, Gerovasili V, Vasileiadis I, Karatzanos E, Pitsolis T, Markaki V, Nanas S. Eletrical muscle stimulation prevents critcal illness polyneuromyopathy: a randomized parallel intervention trial. Crit Care. 2010;14:2-11.

62. Gerovasili V, Tripodaki E, Karatzanos E, Pitsolis T, Markaki V, Zervakis D, et al. Short-term systemic effect of electrical muscle stimulation in critically ill patients. Chest. 2009;136:1249-56.
63. Angelopoulos E, Karatzanos E, Dimopoulos S, Mitsiou G, Stefanou C, Patsaki I, et al. Acute microcirculatory effects of medium frequency versus high frequency neuromuscular electrical stimulation in critically ill patients: a pilot study. Annals of Intensive Care. 2013;3:39.
64. Smart NA, Dieberg G, Giallauria F. Functional electrical stimulation for chronic heart failure: a meta-analysis. Int J Cardiol. 2012;10:348-403.
65. Hudlicka O, Brown MD, May S, Zakrzewicz A, Pries AR. Changes in capillary shear stress in skeletal muscles exposed to long-term activity: role of NO. Microcirculation. 2006;13:249-59.
66. Moyna MN, Thompson PD. The effect of physical activity on endothelial function in man. Acta Physiol Scand. 2004;180:113-23.
67. Friedrich O, Reid MB, Van den Berghe G, Vanhorebeek I, Hermans G, Rich MM, et al. The sick and the weak: neuropathies/myopathies in the critically ill. Physiol Rev. 2015 Jul;95(3):1025-109.
68. Akar O, Günay E, Ulasli SS, Ulasli AM, Kacar E, Sariaydin M, et al. Efficacy of neuromuscular electrical stimulation in patients with COPD followed in intensive care unit. Clin Respir J. 2015;24:1-8.
69. Gerovasili V, Tripodaki E, Karatzanos E, Pitsolis T, Markaki V, Zervakis D, et al. Short-term systemic effect of electrical muscle stimulation in critically ill patients. Chest. 2009;136:1249-56.
70. Angelopoulos E, Karatzanos E, Dimopoulos S, Mitsiou G, Stefanou C, Patsaki I, et al. Acute microcirculatory effects of medium frequency versus high frequency neuromuscular electrical stimulation in critically ill patients: a pilot study. Annals of Intensive Care. 2013;3:39.
71. Poulsen JB, Møller K, Jensen CV, Weisdorf S, Kehlet H, Perner A. Effect of transcutaneous electrical muscle stimulation on muscle volume in patients with septic shock. Crit Care Med. 2011;39:456-61.

Evaluación funcional en la unidad de cuidados intensivos 2

Bruno Prata Martinez
Liana Accioly Lins Ferraz Melo
Adriana Borges Leite

INTRODUCCIÓN

Al ingresar en una unidad de cuidados intensivos (UCI), el paciente presenta varios factores que aumentan el riesgo de cambios en la capacidad de movimiento, desde tareas simples, como trasladarse en la cama, hasta aquellas con mayor gasto energético, como subir escaleras o caminar distancias más largas.

En este contexto de riesgo de pérdida de movilidad durante la hospitalización, corresponde al fisioterapeuta, tal y como se describe en la resolución de la especialidad profesional de fisioterapia en cuidados intensivos, ejercer sus funciones de determinación del diagnóstico y pronóstico fisioterapéutico, con su posterior plan de tratamiento.

Para construir este diagnóstico, el fisioterapeuta necesita realizar una evaluación, que abarca desde los dominios de las funciones corporales hasta la movilidad y el rendimiento físico. En este capítulo se describirán algunos instrumentos de evaluación funcional utilizados por los fisioterapeutas en la UCI.

EVALUACIÓN FUNCIONAL EN LA UNIDAD DE CUIDADOS INTENSIVOS

La evaluación funcional puede definirse como cualquier proceso semiológico de aplicación de escalas o pruebas físico-funcionales para medir cambios relacionados con el movimiento humano. Entre los objetivos de esta evaluación funcional se encuentran:[1-3]

- Identificar una alteración del estado de salud.
- Direccionar las estrategias de intervención fisioterapéutica necesarias.
- Evaluar la seguridad de la aplicación de las intervenciones.
- Cuantificar los resultados a lo largo del tratamiento fisioterapéutico.

Cuando se habla de evaluación funcional, es fundamental definir el momento adecuado para su aplicación, ya que no todos los instrumentos pueden aplicarse en todo momento durante la hospitalización. En este sentido, es importante comprender el cronograma de variación de la movilidad a lo largo de la estancia hospitalaria, según la Figura 1.

Al observar la Figura 1, se nota que, al momento del ingreso, en la mayoría de los pacientes no es posible evaluar la movilidad, ya que muchos no presentan estabilidad cardiorrespiratoria y neurológica, principalmente por enfermedad y/o medicación. Por lo tanto, al ingreso en la UCI, corresponde al fisioterapeuta valorar el nivel de movilidad y participación social previo al ingreso.

Durante la hospitalización, cuando el paciente presente estabilidad cardiorrespiratoria y sea colaborativo, se realizará la primera valoración de movilidad para entender si ha habido alguna pérdida con relación al estado anterior. En esta primera medición lo ideal es utilizar instrumentos que permitan evaluar la capacidad de realizar

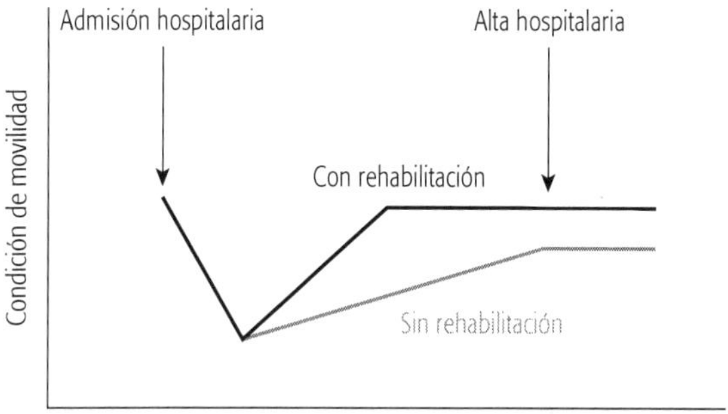

FIGURA 1 Línea de tiempo de la variación de movilidad a lo largo del internamiento en unidades de cuidados intensivos para una condición relativamente reversible.

traslados en cama y fuera de la cama y deambulación, dependiendo de la tolerancia y estabilidad del paciente.

Esta información obtenida ayudará a definir los objetivos fisioterapéuticos, además de servir para cuantificar las variaciones de movilidad en mediciones posteriores.

Instrumentos para la evaluación funcional

Estos instrumentos pueden estar relacionados con la función corporal, así como con limitaciones de movilidad y rendimiento físico. Para analizar las funciones corporales podemos mencionar la evaluación de los componentes neurológicos (sensitivo/aferente; control central; motor/eferente), muscular (fuerza, tono y resistencia muscular) y articular (rango de movimiento articular), además de los sistemas cardiovascular y respiratorio, que proporcionan energía para el movimiento humano.[1,4]

Fuerza muscular periférica

En relación con el aparato locomotor, uno de los principales instrumentos para evaluar la función es la fuerza de los músculos periféricos. El más utilizado, por practicidad y por no tener necesidad de equipamiento, es el test muscular manual (MRC). Para llevarlo a cabo, el paciente debe mostrarse cooperativo, lo que se puede identificar por la capacidad de realizar cinco tareas:[5,6]

1. Mira hacia mí.
2. Abre y cierra los ojos.
3. Abre la boca y saca la lengua.
4. Diga si y no con la cabeza.
5. Levanta las cejas cuando cuente hasta cinco.

Realizar la evaluación cuando el paciente no coopera resulta en un sesgo de medición. Es decir, el fisioterapeuta reporta un nivel de fuerza muscular inferior al valor real, ya que el paciente no cooperó al alcance de la fuerza máxima.

En este test muscular manual se evalúan doce grupos musculares, seis de los cuales se encuentran en los miembros superiores y seis en los miembros inferiores. Los grupos de músculos son abductores de hombro, flexores de codo, extensores de muñeca, flexores de cadera, extensores de rodilla y dorsiflexiones de tobillo. La cuantificación de la fuerza para cada grupo varía de 0 a 5 (Cuadro 1).

La puntuación total oscila entre 0 y 60. Los valores inferiores a 48 sugieren debilidad muscular adquirida en la UCI. Una de las limitaciones de esta prueba es el hecho de que no evalúa los músculos del tronco. Además, puede haber variabilidad entre evaluadores si los profesionales no están capacitados.

Otras formas más objetivas de evaluar la fuerza muscular son la dinamometría de prensión palmar: *handgrip* (Figura 2) y *handheld* (Figura 3). El primero evalúa la fuerza de prensión manual, que se

CUADRO 1 Graduación de la fuerza muscular periférica

Grado de fuerza	Descripción
0	Ausencia de contracción muscular.
1	Leve contracción muscular, sin movimiento.
2	Contracción muscular que genera movimiento y no vence la gravedad.
3	Contracción muscular que vence la gravedad.
4	Contracción que vence leve resistencia.
5	Contracción que vence moderada resistencia.

asocia con la fuerza muscular y la capacidad física de las extremidades inferiores, pudiendo también identificar debilidad muscular y contribuir al diagnóstico de la sarcopenia. Existen ecuaciones predichas para esta medición y para el diagnóstico de sarcopenia en personas mayores, algunos textos sugieren debilidad cuando los valores son inferiores a 30 kgf en personas mayores y 20 kgf en mujeres

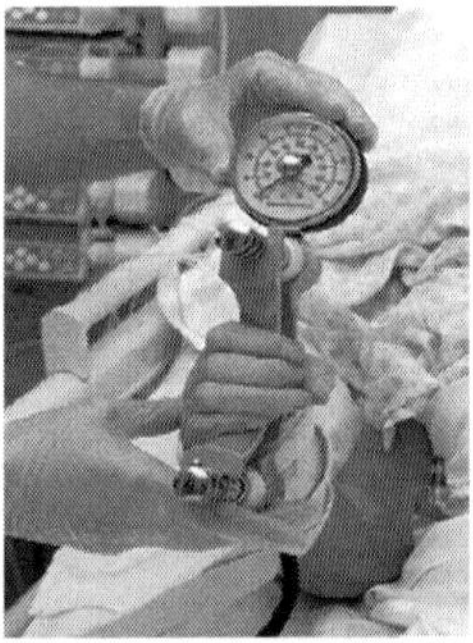

FIGURA 2 Realización de la evaluación de la fuerza muscular por medio del dinamómetro de prensión palmar.

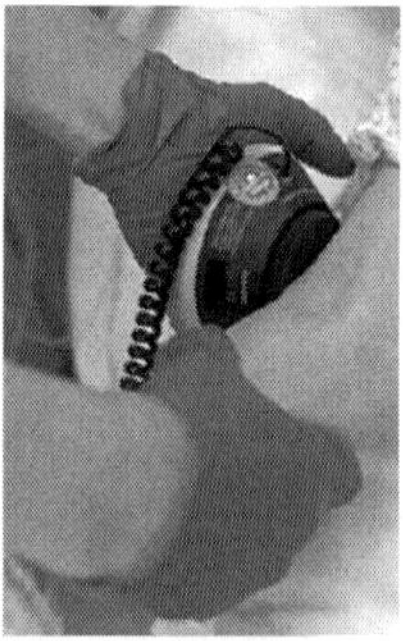

FIGURA 3 Realización de la evaluación de la fuerza muscular por medio del dinamómetro *handheld*.

mayores.[7] La dinamometría *handheld* puede ser utilizada en los diferentes grupos musculares, siendo bastante interesante para cuantificar las variaciones de la fuerza muscular a lo largo del tiempo. Cabe destacar que la evaluación de la fuerza muscular por el MRC es considerada una variable categórica, mientras que para los dinamómetros, como variable numérica, es más precisa.

MOVILIDAD Y DESEMPEÑO FÍSICO

Este dominio es uno de los más importantes para el fisioterapeuta en el entorno de la UCI, e incluye inicialmente la capacidad de realizar traslados dentro y fuera de la cama, el mantenimiento de algunas posiciones (sedestación y ortostasis) hasta la deambulación. En quienes tienen la capacidad de caminar, se puede evaluar el rendimiento físico en pruebas como la velocidad de la marcha, el *timed up and go* (TUG) y las pruebas de sentarse y levantarse, así como la prueba de caminata, si está disponible.

Entre los instrumentos para esta evaluación, hay algunos específicos, como la escala de evaluación funcional en UCI (FSS-ICU) y la escala de movilidad en UCI (EMU), y otros más globales, al incluir pruebas de movilidad y otros aspectos, como el *physical function ICU test* (PFIT), la escala de Perme y el *Chelsea critical care physical assessment tool* (CPAx).

- Escala de estado funcional en la UCI (FSS): comprende la evaluación de cinco tareas realizadas por el paciente: darse la vuelta en la cama, pasar de una posición supina a una sentada, pasar de una posición sentada a una en pie, sentarse al lado de la cama y caminar. La cuantificación de cada tarea oscila entre 0 (completamente incapaz de realizarla) y 7 (completa independencia). La puntuación total varía de 0 a 35. Para que se realice, el paciente debe ser cooperativo, además de presentar estabilidad hemodinámica y respiratoria, ya que estas tareas implican un mayor gasto energético. Este instrumento ayuda a identificar cambios en la capacidad de realizar esas tareas, lo que contribuye a la dirección del plan terapéutico y ya se ha validado para la lengua portuguesa.[8]

- Escala de movilidad en UCI (EMU): a diferencia de la FSS, que evalúa cada una de las cinco tareas descritas anteriormente, la EMU identifica el nivel de movilidad del paciente, que varía de 0 (el paciente solo realiza ejercicios en cama) a 10 (camina de forma independiente, sin asistencia). La escala, según la traducción realizada al español, se describe en el Cuadro 2.[9]
- Escore de movilidad en UCI de Perme (Cuadro 3): comprende la evaluación de siete categorías (estado mental, potenciales barreras de la movilidad, fuerza funcional, movilidad en la cama, transferencias, dispositivos de auxilio para caminar y medidas de resistencia), que contienen quince ítems, con una puntuación que va de 0 a 32. Un aspecto importante de la puntuación de Perme es el hecho de que puede aplicarse incluso a pacientes que no cooperan, ya que no solo evalúa la movilidad.[9]

CUADRO 2 Clasificación de la escala de movilidad en la unidad de cuidados intensivos

0	Nada (acostado en cama)	Rolado pasivamente o ejercitado pasivamente por el equipo, pero no se mueve activamente.
1	Sentado en cama, ejercicios en cama	Cualquier actividad en cama, incluyendo rolar, puente, ejercicios activos, cicloergómetro y ejercicios activos asistidos, sin salir de la cama o sentado al borde de la cama.
2	Transferido pasivamente a la silla (sin ortostatismo)	Transferencia a la silla por medio de un elevador o pasador, sin pararse o sin sentarse al borde de cama.

(continúa)

CUADRO 2 Clasificación de la escala de movilidad en la unidad de cuidados intensivos (*continuación*)

3	Sentado en el borde de la cama	Puede ser auxiliado por el equipo, pero implica sentar activamente al borde de la cama y con algún control de tronco.
4	Ortostatismo	Soporte de peso sobre los pies en posición en pie, con o sin ayuda. Se puede considerar el uso de un cabrestante o una tabla ortostática.
5	Transferencias en cama	Ser capaz de dar un paso o arrastrar los pies, estando en pie, hasta una silla. Esto implica cambiar activamente su peso de una pierna a la otra para caminar hasta la silla. Si el paciente se mantuvo en pie con ayuda de algún equipo médico, deberá caminar hasta la silla (no aplica si el paciente es transportado en equipo de elevación).
6	Marcha estacionaria a borde de cama	Ser capaz de realizar una marcha estacionaria levantando los pies alternativamente (debe poder dar al menos cuatro pasos, dos en cada pie), con o sin ayuda.
7	Camina con asistencia de dos o más personas	El paciente es capaz de distanciarse al menos 5 m de la cama/silla con la ayuda de dos o más personas.
8	Caminar con la ayuda de una persona	El paciente puede alejarse al menos 5 m de la cama/sillón con la ayuda de una persona.
9	Deambulación independiente con la ayuda de un dispositivo para caminar	El paciente puede alejarse al menos 5 m de la cama/silla utilizando dispositivos para caminar, pero sin la ayuda de otra persona. En personas en silla de ruedas, este nivel de actividad implica moverse de forma independiente con la silla de ruedas a 5 m de la cama/silla.
10	Deambulación independiente sin la ayuda de un dispositivo para caminar	El paciente puede alejarse al menos 5 m de la cama/silla sin el uso de dispositivos para caminar ni la ayuda de otra persona.

CUADRO 3 Clasificación de la escala de movilidad en UCI de Perme

Estado mental Puntuación máxima = 3	Estado de alerta en el inicio de la evaluación: ▪ No responde = 0 ▪ Letárgico = 1 ▪ Despierto y alerta = 2
	¿El paciente logra seguir dos entre tres comandos? ▪ No = 0 ▪ Sí = 1
Potenciales barreras de movilidad Puntuación máxima = 4	¿El paciente está en ventilación mecánica o en ventilación no invasiva? * ▪ Sí = 0 ▪ No = 1
	Dolor: * El paciente siente dolor o no durante cualquier momento durante las actividades de movilidad: ▪ Dolor = 0 ▪ Sin dolor = 1
	El paciente presenta dos o más de los siguientes: * (círculo) dispositivos de oxigenoterapia, catéter Foley, TOT, traqueostomía, catéter central, catéter periférico, presión arterial invasiva, catéter de diálisis, CCIP, SGP, SYP, sonda nasogástrica, dren de tórax, marcapaso temporal, catéter de arteria pulmonar, catéter epidural (PCA), BIA, DAVE, TSRC, ventriculostomía, dren lumbar, curativo o aspiradora para heridas (VAC) u otros: ▪ Sí = 0 ▪ No = 1
	¿El paciente está en infusión endovenosa? (Infusión endovenosa continua: vasopresores, inotrópicos, insulina, antiarrítmicos, sedación, antibióticos, fluidos, reposición de electrolitos, transfusión de sangre etc.) ▪ Sí = 0 ▪ No = 1

(continúa)

CUADRO 3 Clasificación de la escala de movilidad en UCI de Perme (*continuación*)

Fuerza funcional Puntuación máxima = 4	Piernas: ¿el paciente es capaz de levantar la pierna contra la gravedad por aproximadamente 20 grados, con la rodilla extendida? ▪ No = 0 ▪ Sí = 1
	Brazos: ¿el paciente es capaz de elevar el brazo contra la gravedad por aproximadamente 45 grados, con el codo extendido? ▪ No = 0 ▪ Sí = 1
Movilidad en la cama Puntuación máxima = 6	Supino a sentado: ▪ No evaluado o asistencia total (< 25%) = 0 ▪ Máxima asistencia (25-50%) = 1 ▪ Moderada asistencia (50-75%) = 2 ▪ Mínima asistencia (> 75%) o supervisión = 3
	Equilibrio estático una vez establecida la posición sentado al borde de la cama: ▪ No evaluado o asistencia total (< 25%) = 0 ▪ Máxima asistencia (25-50%) = 1 ▪ Moderada asistencia (50-75%) = 2 ▪ Mínima asistencia (> 75%) o supervisión = 3
Transferencias Puntuación máxima = 9	Sentado a en pie: ▪ No evaluado o asistencia total (< 25%) = 0 ▪ Máxima asistencia (25-50%) = 1 ▪ Moderada asistencia (50-75%) = 2 ▪ Mínima asistencia (> 75%) o supervisión = 3
	Equilibrio estático una vez establecida la posición en pie: ▪ No evaluado o asistencia total (< 25%) = 0 ▪ Máxima asistencia (25-50%) = 1 ▪ Moderada asistencia (50-75%) = 2 ▪ Mínima asistencia (> 75%) o supervisión = 3

(*continúa*)

CUADRO 3 Clasificación de la escala de movilidad en UCI de Perme (*continuación*)

Transferencias Puntuación máxima = 9	Transferencia de la cama a la silla o de la silla a la cama: ▪ No evaluado o asistencia total (75%) o supervisión = 3 ▪ Máxima asistencia (25-50%) = 1 ▪ Moderada asistencia (50-75%) = 2 ▪ Mínima asistencia (> 75%) o supervisión = 3
Marcha Puntuación máxima = 3	Marcha: ▪ No evaluado o asistencia total (< 25%) = 0 ▪ Máxima asistencia (25-50%) = 1 ▪ Moderada asistencia (50-75%) = 2 ▪ Mínima asistencia (> 75%) o supervisión = 3
Resistencia Puntuación máxima = 3	Resistencia (distancia recorrida en 2 minutos, independientemente del nivel de asistencia exigido, incluyendo períodos de descanso [en pie o sentado], con o sin uso de dispositivo de auxilio): ▪ No evaluado = 0 ▪ Distancia recorrida entre 1-15 m = 1 ▪ Distancia recorrida entre 15-30 m = 2 ▪ Distancia recorrida ≥ 30 m = 3
Puntuación máxima 32	Puntuación total =

* En el momento del contacto inicial con el paciente o a cualquier momento durante las intervenciones de la movilidad.
BIA: balón intraaórtico; CCIP: catéter central insertado periféricamente; DAVE: dispositivos de asistencia ventricular izquierda; PCA: catéter epidural (*patient controlled analgesia*); SGP: sonda de gastrostomía percutánea; SYP: sonda de yeyunostomía percutánea; TOT: tubo orotraqueal; TSRC: terapia de substitución renal continua; UCI: unidad de cuidados intensivos; VAC: aspirador para heridas.

- Prueba de velocidad de la marcha: en pacientes que pueden caminar, también se evalúa la velocidad de la marcha, una medida del rendimiento físico en la que valores inferiores a 0,8 m/segundo (m/s) sugieren un rendimiento físico deficiente. Una de las formas de hacerlo es con una marca en el piso de la unidad de aproximadamente 10 m, excluyendo los 2 m iniciales (aceleración) y 2 m (desaceleración), midiendo el tiempo para completar los 6 m intermedios. La velocidad se obtendrá dividiendo la distancia (6 m) por el tiempo necesario para recorrer esa distancia. Cuanto mayor sea la velocidad al caminar, mejor será el rendimiento. Una ecuación que se puede utilizar para encontrar la velocidad prevista al caminar es 1,466 – (edad × 0,004) – (IMC × 0,008).[10-12]

- Prueba de sentarse y levantarse (cinco repeticiones): se trata de un test en el que se pide al paciente que realice cinco repeticiones de sentarse y levantarse, y se mide el tiempo necesario para realizar estas tareas. Cuanto mayor sea el tiempo, peor será el rendimiento. Una ecuación que se puede utilizar para encontrar valores de referencia es 2,711 + (edad × 0,064) + (IMC × 0,132).[12]
- *Timed up and go* (TUG): es una prueba en la que se pide al paciente, desde una posición sentada en una silla con respaldo, que se levante, camine 3 m, gire 180 grados y vuelva a sentarse, midiendo el tiempo que lleva para realizar estas tareas. Valores elevados sugieren un mayor riesgo de caídas en las personas mayores. Una ecuación que se puede utilizar para encontrar el tiempo previsto para TUG es 8,615 + (edad × 0,032) + (IMC × 0,102) – (altura × 0,026).[12]
- *Physical function ICU test* (PFIT): comprende la evaluación de cuatro categorías (transferencia de sentado a bipedestación; cadencia; fuerza en flexores de hombro y extensores de rodilla). Cada categoría tiene un puntaje que se suma a una puntuación total de 0 a 12, que se puede convertir a una calificación de 0 a 10.[13]
- *Chelsea critical care physical assessment tool* (CPAx): comprende la evaluación de diversos aspectos relacionados con la funcionalidad de los pacientes críticos (función respiratoria, tos, movilidad en la cama, paso de decúbito supino a sentado, sentado di-

námico al lado de la cama, equilibrio durante la bipedestación, transferencia de posición sentada a parado, traslado de cama a sillón, marcha y porcentaje de fuerza de prensión), con una puntuación total que oscila entre 0 y 50.[14]

- Test de caminata de 50 metros: es una prueba desarrollada para pacientes con síndromes coronarios agudos, con el objetivo de garantizar la seguridad en la realización de estrategias de movilización inicial, así como en la progresión de la rehabilitación cardíaca en la fase 1. Incluye la medición de variables cardiovasculares (presión arterial, frecuencia cardíaca, escala de Borg y saturación periférica de oxígeno) en posición supina para evaluar la condición inicial. Posteriormente se realiza sentada con los miembros inferiores colgando y se reevalúan las mismas variables, con el fin de comprender si el sistema cardiovascular está logrando cubrir las demandas energéticas de este primer estrés gravitacional. Si las variables siguen siendo satisfactorias, se avanza a la ortostasis durante tres minutos y se reevalúan las variables, siendo este el segundo estrés gravitacional. Si las variables siguen siendo satisfactorias, se avanza a caminar 50 m y al final se reevalúan las variables. Si el paciente presenta cambios en las variables cardiovasculares, se interrumpe la prueba y se valora el mejor momento para repetirla, tras previa discusión con el equipo multidisciplinario.[15]
- Test de marcha de 6 minutos (TC de 6 minutos): es una prueba submáxima para estimar la capacidad aeróbica. Para realizarla, se le pide al paciente que camine lo más lejos posible durante un período de seis minutos. Cuanto mayor sea la distancia recorrida, mejor será su rendimiento. Esta no es la medida más común en el ambiente de cuidados intensivos; sin embargo, en algunas situaciones específicas y con un seguimiento adecuado es posible llevarla a cabo. Para saber si la distancia recorrida es normal es necesario compararla con una fórmula prevista para la distancia recorrida.[4]

CONCLUSIÓN

La evaluación funcional es el elemento inicial para brindar apoyo a la construcción del diagnóstico fisioterapéutico y la posterior definición de los objetivos del tratamiento fisioterapéutico. Además, servirá para cuantificar la evolución del pronóstico del paciente (mejoría, mantenimiento y empeoramiento).

Corresponde al fisioterapeuta utilizar instrumentos de buena calidad diagnóstica que generen información precisa, con enfoque en generar valor en salud. Es importante resaltar que la evaluación funcional es progresiva durante toda la estancia en la UCI, es decir, al ingreso no es posible aplicar todos los instrumentos de evaluación. Sin embargo, a medida que el paciente presenta mayor estabilidad, se hace posible y necesario incluir instrumentos cuyo uso sea viable.

REFERENCIAS BIBLIOGRÁFICAS

1. World Health Organization (WHO). International classification of functioning, disability and health. Genebra: World Health Organization; 2001.
2. Martinez BP. Diagnóstico fisioterapêutico na unidade de terapia intensiva. In: Associação Brasileira de Fisioterapia Cardiorrespiratória e Fisioterapia em Terapia Intensiva; Martins JA, Andrade FMD, Dias CM (orgs.). Profisio – Programa de Atualização em Fisioterapia em Terapia Intensiva Adulto: Ciclo 5. Porto Alegre: Artmed Panamericana; 2014. p.9-35 (Sistema de Educação Continuada a Distância, v.1).
3. França EET, Ferrari F, Fernandes P, Cavalcanti R, Duarte A, Martinez BP, et al. Fisioterapia em pacientes críticos adultos: recomendações do Departamento de Fisioterapia da Associação de Medicina Intensiva Brasileira. Rev Bras Ter Intensiva. 2012;24(1):6-22.
4. Parry SM, Granger CL, Berney S, Jones J, Beach L, El-Ansary D, et al. Assessment of impairment and activity limitations in the critically ill: a systematic review of measurement instruments and their clinimetric properties. Intensive care medicine. 2015 May;41(5):744-62.

5. Vanpee G, Hermans G, Segers J, Gosselink R. Assessment of limb muscle strength in critically ill patients: a systematic review. Crit Care Med. 2014 Mar;42(3):701-11.
6. Hermans G, Van den Berghe G. Clinical review: intensive care unit acquired weakness. Critical care. 2015 Aug;19:274.
7. Martinez BP, Batista AKMS, Gomes IB, Olivieri FM, Camelier FWR, Camelier AA. Frequence of sarcopenia and associated factors among hospitalized elderly patients. BMC Musculoskelet Disord. 2015 May;16(108):1-7.
8. Silva VZ, Araújo JA Neto, Cipriano G Jr, Pinedo M, Needham DM, Zanni JM, et al. Brazilian version of the Functional Status Score for the ICU: translation and cross-cultural adaptation. Rev Bras Ter Intensiva. 2017;29(1):34-8.
9. Kawaguchi YMF, Nawa RK, Figueiredo TB, Martins L, Pires-Neto RC. Perme Intensive Care Unit Mobility Score e ICU Mobility Scale: tradução e adaptação cultural para a língua portuguesa falada no Brasil. J Bras Pneumol. 2016;42(6):429-34.
10. Denehy L, Morton NA, Skinner EH, Edbrooke L, Haines K, Warrilow S, et al. Utility of the physical function ICU test (scored) care unit: validity, responsiveness, and predictive a physical function test for use in the intensive. Phys Ther. 2013;93:1636-45.
11. Stacy F, Lusardi M. White paper: "Walking speed: the sixth vital sign". Journal of Geriatric Physical Therapy. 2009;32(2):46-9.
12. Martinez BP, Batista AKMS, Ramos IR, Dantas JC, Gomes IB, Júnior LAF, et al. Viabilidade do teste de velocidade de marcha em idosos hospitalizados. J Bras Pneumol. 2016;42(3):1-7.
13. Furlanetto KC, Correia NS, Mesquita R, Morita AA, Amaral DP, Mont'Alverne DGB, et al. Reference values for 7 different protocols of simple functional tests: a multicenter study. Arch Phys Med Rehabil. 2022 Jan;103(1):20-28.e5.
14. Corner EJ,Wood H, Englebretsen C, Thomas A, Grant RL, Nikoletou D, et al. The Chelsea critical care physical assessment tool (CPAx): validation of an innovative new tool to measure physical morbidity in the general adult critical care population; an observational proof-of-concept pilot study. Physiotherapy. 2013;99(1):33-41.
15. Dias CM, Maiato AC, Baqueira KM, Figueiredo AM, Rosa FW, Pitanga JO, et al. Resposta circulatória à caminhada de 50 m na unidade coronariana, na síndrome coronariana aguda. Arq Bras Cardiol. 2009;92(2):135-42.

3 Utilización de escalas funcionales en la unidad de cuidados intensivos

Giovani Assunção de Azevedo Alves

EL PACIENTE EN LA UNIDAD DE CUIDADOS INTENSIVOS

El desarrollo de polineuromiopatía aparece como una de las principales complicaciones en los sobrevivientes de enfermedades críticas y se asocia con ventilación mecánica prolongada, mayor número de días en la unidad de cuidados intensivos (UCI) y en el hospital, además de altas tasas de mortalidad.[1-2]

La debilidad muscular se refleja en la capacidad del paciente en realizar actividades de la vida diaria, incluidas actividades básicas como traslados y caminar.[3] Por lo tanto, el uso de escalas funcionales en la UCI permite evaluar este nivel de movilidad, y así obtener una descripción de la capacidad física de cada paciente de manera más amplia, ya que se asocia con distintos componentes de la función neuromioarticular (fuerza y resistencia muscular, coordinación, equilibrio, sensibilidad, control motor, flexibilidad, entre otros) e incluso de la función cardiorrespiratoria.[4-5]

La funcionalidad se describe en la Clasificación Internacional del Funcionamiento (CIF) como un término integral para funciones y estructuras corporales, actividades y participación, siendo uno de los dominios de la funcionalidad la movilidad.[5] Esta última representa el movimiento con cambios en la posición del cuerpo, y este aspecto incluye: movimiento en cama, traslado a sedestación, y ortostasis y deambulación. En el entorno hospitalario, la inmovilidad de los pacientes en cama sigue siendo muy común, y las consecuencias incluyen un aumento de la discapacidad, los costes sanitarios y la mortalidad, principalmente asociados a la debilidad muscular adquirida en la UCI.[4]

Con el tiempo, ha habido avances en el desarrollo y aplicación de escalas funcionales para el entorno de cuidados intensivos. Inicialmente se utilizaron adaptaciones para este entorno, y en la última década se desarrollaron escalas con características específicas, que permitieron un análisis más cercano de la condición funcional de cada paciente, consistente con la gravedad clínica y el deterioro funcional.[4-6]

Clinimetría: metodología de prueba de escalas funcionales

Cada escala funcional que se desarrolla debe someterse a pruebas para garantizar la seguridad de su aplicación en la práctica clínica. Ese proceso se produce en base a una metodología y se denomina análisis clinimétrico. Los componentes probados para las escalas son:[7-9]

1. Validez de constructo/predictiva/convergente.
2. Confiabilidad de los evaluadores.
3. Consistencia interna.
4. Capacidad de respuesta.
5. Efecto techo y suelo.
6. Traducción y adaptación transcultural.
7. Concordancia (error estándar de medición y diferencia mínima detectable).

PRINCIPALES ESCALAS FUNCIONALES

Las siguientes escalas destacan como las más adecuadas para la evaluación funcional en el entorno de la UCI:[10]

- *Short Physical Performance Battery* (SPPB).
- *Physical Function in Intensive Care Test scored* (PFIT-s).
- *Functional Status Score Intensive Care Unit* (FSS-ICU).
- *SICU Optimal Mobilization Score* (SOMS).
- *Chelsea Critical Care Physical Assessment Tool* (CPAx).
- *ICU Mobility Scale* (IMS).
- *Perme Intensive Care Unit Mobility Score* (*Perme Score*).
- *Manchester Mobility Score* (MMS).
- *De Morton Mobility Index* (DEMMI).
- *Acute Care Index of Function* (ACIF).
- *Critical Care Functional Rehabilitation Outcome Measure* (CcFROM).
- *Johns Hopkins Highest Level of Mobility Scale* (JH-HLM).
- *Activity measure for post-acute care "6-Clicks"* (*6-Clicks*).

Short Physical Performance Battery (SPPB)

Objetivo

Evaluar los miembros inferiores en tareas que simulen las actividades diarias: equilibrio estático, test de velocidad de la marcha y test de sentarse y levantarse de una silla. Su sistema de puntuación va del 0 al 4, siendo 0 la imposibilidad de completar la tarea y 4 el alto rendimiento.[11]

Puntuación

- 0 a 3: grave limitación.
- 4 a 6: moderada limitación.
- 7 a 9: leve limitación.
- 10 a 12: mínima limitación.

Práctica

Test de equilibrio			
Posición	En pie, con los pies juntos 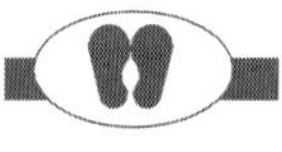	En pie, con un pie parcialmente adelantado 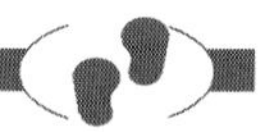	En pie, con un pie al frente 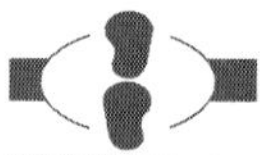
Pista de 4 metros			

Test de velocidad de la marcha		
	1er intento	2º intento
No realizó la caminata	Puntuar 0 y seguir para el test de la silla	Puntuar 0
Tiempo en segundos		
Repetir 5x		

Test de sentarse y levantarse de la silla

Observación

Ya se ha traducido y adaptado transculturalmente al portugués.[12]

Physical Function in Intensive Care Test scored (PFIT-s)

Objetivo

Evaluar la ejecución de cuatro tareas por parte de los participantes.[13]

Puntuación

Cada tarea se califica de 0 a 3, con una puntuación máxima de 12.[14]

Práctica

Permanecer sentado	Marcha estacionaria Cadencia (pasos/ minuto)	Fuerza de flexores de hombro	Fuerza de extensores de rodilla
0 = incapaz	0 = incapaz	0 = grado 0, 1 o 2	0 = grado 0, 1 o 2
1 = asistencia de 2 personas	1 = de 0 a 49	1 = grado 3	1 = grado 3
2 = asistencia de 1 persona	2 = 50 a 80	2 = grado 4	2 = grado 4
3 = sin asistencia	3 = acima de 80	3 = grado 5	3 = grado 5

Fuente: adaptado de Denehy et al., 2013.[14]

Functional Status Score Intensive Care Unit (FSS-ICU)

Objetivo

Calificar el rendimiento físico del paciente.[15]

Puntuación

Se debe asignar una puntuación entre 0 y 7, por lo que la puntuación total oscila entre 0 y 35, siendo 0 dependencia total y 35 independencia total.[15]

Práctica

Puntuación del FSS-ICU	
Transferencias (darse vuelta, de acostado a sentado, sentarse a ponerse en pie, sentarse en borde de la cama)	Deambulación
0 = incapaz de intentar o completar la tarea por debilidad	0 = incapaz de intentar o completar la tarea por debilidad
1 = dependencia completa	1 = camina < 15 m con 2 personas
2 = asistencia máxima (paciente realiza ≤ 25% del trabajo)	2 = camina por lo menos 15 m con 1 persona
3 = asistencia moderada (paciente realiza un 26 a 74% del trabajo)	3 = camina 45 m con asistencia moderada de 1 persona (paciente realiza un 50 a 74% del trabajo)
4 = asistencia mínima (paciente realiza ≥ 75% del trabajo)	4 = camina 45 m con asistencia mínima de 1 persona (paciente realiza ≥ 75% del trabajo)
5 = supervisión y/u orientación	5 = camina 45 m sin ayuda física (paciente necesita de supervisión o incentivo verbal)
6 = independencia modificada	6 = camina 45 m con dispositivos de asistencia (bastón, andador, muletas o prótesis)
7 = completa independencia	7 = camina 45 m sin dispositivos de asistencia

Fuente: adaptado de Maldaner et al., 2017.[16]

Observación

Ya se ha traducido y adaptado transculturalmente al portugués.[17]

SICU Optimal Mobilization Score (SOMS)

Objetivo

Cuantificar la capacidad de movilización temprana en pacientes quirúrgicos.[18]

Puntuación

La puntuación varía de 0 a 4.[18]

Práctica

0 = sin movilidad
1 = ejercicios pasivos en la cama
2 = capacidad de sentarse en la cama (> 45°) o en una silla
3 = capacidad de levantarse, con o sin asistencia
4 = capacidad de caminar

Fuente: adaptado de Meyer et al., 2013.[18]

Chelsea Critical Care Physical Assessment Tool (CPAx)

Objetivo

Evaluar diez componentes de la función física.[19]

Puntuación

Se deberá asignar una calificación a cada tarea entre 0 (dependencia completa) y 5 (independencia), por lo que la puntuación máxima será 50.[19]

Práctica

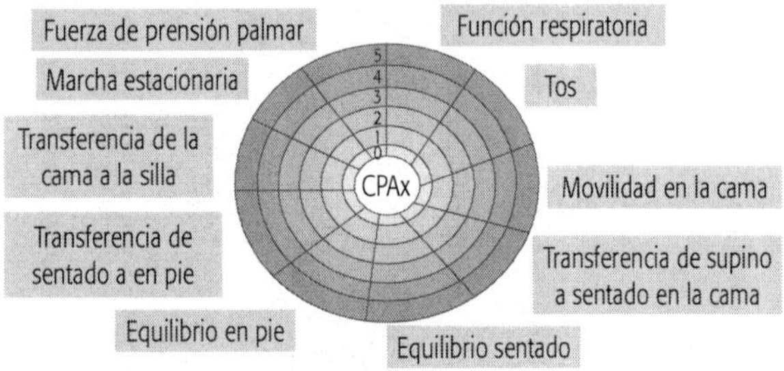

Chelsea Critical Care Physical Assessment Tool

	Nivel 0	Nivel 1	Nivel 2	Nivel 3	Nivel 4	Nivel 5
Función respiratoria	Ventilación mecánica controlada	Ventilación mecánica asistida-controlada. Esfuerzos respiratorios	PSV o VNI	PSV o VNI o alto fluxo (15 L/min)	Respiración espontánea (<15 L/min)	Respiración espontánea (aire ambiente)
Tos	Ausencia de tos, sedado o con bloqueador	Tos refleja y aspiración	Tos voluntaria ineficaz (aspiración)	Parcialmente efectiva (aspiración)	Tos efectiva (técnicas de higiene bronquial)	Tos efectiva
Movilidad en la cama	Incapaz	Necesita asistencia máxima (inicia el movimiento)	Necesita asistencia moderada (inicia el movimiento)	Necesita asistencia mínima (inicia el movimiento)	Independiente > 3s	Independiente < 3s
Transferencia de supino a sentado en la cama	Incapaz	Necesita asistencia máxima (inicia el movimiento)	Necesita asistencia moderada (inicia el movimiento)	Necesita asistencia mínima (inicia el movimiento)	Independiente > 3s	Independiente < 3s
Equilibrio sentado	Incapaz	Necesita asistencia máxima (2 o más personas)	Necesita asistencia moderada (1 persona)	Necesita asistencia mínima (1 persona)	Independiente (mantiene control de tronco con base de soporte)	Independiente

(continúa)

Chelsea Critical Care Physical Assessment Tool (*continuación*)

	Nivel 0	Nivel 1	Nivel 2	Nivel 3	Nivel 4	Nivel 5
Equilibrio en pie	Incapaz	Mesa orstostática	Grúa	Dependiente (por ejemplo: muletas)	Independiente	Independiente (total equilibrio dinámico)
Transferencia de sentado a en pie	Incapaz	Necesita asistencia máxima	Necesita asistencia moderada	Necesita asistencia mínima	Independiente (apoyo en los brazos de la silla)	Independiente
Transferencia de la cama a la silla	Incapaz	Auxilio completo de una grúa	Grúa o similar	Transferencia en pivote	Necesita ayuda física	Independiente
Marcha estacionaria	Incapaz	Auxilio de una grúa	Necesita asistencia moderada y dispositivos de apoyo	Necesita asistencia mínima (1 persona)	Necesita asistencia moderada o dispositivos de apoyo	Independiente
Fuerza de prensión palmar (predicha para edad y sexo)	Incapaz	< 20%	< 40%	< 60%	< 80%	≥ 80%

PSV: Ventilación con presión de soporte; VNI: Ventilación no invasiva.

Fuente: adaptado de Corner et al., 2013.[20]

ICU Mobility Scale (IMS)

Objetivo

Cuantificar el estado de movilidad durante la hospitalización en la UCI.[21]

Puntuación + práctica

0 – Nada (ejercicios pasivos en la cama)
1 – Sentado en la cama (transferencias en la cama, cicloergómetro y ejercicios activos)
2 – Transferencia a silla (transferencia pasiva)
3 – Sentado en la cama (ejercicio de control de tronco)
4 – Ortostatismo (con o sin asistencia)
5 – Transferencia de la cama a la silla (transferencia activa)
6 – Marcha estacionaria (con o sin asistencia)
7 – Marcha con asistencia (con 2 o más personas y menos de 5 metros)
8 – Marcha con asistencia (con 1 persona y menos de 5 metros)
9 – Marcha con dispositivo de marcha (menos de 5 metros y con dispositivo)
10 – Marcha independiente (menos de 5 metros)

Fuente: adaptado de Hodgson et al., 2014.[21]

Observación

Ya se ha traducido y adaptado transculturalmente al portugués.[22]

Perme Intensive Care Unit Mobility Score (Perme Score)

Objetivo

Evaluar la movilidad del paciente en la UCI.[23]

Puntuación

Cada uno de los quince ítems se califica utilizando un rango de 0 a 1 punto o de 0 a 3 puntos. La puntuación final oscila entre 0 y 32,

Práctica

Estado mental	Barreras para la movilidad	Fuerza funcional	Movilidad en la cama	Transferencias	Marcha	Resistencia
1. Alerta 2. Atiende 2 o 3 comandos? (parpadear, mostrar la lengua y mover la cabeza) 3. Paciente está en VM?	4. Dolor 5. Tiene dos o más de los siguientes ítems: tubo, catéter etc.? 6. Medicación? (vasopresores, inotrópicos, insulina, sedación, etc.)	7. MMII (Tiene flexión de cadera > 20° acostado en la cama?) 8. MMSS (Tiene flexión de hombro > 45° acostado en la cama?)	9. Supino para sentado 10. Equilibrio sentado	11. Sentado para en pie 12. Equilibrio estático 13. Tranferencia de la cama para la silla	14. Solo o con dispositivos	15. Tolera caminar por 2 minutos?

MMSS: miembros superiores; MMII: miembros inferiores; VM: ventilación mecánica.
Fuente: adaptado de Perme et al., 2014.[23]

y una puntuación alta indica pocas barreras potenciales a la movilidad y menos necesidad de asistencia.[23]

Observación

Ya se ha traducido y adaptado transculturalmente al portugués.[22]

Manchester Mobility Score (MMS)

Objetivo

Describir el nivel de movilidad de un paciente en la UCI.[24]

Puntuación

La movilidad se evalúa en una escala ordinal de siete puntos que describe la actividad máxima realizada por un paciente cada día.[24]

Práctica

1. Intervenciones en la cama: movimientos pasivos, ejercicios activos, traslados en la cama
2. Sentar en borde de la cama
3. Transferencia a la silla (pasiva)
4. Ortostatismo
5. Transferencias con asistencia
6. Movilización con o sin asistencia
7. Marcha de por lo menos 30 metros

Fuente: adaptado de Mcwilliams et al., 2015.[24]

De Morton Mobility Index (DEMMI)

Consta de quince tareas de movilidad jerárquica, que incluyen actividades en la cama (puente, darse vuelta hacia un lado, acostado a sentado), sentarse sin apoyo en una silla, pasar de sentarse en una silla a levantarse, sentarse a levantarse de una silla sin usar los brazos, ponerse en pie sin soporte, ponerse en pie con los pies juntos, estar de puntillas, poner un pie delante del otro con los ojos cerrados, distancia recorrida al caminar, independencia al caminar, recoger un bolígrafo del suelo, caminar cuatro pasos hacia atrás, y saltar.[25]

	Puntuación		
Actividades	0	1	2
Cama			
1. Puente	Incapaz	Capaz	
2. Darse vuelta a un lado	Incapaz	Capaz	
3. Acostado a sentado	Incapaz	Mínima asistencia / supervisión	Independiente
Silla			
4. Sentarse sin apoyo en la silla	Incapaz	10 segundos	
5. Sentarse y levantarse de la silla	Incapaz	Mínima asistencia / supervisión	Independiente
6. Sentado a en pie sin apoyo de los brazos	Incapaz	Capaz	
Equilibrio estático			
7. En pie sin soporte	Incapaz	10 segundos	
8. En pie con los pies juntos	Incapaz	10 segundos	
9. De puntillas	Incapaz	10 segundos	
10. En pie con un pie delante del otro	Incapaz	10 segundos	
Marcha			
11. Distancia recorrida	Incapaz o hasta 5 metros	10 a 20 metros	50 metros
12. Independencia para la marcha	Incapaz Mínima asistencia / supervisión	Marcha con auxilio	Independiente

Equilibrio dinámico		
13. Recoger un bolígrafo del suelo	Incapaz	Capaz
14. Retroceder cuatro pasos	Incapaz	Capaz
15. Saltar	Incapaz	Capaz

La puntuación total oscila entre 0 (movilidad muy limitada) y 100 (movilidad independiente). El DEMMI ya se ha traducido al portugués brasileño y presenta confiabilidad, validez, interpretabilidad y capacidad de respuesta adecuadas en pacientes ancianos hospitalizados.[25]

Acute Care Index of Function (ACIF)

Mide la movilidad en pacientes con déficits neurológicos agudos. Consta de veinte ítems que se dividen en cuatro subescalas: estado mental, movilidad en la cama, traslados y movilidad.[26]

Estado mental	Movilidad en la cama	Traslado	Movilidad
1. Comando verbal	1. Giro supino hacia la derecha	De la silla de ruedas a la cama	Marcha con dispositivo
2. Comando	2. Giro supino hacia la izquierda	De la cama a la silla de ruedas	Marcha sin dispositivo
3. Aprendiendo	3. Supino a sentado	Sentado a en pie	Subir escaleras
4. Consciencia de seguridad	4. Sentado a supino	En pie a sentado	Bajar escaleras
		Equilibrio sentado	Propulsión de silla de ruedas
		Equilibrio en pie	Transferencias a partir de la silla de ruedas

La puntuación de la escala se mide de esta manera: los ítems de las tres subescalas (movilidad de cama, traslados y movilidad) se clasifican según los grados de asistencia necesarios para realizar las tareas:

- Incapaz = 0.
- Dependiente (necesita asistencia física o verbal) = 4 a 21.
- Independiente (no necesita ayuda) = 10 a 30.

El estado mental se clasifica en sí (indica presencia) o no (indica ausencia). Las puntuaciones totales de la subescala se determinan sumando el número total de puntos obtenidos y dividiéndolo por el número de puntos posibles. La puntuación global se calcula mediante una ecuación ponderada.[26]

Critical Care Functional Rehabilitation Outcome Measure (CcFROM)

Es un instrumento utilizado para medir la movilidad que consta de nueve tareas funcionales: levantar una pierna estirada, darse vuelta en la cama (izquierda o derecha), pasar de estar acostado a sentarse, mantener el equilibrio sentado (sentado en borde de la cama durante al menos diez segundos), sentado a en pie, estar en pie (al menos diez segundos), marchar (al menos diez pasos), pasar de la cama a la silla y caminar (al menos diez pasos).[27]

Los siguientes códigos representan las puntuaciones de cada tarea:

7: Independencia completa.
6: Independencia modificada (por ejemplo, tiempo extra).
5: Supervisión (máximo un terapeuta).
4: Asistencia mínima (asistencia de un terapeuta).
3: Asistencia moderada (asistencia de dos terapeutas).
2: Asistencia máxima (asistencia de tres terapeutas).
1: Asistencia total (asistencia de cuatro o más terapeutas).
0: Incapaz / no probado.

La puntuación total es la suma de la puntuación de cada tarea funcional con un máximo de 63 puntos. Las puntuaciones más altas representan una mayor independencia y movilidad.[27]

Johns Hopkins Highest Level of Mobility Scale (JH-HLM)

La escala de movilidad de Johns Hopkins (JH-HLM) documenta la movilidad observada del paciente.[28]

Actividad	Descripción	Puntuación
Deambulación	≥ 75 metros	8
	≥ 7,5 metros	7
	≥ 10 pasos	6
Ortostatismo	≥ 1 minuto	5
Sedestación	Traslado al sillón	4
Cama	Sentarse junto a la cama	3
	Actividades en la cama	2
	Reposo en la cama	1

El fisioterapeuta deberá puntuar el nivel más alto alcanzado durante la sesión de fisioterapia.[28]

Activity measure for post-acute care "6-Clicks" (6-Clicks)

Este instrumento consta de seis preguntas que evalúan la necesidad de ayuda que necesita una persona para realizar diferentes actividades de movilidad.[29]

Preguntas 1 ¿Cuán difícil es...?	Puntuación 1 Incapaz	 2 Mucho	 3 Poco	 4 Nada
1. Darse vuelta en la cama				
2. Sentarse y levantarse de una silla con brazos				
3. Pasar de estar acostado a sentarse en la cama				

¿Cuántas personas necesitan ayudarte para...?
4. Que pases de la cama a la silla
5. Camines
6. Subas de 3 a 5 escalones con pasamanos

La puntuación mínima será 6 y la máxima 24. Las puntuaciones más altas indican menos limitaciones funcionales.[29]

¿CÓMO ESCOGER LA MEJOR ESCALA PARA LA PRÁCTICA CLÍNICA?

Hay que tener en cuenta cuatro puntos:[10]

1. Propuesta del instrumento (¿evaluación detallada o general de la capacidad funcional?).
2. Evaluación de las propiedades de la escala (validez, fiabilidad, capacidad de respuesta, traducción etc.).
3. Utilidad clínica (¿requiere formación y/o adquisición de equipamiento?).

REFERENCIAS BIBLIOGRÁFICAS

1. Hermans G, de Jonghe B, Bruyninckx F, Berghe G. Clinical review: critical illness polyneuropathy and myopathy. Critical Care. 2008;12(6):238.
2. Solverson KJ, Grant C, Doig CJ. Assessment and predictors of physical functioning post-hospital discharge in survivors of critical illness. Annals of Intensive Care. 2016 Dec 20;6(1):92.
3. Nordon-Craft A, Moss M, Quan D, Schenkman M. Intensive care unit-acquired weakness: implications for physical therapist management. Physical Therapy. 2012 Dec 1;92(12):1494-506.
4. Parry SM, Granger CL, Berney S, Jones J, Beach L, El-Ansary D, et al. Assessment of impairment and activity limitations in the critically ill: a systematic

review of measurement instruments and their clinimetric properties. Intensive Care Medicine. 2015 May 5;41(5):744-62.

5. World Health Organization (WHO). International Classification of Functioning, Disability and Health. 2001.
6. Elliott D, Denehy L, Berney S, Alison JA. Assessing physical function and activity for survivors of a critical illness: a review of instruments. Australian Critical Care. 2011 Aug;24(3):155-66.
7. de Vet HCW TC MLKD. Measurement in medicine. US: Cambridge University Press; 2011.
8. Mokkink LB, Prinsen CAC, Bouter LM, Vet HCW de, Terwee CB. The COnsensus-based Standards for the selection of health Measurement INstruments (Cosmin) and how to select an outcome measurement instrument. Brazilian Journal of Physical Therapy. 2016 Apr;20(2):105-13.
9. Terwee CB, Bot SDM, de Boer MR, van der Windt DAWM, Knol DL, Dekker J, et al. Quality criteria were proposed for measurement properties of health status questionnaires. Journal of Clinical Epidemiology. 2007 Jan;60(1):34-42.
10. Parry SM, Huang M, Needham DM. Evaluating physical functioning in critical care: considerations for clinical practice and research. Critical Care. 2017 Dec 4;21(1):249.
11. Puthoff ML. Outcome measures in cardiopulmonary physical therapy: short physical performance battery. Cardiopulmonary Physical Therapy Journal. 2008 Mar;19(1):17-22.
12. Rocco LLG, Fernandes TG. Validity of the short physical performance battery for screening for frailty syndrome among older people in the Brazilian Amazon region: a cross-sectional study. São Paulo Medical Journal. 2020 Dec;138(6):537-44.
13. Skinner EH, Berney S, Warrillow S, Denehy L. Development of a physical function outcome measure (PFIT) and a pilot exercise training protocol for use in intensive care: critical care and resuscitation. Journal of the Australasian Academy of Critical Care Medicine. 2009 Jun;11(2):110-5.
14. Denehy L, de Morton NA, Skinner EH, Edbrooke L, Haines K, Warrillow S, et al. A physical function test for use in the intensive care unit: validity, responsiveness, and predictive utility of the Physical Function ICU Test (Scored) [Internet]. 2013. Disponible en: https://academic.oup.com/ptj/article/93/12/1636/2735343.
15. Zanni JM, Korupolu R, Fan E, Pradhan P, Janjua K, Palmer JB, et al. Rehabilitation therapy and outcomes in acute respiratory failure: an observational pilot project. Journal of Critical Care. 2010 Jun;25(2):254-62.

16. Maldaner Silva VZ, Neto JA, Cipriano Junior G, Pinedo M, Needham DM, Zanni JM, et al. Versão brasileira da Escala de Estado Funcional em UTI: tradução e adaptação transcultural. Rev Bras Ter Intensiva. 2017;29(1):34-8.
17. Silva VZM da, Araújo JA de, Cipriano G, Pinedo M, Needham DM, Zanni JM, et al. Brazilian version of the Functional Status Score for the ICU: translation and cross-cultural adaptation. Revista Brasileira de Terapia Intensiva. 29(1):34-8.
18. Meyer MJ, Stanislaus AB, Lee J, Waak K, Ryan C, Saxena R, et al. Surgical Intensive Care Unit Optimal Mobilisation Score (SOMS) trial: a protocol for an international, multicentre, randomised controlled trial focused on goal-directed early mobilisation of surgical ICU patients. BMJ Open. 2013 Aug;3(8):e003262.
19. Corner EJ, Soni N, Handy JM, Brett SJ. Construct validity of the Chelsea critical care physical assessment tool: an observational study of recovery from critical illness. Critical Care. 2014 Mar 27;18(2).
20. Corner EJ, Wood H, Englebretsen C, Thomas A, Grant RL, Nikoletu D, Soni N. The Chelsea critical care physical assessment tool (CPAx): validation of innovative new tool to measure physical morbidity in the general adult critical care population; an observational proof-of-concept pilot study. Physiotherapy. 2013;99(1):33-41.
21. Hodgson C, Needham D, Haines K, Bailey M, Ward A, Harrold M, et al. Feasibility and inter-rater reliability of the ICU Mobility Scale. Heart & Lung. 2014 Jan;43(1):19-24.
22. Kawaguchi YMF, Nawa RK, Figueiredo TB, Martins L, Pires-Neto RC. Perme Intensive Care Unit Mobility Score and ICU Mobility Scale: translation into Portuguese and cross-cultural adaptation for use in Brazil. Jornal Brasileiro de Pneumologia. 2016 Dec;42(6):429-34.
23. Perme C, Nawa RK, Winkelman C, Masud F. A tool to assess mobility status in critically ill patients: the Perme Intensive Care Unit Mobility Score. Methodist DeBakey Cardiovascular Journal. 2014 Jan 1;10(1):41.
24. Mcwilliams D, Atkins G, Hodson J, Boyers M, Lea T, Snelson C. Is the Manchester Mobility Score a valid and reliable measure of physical function within the intensive care unit?. Intensive Care Med Exp. 2015 Dec;3(Suppl 1):A553.
25. Tavares LS, Moreno NA, de Aquino BG, Costa LF, Giacomassi IWS, Simões M, Lunardi AC. Reliability, validity, interpretability and responsiveness of the DEMMI mobility index for Brazilian older hospitalized patients. PloS One. 2020;15(3):e0230047.

26. Roach KE, van Dillen LR. Development of an acute care index of functional status for patients with neurologic impairment. Physical Therapy. 1988 Jul;68(7):1102-8.
27. Twose PW, Wise MP, Enright S. Critical care functional rehabilitation outcome measure: developing a validated measure. Physiotherapy Theory and Practice. 2015;31(7):474-82.
28. Hiser S, Chung CR, Toonstra A, Friedman LA, Colantuoni E, Hoyer E, et al. Inter-rater reliability of the Johns Hopkins Highest Level of Mobility Scale (JH-HLM) in the intensive care unit. Brazilian Journal of Physical Therapy. 2021 May;25(3):352-5.
29. Hiser S, Toonstra A, Friedman LA, Colantuoni E, Needham DM. Inter-rater reliability of activity measure for post-acute care "6-Clicks" in patient mobility short form in the intensive care unit. Physiotherapy Research International. 2020 Oct 24;25(4).

4 Barreras y limitaciones para la movilización temprana en la UCI

Ingrid Correia Nogueira Gurgel
João Batista Raposo Mazullo Filho
Fabrício Farias da Fontoura
Márcia Cardinalle Correia Viana

INTRODUCCIÓN

La inmovilidad derivada de la restricción a la cama, común en pacientes críticos ingresados en unidades de cuidados intensivos (UCI), puede provocar disfunciones severas en distintos sistemas orgánicos, impactando negativamente en la funcionalidad, y está directamente relacionada a una disminución de la calidad de vida y al aumento de la morbilidad y la mortalidad en este grupo de pacientes. Intervenir tempranamente es de gran importancia para reducir los efectos nocivos derivados de la inmovilidad.[1,2]

La movilización temprana (MT) es una terapia que se lleva a cabo en la UCI y es una terapia segura, eficaz y viable, con beneficios comprobados para mejorar la fuerza muscular, la funcionalidad, reducir la incidencia de *delirium* y la duración de la estancia en la UCI.[2-5]

Un estudio multicéntrico demostró que el 25%[6] de los pacientes ingresados en UCI presentan debilidad muscular. Esta incidencia alcanza el 60% cuando se trata de personas con síndrome de dificultad respiratoria.[7] Las estimaciones indican que más de 1 millón de pacientes en todo el mundo tienen polineuropatía adquirida en UCI.[8]

A pesar de la seguridad y viabilidad de la movilización temprana, muchos pacientes de UCI todavía permanecen inmovilizados durante largos períodos de tiempo. En este contexto, la implementación efectiva de la MT (movilización temprana) aún representa un desafío para la práctica clínica, principalmente debido a algunas barreras que necesitan ser mejor comprendidas, con el objetivo de modificar concepciones y facilitar la inclusión de protocolos en las UCI.[2,9]

Para facilitar la comprensión de este tema, el Cuadro 1 reúne los cuatro grupos de barreras:

1. Relacionadas al paciente (síntomas y condición clínica).
2. Estructurales (recursos humanos y tecnología).
3. Culturales (hábitos, actitudes y contextos institucionales).
4. Procedimentales (ejecución de servicios).[2]

CUADRO 1 Grupos de barreras a la movilización temprana

Barreras	Descripción
Relacionadas a los pacientes	Aspectos físicos ▪ Gravedad de la enfermedad, inestabilidad hemodinámica, arritmia, insuficiencia respiratoria, asincronía en la ventilación mecánica, dolor (analgesia inadecuada), mal estado nutricional, disfunción intestinal, obesidad, restricción de nuevas camas, inestabilidad neurológica (por ejemplo, difícil control de hipertensión intracraneal)
	Limitaciones neuropsicológicas ▪ Nivel de sedación, parálisis, *delirium*, agitación, ansiedad, negación del paciente, fatiga, somnolencia, cuidados paliativos.
	Dispositivos y equipamientos ▪ Monitor, acceso central, catéter vesical, sonda nasoenteral.
Estructurales	Limitaciones de tiempo y número de miembros del equipo. ▪ Falta de protocolo de movilización temprana (incluidos criterios de elegibilidad inadecuados). ▪ Falta de equipamiento.

(continúa)

CUADRO 1 Grupos de barreras a la movilización temprana (*continuación*)

Barreras	Descripción
Culturales	▪ Falta de cultura centrada en la movilización.
	▪ Falta de conocimiento entre el equipo, paciente y familia sobre los riesgos/beneficios de la movilización temprana.
	▪ No priorización del protocolo de movilización temprana.
Procedimentales	▪ Fallo en la planificación y coordinación.
	▪ Expectativas, reglas y responsabilidades sin claridad en las determinaciones.
	▪ Falta de cribado y seguimiento de los pacientes sometidos al protocolo.
	▪ Riesgos laborales del equipo involucrado en la implementación del protocolo de movilización temprana.

Por lo tanto, para minimizar los efectos de estas barreras, la evidencia sugiere numerosas estrategias para la construcción exitosa y la viabilidad del protocolo MT. Dichas propuestas incluyen sesiones y visitas multidisciplinarias, educación continua, capacitación adecuada del equipo sobre protocolos y equipos a utilizar, estandarización de protocolos, evaluación y seguimiento constante de los pacientes para detectar ajustes necesarios en la aplicación del protocolo.

BARRERAS RELACIONADAS AL PACIENTE

Este grupo de barreras para la movilización está estrechamente relacionado con los síntomas y la condición clínica de los sistemas orgánicos – neurológico, cardiovascular y respiratorio –, además de otros ítems, como posoperatorio con fractura inestable, cirugías muy extensas, sangrado activo, hemodiálisis, presencia de dispositivos invasivos (por ejemplo, acceso venoso central).[10,11] El Cuadro 2 muestra los criterios para indicar o contraindicar la movilización

CUADRO 2 Criterios para la movilización temprana centrada en el paciente

Movilización indicada	Movilización indicada con restricciones
Vía aérea artificial bien fijada y posicionada	$FiO_2 \geq 60\%$
$FiO_2 < 60\%$	$SpO_2 \leq 90\%$
$SpO_2 > 90\%$	FR > 30 ipm
FR < 30 ipm	PEEP ≥ 10 cmH_2O
PEEP < 10 cmH_2O	Asincronías en ventilación mecánica
Portador de marcapaso (estable)	Uso de óxido nítrico y/o prostaciclina
Taquicardia < 120 bpm	PAM baja (en uso de drogas vasoactivas en bajas o moderadas dosis)
Dispositivo de asistencia ventricular	Balón intraaórtico
ECMO	Hipertensión pulmonar
Monitorización continua del débito cardíaco	Bradicardia (sin tratamiento farmacológico)
RASS −1 a +1	Portador de marcapaso (ritmo dependiente)
Evaluación de *delirium* (−)	Taquicardia 120 a 150 bpm
Hemodiálisis	ECMO
Catéter femoral (venoso o arterial)	Choque cardiogénico con lactato > 4 mmol/L TVP o TEP
	Estenosis aórtica grave
	RASS −2 o +2
	Evaluación de *delirium* (+)
	Fracturas inestables
	Cirugía de gran porte (torácica/abdominal)
	Fiebre/hipotermia

ECMO: oxigenación de membrana extracorpórea; FiO_2: fracción de oxígeno inspirada; FR: frecuencia respiratoria; PAM: presión arterial media; PEEP: presión espiratoria positiva final; RASS: registro de acciones de salud ambulatorias; SpO_2: saturación periférica del oxígeno capilar; TEP: embolia pulmonar; TVP: trombosis venosa profunda.

temprana en la UCI en base a las barreras de la condición clínica de los pacientes. Sin embargo, estos criterios y puntos de corte deben discutirse con el equipo multiprofesional y adaptarse a la especificidad de cada UCI. El uso de escalas evaluativas funcionales puede ayudar en la elegibilidad de los pacientes.[12]

Es un consenso que la presencia de vías aéreas artificiales (tubos orotraqueales o nasotraqueales y traqueostomía) no debe ser una barrera para la movilización temprana siempre que esté correctamente posicionado y fijo. Si el paciente presenta la saturación de oxígeno capilar periférico (SpO_2), siendo ventilado con altos niveles de fracción de oxígeno inspirada (FiO_2) y presión espiratoria positiva final (PEEP), se debe analizar la necesidad real de movilización.[10]

La inestabilidad hemodinámica debe ser un criterio bien evaluado en la toma de decisiones en beneficio de la movilización temprana, pero en solo el 0,8% de los casos es una razón para detener la terapia. Además, no es consensual qué dosis o qué combinaciones de medicamentos vasoactivos deben considerarse barreras para la movilización. Este problema debe discutirse entre el equipo multidisciplinario, considerando la condición clínica del paciente.[10,11]

El nivel de conciencia es una gran barrera. La sedación excesiva influye en la participación y la mejora del rendimiento del paciente durante la MT.

En resumen, especialmente cuando se trata de preguntas sobre la condición clínica que presenta el paciente, el compromiso y la participación de todo el equipo multiprofesional durante los turnos en la discusión de las limitaciones reales para la MT son fundamentales. Esto ayudará a aclarar si las barreras relacionadas con el paciente son realmente limitantes. Lo más importante siempre es seguir los criterios de seguridad y considerar, en base a una evaluación cuidadosa, cuán beneficiosa será la MT.

BARRERAS ESTRUCTURALES

Las barreras estructurales (Cuadro 1) incluyen capacitación inadecuada, un número reducido de profesionales (recursos humanos) y la ausencia de protocolos definidos para la MT (recursos técnicos), así como equipos limitados y capacitación inadecuada del equipo multidisciplinario.[2]

BARRERAS PROCEDIMENTALES

Las barreras de procedimiento más comunes (Cuadro 1) son: la falta de coordinación y planificación (que también abarca la ausencia de discusión multidisciplinaria consistente o de coordinación entre la movilización y los procedimientos del paciente); retraso o incluso no identificación de candidatos a la movilización; y la falta de una definición clara de tareas, roles y responsabilidades junto al equipo multiprofesional.[2]

BARRERAS CULTURALES Y ESTRATEGIAS DE MOVILIZACIÓN

Las barreras relacionadas con la cultura de la UCI son problemas sistemáticos que pueden consumir tiempo y ser desafiadores.[13] Algunas UCI no incorporan la MT como una acción prioritaria.[11] Sin embargo, se ha estimulado el cambio exitoso en la cultura de la UCI desde hace muchos años; el uso de evidencias científicas y el intercambio de historias de éxito han mejorado la motivación y la priorización de la MT.[14]

Las estrategias más comunes para abordar estas barreras culturales incluyen educación multiprofesional, protocolos de movilidad, creación de líderes de movilización, discusión en rondas diarias interdisciplinarias y registros precisos que permiten la continuidad y la evaluación de la intervención.[2,15]

Como se ha mencionado anteriormente, entre las barreras comunes relacionadas con el proceso están la falta de comunicación y claridad en la delimitación de las funciones de los profesionales para la movilización del paciente.[2,16] Sin embargo, la sostenibilidad de esos programas puede verse perjudicada por los cambios organizacionales, como la rotación de empleados (*turnover*) y el cambio en el liderazgo y el equipo principal.[17]

La identificación de barreras es un paso inicial importante para la implementación del cambio. Todos los pacientes de la UCI deben ser movilizados, a menos que haya una razón/condición específica para no hacerlo.[2,13]

Algunas barreras pueden ser modificables y otras no modificables. En este contexto, es esencial que el equipo multidisciplinario pueda reducir las barreras modificables con la capacitación continua del equipo para ampliar la implementación de la MT de manera segura en las UCI brasileñas. Las barreras modificables incluyen dispositivos de acceso vasculares (femoral), uso sedativo y la presencia de *delirium*. Las barreras consideradas no modificables son: inestabilidad hemodinámica, respiratoria y neurológica (difícil control de la hipertensión intracraneal), así como otras direcciones clínicas para no movilizarse (por ejemplo, fracturas inestables).[18]

Todavía hay muchas barreras que se pueden superar en la UCI. El Cuadro 3 presenta los grupos de barreras a la MT y el desarrollo de estrategias para superarlas, ayudando a la gestión y a los profesionales en la práctica clínica, con el objetivo de implementar la MT de manera segura y efectiva.[19]

CUADRO 3 Grupos de barreras y estrategias para la movilización temprana (MT)

Barreras	Descripción
Relacionadas a los pacientes	Aspectos físicos ▪ Observación constante de los cambios en la imagen clínica del paciente con un equipo multidisciplinario ▪ Establecimiento de criterios paso a paso para la seguridad, movilidad y elección del paciente ▪ Ajuste previo de VM (FiO_2, PEEP o soporte ventilatorio para la MT) ▪ Evaluación y manejo del dolor antes de la MT ▪ Evaluación del perfil nutricional (reserva u obesidad) ▪ En casos de debilidad previa, comenzar la movilización con 24 horas de admisión, con reevaluación diaria y seguimiento neurológico
	Limitaciones neuropsicológicas ▪ Evaluación diaria de la sedación con pausa, objetivos de sedación más ligeros ▪ Evitar los sedantes con larga vida media ▪ Evaluar la incidencia de *delirium*, el uso de antipsicóticos, disminuir el uso de benzodiacepinas ▪ Ajustar la MT de acuerdo con el crecimiento de la participación del paciente, educarlo y alentarlo ▪ Criterios para la optimización de fatiga, descanso y sueño ▪ En casos paliativos, observar los objetivos dirigidos a la calidad de vida
	Dispositivos y equipamientos ▪ Usar monitores portátiles ▪ Usar de modo seguro dispositivos de asistencia, con capacitación previa y paso a paso discutido con el equipo multidisciplinario ▪ Seguridad de acceso, drenes y tubos ▪ Elección estratégica del sitio de inserción del catéter ▪ Definición previa de las responsabilidades de cada profesional

(continúa)

CUADRO 3 Grupos de barreras y estrategias para la movilización temprana (MT) (*continuación*)

Barreras	Descripción
Estructurales	▪ Entrenamiento tipo *hands-on* con los miembros del equipo ▪ Protocolo de MT ▪ Planificación multidisciplinaria con división de tareas y responsabilidades (creación de un grupo de trabajo) ▪ Dispositivos y equipamientos apropiados ▪ Tiempo integral 24 horas con equipo dedicado a MT ▪ Análisis de costo-efectividad ▪ Planificación y coordinación del alta del paciente ▪ Mayor número de empleados de apoyo y fisioterapeutas/terapeutas ocupacionales
Culturales	▪ Sesiones educativas, informativo de la UCI ▪ Educación del equipo, paciente y familiares sobre los riesgos/beneficios de la movilización temprana ▪ Estandarizar los niveles de actividad
Procedimentales	▪ Planificación multidisciplinaria con preparación de protocolo ▪ Aumentar el número de auxiliares en MT ▪ Creación de un equipo responsable con un líder central y líderes que representan a cada profesional de la UCI ▪ Triaje (por turno) y monitoreo de los pacientes sometidos al protocolo ▪ Entrenamiento regular del equipo involucrado en la ejecución del protocolo de movilización temprana y otros miembros

FiO_2: fracción de oxígeno inspirada; PEEP: Presión espiratoria positiva final; UCI: unidad de cuidados intensivos; VM: ventilación mecánica.

REFERENCIAS BIBLIOGRÁFICAS

1. Zhang L, Hu W, Cai Z, Liu J, Wu J, Deng Y, et al. Early mobilization of critically ill patients in the intensive care unit: a systematic review and meta-analysis. PLoS One. 2019;14(10):e0223185.

2. Dubb R, Nydahl P, Hermes C, Schwabbauer N, Toonstra A, Parker AM, et al. Barriers and strategies for early mobilization of patients in intensive care units. Annals of the American Thoracic Society. 2016;13(5):724-30.
3. França EÉTd, Ferrari F, Fernandes P, Cavalcanti R, Duarte A, Martinez BP, et al. Fisioterapia em pacientes críticos adultos: recomendações do Departamento de Fisioterapia da Associação de Medicina Intensiva Brasileira. Revista Brasileira de Terapia Intensiva. 2010;24(1):6-22.
4. Hashem MD, Nelliot A, Needham DM. Early mobilization and rehabilitation in the ICU: moving back to the future. Respiratory Care. 2016;61(7):971-9.
5. Hodgson CL, Bailey M, Bellomo R, Berney S, Buhr H, Denehy L, et al. A binational multicenter pilot feasibility randomized controlled trial of early goal-directed mobilization in the ICU. Critical Care Medicine. 2016;44(6): 1145-52.
6. De Jonghe B, Sharshar T, Lefaucheur J-P, Authier F-J, Durand-Zaleski I, Boussarsar M, et al. Paresis acquired in the intensive care unit: a prospective multicenter study. JAMA. 2002;288(22):2859-67.
7. Bercker S, Weber-Carstens S, Deja M, Grimm C, Wolf S, Behse F, et al. Critical illness polyneuropathy and myopathy in patients with acute respiratory distress syndrome. Critical Care Medicine. 2005;33(4):711-5.
8. Fan E, Cheek F, Chlan L, Gosselink R, Hart N, Herridge MS, et al. An official American Thoracic Society Clinical Practice guideline: the diagnosis of intensive care unit-acquired weakness in adults. American Journal of Respiratory and Critical Care Medicine. 2014;190(12):1437-46.
9. Hodgson CL, Capell E, Tipping CJ. Early mobilization of patients in intensive care: organization, communication and safety factors that influence translation into clinical practice. Critical Care. 2018;22(1):77.
10. Hodgson CL, Stiller K, Needham DM, Tipping CJ, Harrold M, Baldwin CE, et al. Expert consensus and recommendations on safety criteria for active mobilization of mechanically ventilated critically ill adults. Critical Care. 2014;18(6):658.
11. Rocha AM, Martinez B, da Silva VM, Junior LF. Early mobilization: why, what for and how? Medicina intensiva. 2017;41(7):429-36.
12. Luna ECW, Perme C, Gastaldi AC. Relationship between potential barriers to early mobilization in adult patients during intensive care stay using the Perme ICU Mobility score. Can J Respir Ther. 2021;57:148-53.
13. Dafoe S, Chapman M, Edwards S, Stiller K. Overcoming barriers to the mobilisation of patients in an intensive care unit. Anaesthesia & Intensive Care. 2015;43(6).

14. Conceição TMA, Gonzáles AI, Figueiredo FCXS, Vieira DSR, Bündchen DC. Safety criteria to start early mobilization in intensive care units: systematic review. Revista Brasileira de Terapia Intensiva. 2017;29(4):509-19.
15. Green M, Marzano V, Leditschke IA, Mitchell I, Bissett B. Mobilization of intensive care patients: a multidisciplinary practical guide for clinicians. Journal of Multidisciplinary Healthcare. 2016;9:247.
16. Leditschke IA, Green M, Irvine J, Bissett B, Mitchell IA. What are the barriers to mobilizing intensive care patients? Cardiopulmonary Physical Therapy Journal. 2012;23(1):26.
17. Winkelman C, Peereboom K. Staff-perceived barriers and facilitators. Critical Care Nurse. 2010;30(2):S13-S6.
18. Leditschke AI, Green J. Irvine B. Bissett, Mitchell IA. What are the barriers to mobilizing intensive care patients?. Cardiopulmonary Physical Therapy Journal. 2012;23(1):26-9.
19. Alaparthi GK, Gatty A, Samuel SR, Amaravadi SK. Effectiveness, safety, and barriers to early mobilization in the intensive care unit. Crit Care Res Pract. 2020 Nov.

Diagnóstico fisioterapéutico en cuidados intensivos

5

Saint-Clair G. Bernardes Neto
Debora Stripari Schujmann

INTRODUCCIÓN

La unidad de cuidados intensivos (UCI) tiene como sus dos objetivos principales: (1) preservar la vida humana cuando está amenazada por alguna enfermedad grave o tratamiento y (2) para proporcionar rehabilitación especializada a esta población.[1] Para cumplir con el objetivo de proporcionar rehabilitación especializada, el rendimiento del fisioterapeuta en el campo de los cuidados intensivos configura una necesidad primaria de salud del paciente en este sector. Como miembro del equipo multiprofesional, el fisioterapeuta debe estar preparado para contribuir, con su dominio del conocimiento, al mantenimiento de la vida de esta persona, así como a actuar sobre la preservación, prevención y promoción de la independencia funcional y la autonomía del paciente.

Desde esta perspectiva, el profesional debe ser consciente de los conceptos actuales de salud y comprender bien su papel dentro del equipo. De esta manera, podrá agregar esfuerzos con otros profesionales del cuidado para que el paciente crítico pueda recibir la atención adecuada según sea necesario.

La Organización Mundial de la Salud (OMS), en 2001, propuso un modelo de clasificación de la condición de salud de las personas de una forma más completa frente a su estado de salud, correlacionándolo con la capacidad funcional y la sociedad.[2] A este modelo se le nombró Clasificación Internacional de la Funcionalidad, la Discapacidad y la Salud (CIF), que va más allá del aspecto limitado de los cambios estructurales del cuerpo en las enfermedades e integra dominios como la estructura, la función, la actividad y la participación. En este contexto, los factores ambientales y personales interfieren positiva o negativamente en la participación del individuo en la sociedad, y pueden describirse como barreras o facilitadores.

Un paso fundamental en este escenario —y eso se discutirá en este capítulo con más detalle— es la comprensión del diagnóstico de fisioterapia de los pacientes bajo cuidados intensivos, su importancia clínica y cómo hacerlo.

¿QUÉ ES EL DIAGNÓSTICO FISIOTERAPÉUTICO?

El diagnóstico fisioterapéutico es el resultado de un proceso mediante el cual, a través de métodos de evaluación fisioterapéutica, se analizarán los trastornos cinéticos funcionales, a partir de la valoración de estructuras/funciones/actividad/participación, y los datos se consolidarán mediante el razonamiento clínico específico.[3]

El diagnóstico fisioterapéutico, por tanto, es la conclusión sobre qué cambios encontrados en el paciente en la UCI son responsables del impacto negativo en la salud del individuo y cuáles son sus orígenes y factores asociados. Se trata, por lo tanto, de un razonamiento clínico sobre el estado de salud del individuo, con un estudio en profundidad de las relaciones entre los cambios cinéticos funcionales, los componentes de la discapacidad y los factores contextuales.

¿CUÁL ES LA IMPORTANCIA DEL DIAGNÓSTICO FISIOTERAPÉUTICO?

Consolidar la información sobre las evaluaciones realizadas e indicar el camino del plan terapéutico a construir, señalando las mejores estrategias y prescripciones de intervención y proporcionando una base para el pronóstico y mejores resultados funcionales.

Para que el proceso de rehabilitación se lleve a cabo de manera efectiva y se obtengan mejores resultados, es necesario que se elabore para cada paciente un diagnóstico fisioterapéutico que sea claro e individualizado.[4] Esta elaboración está prevista y respaldada por una resolución de Coffito (Resolución n. 80, publicada en *DOU* nº 93, de 21.05.1987, Sección I, p.7.609) que describe que es "responsabilidad del fisioterapeuta preparar el diagnóstico fisioterapéutico".[5]

El diagnóstico es de fundamental importancia en la rutina de los fisioterapeutas de cuidados intensivos y tiene como objetivo detectar y cuantificar (o calificar) los cambios que presentan los pacientes en este entorno. Será fundamental para la prescripción terapéutica, la cual se fundamentará en los hallazgos que llevaron al diagnóstico; además, será fundamental para el diseño de la línea asistencial de este paciente durante su estancia hospitalaria y, finalmente, ayudará en el proceso de alta de fisioterapia o del hospital.

Dado que el diagnóstico caracteriza y clasifica la funcionalidad del individuo, permitiendo también una visión del pronóstico,[3] es a través de él que se definirán los planes de tratamiento y los medios que se utilizarán para alcanzar los objetivos finales.[6]

Todas las intervenciones que realicen los fisioterapeutas en la UCI deben estar sustentadas y basadas en el diagnóstico que se encontró, evitando así que se realicen intervenciones innecesarias, inadecuadas o inapropiadas. También encontramos en el diagnóstico fisioterapéutico la posibilidad de organizar y detallar los datos medidos en la evaluación inicial. Este se incluirá en el plan terapéutico y se revisará en sucesivas reevaluaciones, monitoreando el pronóstico hasta el alta.

Por lo tanto, realizar un diagnóstico fisioterapéutico con precisión es el único medio para que un plan terapéutico completo, con una adecuada prescripción de intervenciones, alcance una mayor funcionalidad en el momento del alta hospitalaria.

RACIOCINIO CLÍNICO Y MODO DE ELABORACIÓN DEL DIAGNÓSTICO FISIOTERAPÉUTICO EN CUIDADOS INTENSIVOS

La UCI es el lugar para pacientes con condiciones críticas que requieren hospitalización para cuidados y terapias específicas, como medicamentos, tratamientos y pruebas.[7] Por lo tanto, la principal particularidad del diagnóstico fisioterapéutico en la UCI es que se debe considerar el contexto multifactorial para su conclusión.

Se deben considerar factores como: condiciones previas, patología de la hospitalización y sus consecuencias, terapias utilizadas en el tratamiento y soporte vital, el ambiente específico y sus interacciones, y factores personales del individuo.[8] Se enfatiza, entonces, que el diagnóstico no se basa en la enfermedad, sino en los cambios cinético-funcionales provocados por la suma de estos componentes relevantes para la hospitalización en el ambiente de cuidados intensivos.

Con eso, nos damos cuenta de la importancia de que los profesionales tengan el dominio teórico y práctico de esos conocimientos, además de que tengan total comprensión de su impacto en la funcionalidad, asimismo de su probable impacto en las disfunciones.[9] De esta manera, se caracterizarán y formarán parte del razonamiento para llegar al diagnóstico fisioterapéutico. Si bien el producto diagnóstico de fisioterapia enfatiza los cambios cinético-funcionales, es importante incluir en el razonamiento clínico del diagnóstico qué factores están asociados al mismo.

En definitiva, como particularidad del diagnóstico fisioterapéutico en cuidados intensivos, es necesario prestar atención a todos los factores contextuales inherentes al ingreso en UCI: patología, terapias, factores externos (ambientales) y personales.

El objetivo principal del razonamiento clínico para formar un diagnóstico es comprender y concluir cambios en el estado de salud del individuo. Para ello, se estructuran y cruzan los datos obtenidos en la evaluación, la historia del paciente y los factores contextuales asociados a la UCI.

En un contexto de UCI, tenemos varios factores que pueden asociarse negativamente en diferentes momentos y provocar cambios físicos.

- **Factores:** pueden ser la patología misma y la causa de la hospitalización, así como las terapias utilizadas, el entorno y factores personales.
- **Momento:** puede que los factores hayan actuado ya en algún momento, dando lugar a un cambio ya instalado, además de ser factores de riesgo para un momento futuro, dando lugar a un cambio futuro.

Todos estos puntos se deben considerar en el momento de realizar el diagnóstico fisioterapéutico del paciente en la UCI. Los siguientes ejemplos facilitarán la comprensión y te ayudarán a entrenar el contenido visto.

El diagnóstico puede incluir una situación de riesgo, como en las siguientes situaciones:

- Un paciente con mayor riesgo a desarrollar debilidad muscular en la UCI y regresión de hitos posturales por el uso de altas dosis de corticoides, y disminución del nivel de actividad por *delirium* hipoactivo.
- Un paciente joven con riesgo de pérdida de aptitud cardiopulmonar por contraindicación de permanecer en pie durante dos semanas por amputación abierta.

Y el diagnóstico puede ser un cambio ya instalado, como en estos ejemplos:

- Incapacidad de adoptar la bipedestación por debilidad muscular adquirida en la UCI debido a inmovilidad prolongada, sedación continua y uso de bloqueadores neuromusculares.
- Disminución de la tolerancia a distancias cortas al caminar debido a debilidad de los músculos periféricos por enfermedad pulmonar obstructiva crónica (EPOC) combinada con pérdida de masa muscular resultante de inactividad durante la hospitalización, uso de corticosteroides y sedantes. Esta disminución de la tolerancia también se debe a cambios pulmonares previos que conducen a la obstrucción del flujo aéreo, cambios en los volúmenes pulmonares con disminución de la reserva pulmonar para el ejercicio previa por la patología y exacerbada por la clínica de agudización de la EPOC que lo llevó a la hospitalización.

Se puede observar en los ejemplos que ilustran la composición del diagnóstico fisioterapéutico en la UCI con la siguiente información:

- Qué cambio cinético-funcional encontramos.
- Los resultados de la evaluación física.
- El momento.
- Los factores asociados a los hallazgos.

Es importante que estos puntos queden claros en el diagnóstico porque ayudarán a pensar en el pronóstico, así como a monitorear la evolución del cuadro clínico. También nos mantendrán atentos a la actualización del diagnóstico y cambios de conducta. Esto se debe a que ayudan a observar y analizar posibles cambios en el conjunto de factores que conducían al diagnóstico. Por ejemplo, después de la resolución de la amputación abierta y el regreso de la posibilidad de levantarse de la cama, este joven paciente puede ya no correr el riesgo de la pérdida de acondicionamiento debido a que ya ha aumentado su nivel de actividad, por lo que ahora el diagnóstico puede ser: paciente con cambios en la biomecánica de la marcha y necesidad de rehabilitar la capacidad de caminar tras amputación. La atención se centra principalmente en el entrenamiento de la marcha, el equilibrio, la adecuación y el entrenamiento con dispositivos auxiliares.

Un punto de gran atención, como se ve en el caso clínico anterior, es la importancia de la necesidad de reevaluación con actualización constante del diagnóstico. Los pacientes en cuidados intensivos son dinámicos con relación a su condición clínica, que puede progresar a una estabilización o inestabilidad en el corto plazo, así como a una mejoría o deterioro clínico. Además, las terapias se reajustan constantemente, tanto en relación con los medicamentos como con las terapias de soporte vital. Todo este escenario provoca la necesidad de reevaluar y redefinir el diagnóstico para que los procedimientos sean siempre adecuados y optimizados en este escenario dinámico. Por lo tanto, se recomienda que el razonamiento clínico respecto al diagnóstico de los pacientes en cuidados intensivos sea siempre dinámico y no estático. No se recomienda que este proceso se realice una sola vez como, por ejemplo, al ingreso del paciente, y no se revise con frecuencia. Debe actualizarse cada vez que se produzcan cambios en el estado del paciente. El fisioterapeuta debe ser consciente de esto diariamente, dentro de su rutina de cuidados.

Cuando demos un diagnóstico fisioterapéutico, indicaremos la discapacidad, qué impide hacer y a qué se relaciona. Así, estos son pasos para componer el diagnóstico:

- La identificación de los problemas y necesidades del individuo.
- La relación de los trastornos con factores relevantes del individuo y del entorno.[3]

Para identificar problemas y necesidades hay que mirar estructuras, funciones y actividades, pero ampliar el horizonte mirando al individuo, la familia y la sociedad. Hay que pensar y evaluar las limitaciones físicas a través de estructuras y funciones, y las limitaciones funcionales considerándose las actividades. Luego, los cambios relevantes encontrados deben relacionarse y contextualizarse con la estancia en UCI, la patología, las terapias y el entorno. En la práctica clínica debemos contemplar las etapas de evaluar e identificar los problemas de las estructuras y funciones corporales, limitaciones de capacidades y restricciones de desempeño derivadas de la condición de salud y concluir en un diagnóstico fisioterapéutico para luego definir los objetivos de rehabilitación.[3]

Estos puntos son elementos fundamentales para estructurar y formular el diagnóstico:

- Realizar pruebas y evaluaciones.
- Tener sentido crítico y razonamiento clínico.
- Tener amplio conocimiento de la literatura científica.
- Organizar las informaciones.

Para identificar disfunciones, el fisioterapeuta se apoyará en la información obtenida a partir de la historia patológica, exploraciones y pruebas. Dada la necesidad fundamental de llegar al diagnóstico de un individuo, es necesario evaluar y diagnosticar cambios físicos que en conjunto contribuirán a este propósito. A través de pruebas y escalas específicas, la evaluación física ayudará a identificar qué cambios en estructuras, funciones y actividades están impactando en la discapacidad física, generando así un diagnóstico fisioterapéutico. Por lo tanto, la composición del diagnóstico será posible mediante la detección de cambios físicos y funcionales a partir de evaluaciones físicas específicas, dirigidas a la demanda personal del paciente, dando como resultado la generación de diagnósticos individualizados.

A continuación, nos centraremos más específicamente en el componente de evaluación, fundamental para la conclusión diagnóstica.

EVALUACIÓN DE LA FUERZA MUSCULAR PERIFÉRICA

La evaluación de la fuerza de prensión palmar, mediante el uso de un dinamómetro de prensión manual, es una medida ampliamente descrita en la literatura para diagnosticar y caracterizar la fuerza muscular.

Fried et al. utilizan esta herramienta para caracterizar la debilidad muscular en individuos con síndrome de fragilidad clínica cuando el valor obtenido en la evaluación sea un 20% inferior al valor previsto como normal para el sexo y el índice de masa corporal (IMC), como se muestra en la Tabla 1.[10]

En el entorno de cuidados intensivos, la medición de la fuerza muscular periférica global está bien informada y estimada por el valor percibido en la evaluación de la fuerza de prensión palmar.

La evaluación de la fuerza de prensión palmar, según la *American Society of Hand Therapists*, debe realizarse preferentemente con el paciente sentado, con el hombro en posición neutra y el codo flexionado a noventa grados. La evaluación se realiza en tres mediciones consecutivas (con un intervalo de quince segundos entre ellas), y el valor final debe ser el mayor obtenido.[11]

TABLA 1 Criterio para debilidad muscular en individuos con fragilidad evaluando la fuerza de prensión palmar.

Hombres		Mujeres	
IMC	Corte para diagnóstico de debilidad (kg)	IMC	Corte para diagnóstico de debilidad (kg)
≤ 24	≤ 29	≤ 23	≤ 17
24,1-26	≤ 30	23,1-26	≤ 17,3
26,1-28	≤ 30	26,1-29	≤ 18
> 28	≤ 32	> 29	≤ 21

IMC: índice de masa corporal.
Fuente: adaptada de Fried et al., 2001.[10]

El diagnóstico de debilidad muscular adquirida en la UCI (DAUCI) se detecta clínicamente y requiere la identificación de fuerza muscular periférica reducida, con predominio de las articulaciones proximales, con presentación simétrica y durante el curso clínico del tratamiento de una condición crítica en la UCI, sin asociación plausible entre el diagnóstico y la debilidad.[12] Tal diagnóstico puede determinarse con la reducción de la fuerza global, medida mediante dinamometría de prensión, en valores < 11 kg de fuerza para hombres y < 7 kg de fuerza para mujeres.[13]

Otra caracterización de la debilidad muscular mediante dinamometría es el análisis, para brasileños de mediana edad y ancianos, de la fuerza prevista para esos individuos, propuesto por Novaes et al. (2009), según las fórmulas que se describen a continuación.[14]

Fuerza de prensión palmar – miembro dominante (FPM-D)
$FPM\text{-}D = 39{,}996 - (0{,}382 \times edad_{años}) + (0{,}174 \times peso_{kg}) + (13{,}628 \times sexo_{hombres} = 1;\ _{mujeres} = 0)$

Fuerza de prensión palmar – miembro no dominante (FPM-ND)
FPM-ND = 44,968 – (0,420 × $edad_{años}$) + (0,110 × $peso_{kg}$) + (9,274 × $sexo_{hombres}$ = 1; $_{mujeres}$ = 0)

Otra forma de evaluar y diagnosticar la debilidad muscular en el entorno hospitalario y de cuidados intensivos es la aplicación de la escala del *Medical Research Council*, que evalúa grupos de músculos responsables de realizar seis movimientos funcionales (tres en los miembros superiores y tres en los inferiores). Los movimientos se muestran en la Figura 1.[15]

Cada movimiento tiene fuerza cuantificada por una clasificación de fuerza entre 0 (incapaz de realizar el movimiento) y 5 (fuerza muscular normal). Tras el análisis del rendimiento de los seis movimientos de cada hemicuerpo, se puede conseguir un total de 60 puntos con fuerza muscular totalmente conservada.

El diagnóstico de debilidad muscular se caracteriza cuando el MRC total es inferior a 48 (debilidad significativa) o inferior a 36 (debilidad grave).

EVALUACIÓN DE LA CAPACIDAD FUNCIONAL

Un detalle importante es el hecho de que la evaluación de deficiencias en el sistema osteomioarticular, desarrollada por el fisioterapeuta, debe abarcar no solo la detección de signos de inmovilidad, trastornos del equilibrio, fuerza, resistencia muscular, sino también cambios en la ejecución de las actividades y de la capacidad funcional, además de la marcha y transferencias de postura.[16] En este contexto, el uso de pruebas físicas específicas puede considerarse una herramienta fundamental para el fisioterapeuta de cuidados intensivos.

Sin embargo, uno de los mayores retos del fisioterapeuta en la UCI es realizar una evaluación precisa de la capacidad funcional, ya

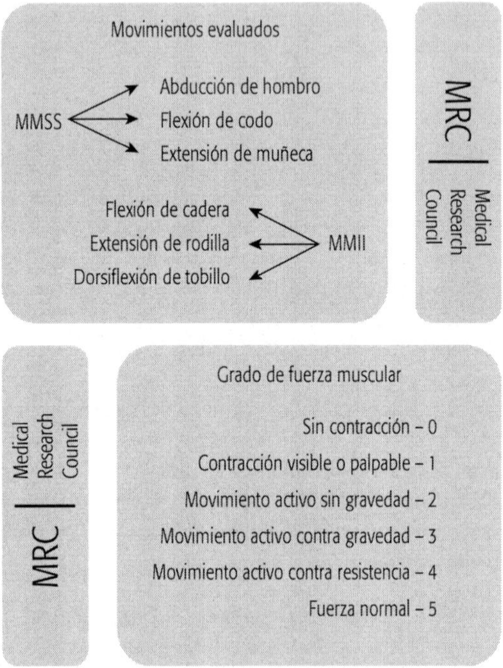

FIGURA 1 Escala de fuerza muscular – MRC (*Medical Research Council*).
MMII: miembros inferiores; MMSS: miembros superiores.
Fuente: adaptada de De Jonghe et al., 2002.[15]

que, a diferencia del test ergoespirométrico, que se sabe que es otro test estándar, las pruebas que se utilizarán en este entorno deben superar las limitaciones impuestas por el local y por las condiciones clínicas de los pacientes. Por lo tanto, se pueden utilizar, alternativamente, algunas pruebas específicas para dicha evaluación. Se describirán a continuación: la prueba de velocidad de marcha de 4 metros; la prueba de sentarse y levantarse; *timed up and go*.

TEST DE VELOCIDAD DE MARCHA DE 4 METROS

Se debe realizar sobre una superficie plana y libre de obstáculos, con una distancia de 4 m marcada con cinta adhesiva en el suelo. Se le muestra al paciente una caminata antes de comenzar la prueba y luego se lo coloca con los dedos de los pies tocando la línea de salida. Se da la instrucción estándar: "Esta es nuestra ruta a pie. Quiero que camines hacia el otro lado de la ruta a tu velocidad habitual, como si caminaras por la calle para ir a las tiendas. Camine hasta el otro extremo de la cinta antes de detenerse. Listo... empiece." El tiempo debe medirse cuando el paciente comienza a moverse después de la orden y debe detenerse cuando el primer pie del paciente cruza la línea de 4 m. El resultado se expresa en metros por segundo y el paciente puede utilizar andadores y/o dispositivos de suplementación de oxígeno, según sus necesidades. La prueba se repite secuencialmente, dos veces, y se adopta el resultado con mayor velocidad.[17]

El resultado de la prueba de velocidad de marcha de 4 metros se correlaciona con medidas de capacidad de ejercicio, estado de salud y disnea. Una velocidad "lenta" en la prueba indica un deterioro significativo en la capacidad de ejercicio y una mala calidad de vida relacionada con la salud. La velocidad "lenta" se clasifica como < 0,8 m/s. Hay evidencias[18] de que un aumento de la velocidad está relacionado con un aumento de la esperanza de vida y que el valor de 0,8 m/s corresponde a la esperanza de vida mediana para la mayoría de las edades.

TEST DE SENTARSE Y LEVANTARSE

La actividad de sentarse y levantarse es común en la vida diaria y depende parcialmente del equilibrio y de la función muscular de los miembros inferiores. Se adaptaron variaciones de la actividad para medir el rendimiento funcional, como el tiempo para un determinado número de maniobras o el número máximo de maniobras en un tiempo determinado, generalmente 30 segundos o 1 minuto.

Los resultados encontrados en la prueba de sentarse y ponerse en pie están bien relacionados con los resultados que también se observan en otras pruebas, como *timed up and go* y la prueba de velocidad de marcha.

El test de levantarse y sentarse en cinco repeticiones busca identificar el tiempo necesario para realizar el movimiento de bipedestación cinco veces, partiendo de la posición sentada, lo más rápido posible, y está bien descrito en la población anciana. Se relaciona con medidas de capacidad de ejercicio, fuerza de las extremidades inferiores, calidad de vida relacionada con la salud y disnea. No completar la prueba indica un deterioro significativo en la capacidad de ejercicio y una profunda debilidad del músculo cuádriceps. Y los programas de rehabilitación pulmonar, en pacientes con EPOC, favorecen la reducción del tiempo de prueba.

La prueba se realiza en una silla de respaldo recto, sin brazos y con asiento duro, que se puede estabilizar apoyándola contra la pared. La altura desde el asiento hasta el suelo debe ser de aproximadamente 48 cm. Se coloca al paciente en posición sentada, con los pies apoyados en el suelo y los brazos cruzados sobre el pecho. Se le indica que se levante completamente, sin usar los miembros superiores, y luego se siente. Cuando el paciente es capaz de realizar la maniobra, se le pide que la repita, lo más rápido posible, cinco veces, mientras se cronometra el tiempo a la orden inicial y se detiene al final de la quinta maniobra.[19]

La variación del test, que mide el número de repeticiones realizadas en 1 minuto, es una evaluación que requiere un mayor rendimiento físico y funcional por parte del paciente, y puede que no sea la medida más idónea para el entorno hospitalario, especialmente dentro de la Unidad de Cuidados Intensivos.

TIMED UP AND GO

El TUG es una prueba de habilidades básicas de movilidad, bien descrita para pacientes ancianos frágiles, y puede evaluar y medir el equilibrio, la velocidad de la marcha y la capacidad funcional, además del valor pronóstico clínico en el tiempo.

Se pide al paciente que se levante de una silla con brazos de apoyo (altura del asiento al suelo de aproximadamente 46 cm). Al principio el paciente tiene la espalda y los brazos apoyados. Cuando se le ordene, debe caminar en línea recta una distancia de 3 m, darse la vuelta, regresar y volver a sentarse. El resultado viene dado por el tiempo necesario (en segundos) para completar la prueba. Durante la prueba, se anima al paciente a utilizar dispositivos para caminar si ya los utiliza y a realizar la prueba sin asistencia física.[20]

El resultado considerado normal para TUG es de hasta 10 segundos en completarse, enteramente relacionado con la independencia. Los pacientes con TUG realizado en menos de 20 segundos muestran independencia para traslados básicos, pero no independencia total para actividades de mayor demanda, como bañeras y duchas, pero tienen buena relación con la capacidad de subir escalones. Quienes lo realizan en menos de 30 segundos son más dependientes, necesitando ayuda para trasladarse de las sillas o al baño, además de no poder subir escalones.[20]

REFERENCIAS BIBLIOGRÁFICAS

1. Nates JL, Nunnally M, Kleinpell R, Blosser S, Goldner J, Birriel B, et al. ICU admission, discharge, and triage guidelines: a framework to enhance clinical operations, development of institutional policies, and further research. Crit Care Med. 2016;44(8):1553-602.
2. Talo SA, Rytökoskib UM. BPS-ICF model, a tool to measure biopsychosocial functioning and disability within ICF concepts: theory and practice updated. International Journal of Rehabilitation Research. 2016;39(1).
3. Allan CM, Campbell WN, Guptill CA, Stephenson FF, Campbell KE. A conceptual model for interprofessional education: the international classification of functioning, disability and health (ICF). J Interprof Care. 2006;20(3):235-45.
4. Hanekom SD, Louw Q, Coetzee A. The way in which a physiotherapy service is structured can improve patient outcome from a surgical intensive care: a controlled clinical trial. Crit Care. 2012;16(6):R230.
5. Conselho Federal de Fisioterapia e Terapia Ocupacional (Coffito). Resolução n. 80, de 9 de maio de 1987 (DOU n. 93, de 21.05.1987, Seção I, p.7609).
6. Amidei C. Mobilisation in critical care: a concept analysis. Intensive Crit Care Nurs. 2012;28(2):73-81.
7. Sprung CL, Danis M, Iapichino G, Artigas A, Kesecioglu J, Moreno R, et al. Triage of intensive care patients: identifying agreement and controversy. Intensive Care Med. 2013;39(11):1916-24.
8. Vollman KM. Introduction to progressive mobility. Critical Care Nurse. 2010;30(2):S3-S5.
9. Bryant SE, McNabb K. Postintensive care syndrome. Crit Care Nurs Clin North Am. 2019;31(4):507-16.
10. Fried LP, Tangen CM, Walston J, Newman AB, Hirsch C, Gottdiener J, et al. Frailty in older adults: evidence for a phenotype. Journals Gerontol Ser A Biol Sci Med Sci. 2001;56(3):M146-57.
11. Figueiredo IM, Sampaio RF, Mancini MC, Silva FCM, Souza MAP. Teste de força de preensão utilizando o dinamômetro. JAMA. Acta Fisiatr. 2007;14(2):104-10.
12. Griffiths RD, Hall JB. Intensive care unit-acquired weakness. Crit Care Med. 2010 March;38(3):779-87.
13. Latronico N, Gosselink R. Abordagem dirigida para o diagnóstico de fraqueza muscular grave na unidade de terapia intensiva. Rev Bras Ter Intensiva. 2015;27(3):199-201.

14. Novaes RD, Miranda AS, Silva JO, Tavares BVF, Dourado VZ. Equações de referência para a predição da força de preensão manual em brasileiros de meia-idade e idosos. Fisioter Pesqui. [online]. 2009:16(3):217-22.
15. De Jonghe B, Sharshar T, Lefaucheur JP, Authier FJ, Durand-Zaleski I, Boussarsar M, et al. Paresis acquired in the intensive care unit: a prospective multicenter study. JAMA. 2002;288:2859-67.
16. Cunha FCM, Cintra MTG, Cunha LCM, Couto EAB, Giacomin KC. Fatores que predispõem ao declínio funcional em idosos hospitalizados. Rev Bras Geriatr Gerontol. 2009;12(3):475-87.
17. Kon SS, Patel MS, Canavan JL, Clark AL, Jones SE, Nolan CM, et al. Reliability and validity of 4-metre gait speed in COPD. The European Respiratory Journal. 2013;42(2):333-40.
18. Studenski S, Perera S, Patel K, et al. Gait speed and survival in older adults. JAMA. 2011;305:50-8.
19. Jones SE, Kon SSC, Canavan JL, Patel MS, Clark AL, Nolan CM, et al. The five-repetition sit-to-stand test as a functional outcome measure in COPD. Thorax. 2013;68:1015-20.
20. Podsiadlo D, Richardson S. The timed "Up & Go": a test of basic functional mobility for frail elderly persons. 1991(0002-8614 – print).

6 Prescripción de ejercicio físico en la unidad de cuidados intensivos

Luiz Alberto Forgiarini Junior
Luiza Martins Faria

INTRODUCCIÓN

El aumento de la supervivencia de los pacientes ingresados en unidades de cuidados intensivos (UCI), como resultado de los avances técnicos y científicos en el área, ha resultado en un cambio de paradigmas en el abordaje de estos pacientes. Este cambio se produjo debido a un mejor reconocimiento de las consecuencias del proceso de hospitalización, que incluyen cambios neuromusculares y neuropsicológicos.

Considerando el manejo multidisciplinario del paciente crítico, podemos mencionar algunos de los aspectos más relevantes actualmente en discusión, incluidos en el *Bundle* ABCDEF para cuidados intensivos: estrategias ante el poco uso o ausencia de sedantes (práctica de protocolos diarios de interrupción de la sedación); buen manejo del destete de la ventilación mecánica (VM) con el uso de protocolos y búsqueda activa de la prueba de respiración espontánea (TER); discusión diaria entre el equipo sobre los aspectos mencionados anteriormente y la elección de sedantes y analgésicos adecuados; evaluación, prevención y tratamiento del *delirium*; implementación de movilización/ejercicio temprano y participación familiar.

La movilización temprana (MT) mediante la prescripción de ejercicio físico ha destacado tanto en la prevención como en el tratamiento de las complicaciones derivadas de la inmovilidad en la UCI. Las intervenciones tempranas, consideradas la base de la recuperación del paciente, deben realizarse tras una evaluación y prescripción de ejercicio individualizada, además de seguir criterios de seguridad para su aplicación. También se confirma el conocimiento de las principales barreras asociadas a esta práctica para que su implementación se produzca de forma adecuada.

MOVILIZACIÓN TEMPRANA/EJERCICIO FÍSICO EN LA UCI

La movilización temprana se puede definir como la aplicación intensa y temprana de fisioterapia a pacientes críticos ingresados en la UCI, incluso en pacientes con ventilación mecánica. El Cuadro 1 presenta los principales beneficios de la MT.

CUADRO 1 Principales beneficios de la movilidad temprana en UCI
▪ Reducción de la inmovilidad
▪ Reducción de la debilidad muscular adquirida en la UCI
▪ Mejora de la función física
▪ Mejora de la funcionalidad
▪ Reducción en el tiempo de destete del soporte ventilatorio mecánico
▪ Reducción del tiempo de internación en la UCI
▪ Reducción del tiempo de internamiento hospitalario

Su aplicación puede iniciarse en los primeros días de hospitalización, siempre y cuando se consideren aspectos relacionados con la estabilidad del paciente y los criterios de seguridad para su implementación.[1,2] Además de las recomendaciones para su aplicación, con el objetivo de optimizar sus resultados y minimizar los riesgos de efectos adversos, también se destacan la elección del protocolo que se utilizará, las características de la población que se incluirá en este proceso, la gravedad del cuadro clínico del paciente y las barreras encontradas para la implementación de la movilización, que pueden influir en los resultados del tratamiento.

MÉTODOS DE EVALUACIÓN Y PRESCRIPCIÓN

El uso del ejercicio físico en la UCI ha demostrado ser fundamental en la rehabilitación de pacientes críticos, pero aún se presenta como una actividad desafiadora. El principal factor a desentrañar es la adecuación de la relación entre dosis y respuesta a la intervención utilizada en esta población.

Inicialmente se debe realizar una adecuada evaluación de estos pacientes, que utilice escalas funcionales y valoración de la fuerza muscular periférica.

La evaluación funcional es un factor determinante para la adecuada prescripción de ejercicio en el contexto de cuidados intensivos. Así se evidencia en el estudio realizado por Denehy et al.[3], que se caracterizó por ser un ensayo clínico aleatorizado que utilizó la escala *Physical function for intensive care unit* (PFIT) como herramienta de evaluación que determinó la prescripción de actividad. Los autores utilizaron como base el tiempo de caminata estacionaria encontrado durante la evaluación PFIT y determinaron que los pacientes realizarían tres series del 70% del tiempo máximo obtenido. Si no era posible caminar, se pidió a los pacientes que realizaran un entrenamiento sentados y en pie durante un período de 20 minutos; aunque esto fuera imposible, se realizaron ejercicios de flexión de hombro durante 15 minutos. El protocolo se realizó seis veces por semana, una vez al día para pacientes con ventilación mecánica, y dos veces al día cuando los pacientes no utilizaban soporte ventilatorio. El tiempo inicial de ejercicio fue de 30 minutos, progresando posteriormente a 60 minutos. La aplicación de este protocolo resultó en un aumento en el número de pasos, el tiempo total de caminata y también el valor obtenido en la escala PFIT luego de la intervención.

El estudio realizado por Hodgson et al.[4] prescribió actividad física con base en la herramienta de evaluación *ICU mobility scale* (IMS), recientemente traducida y adaptada al portugués. Cuando el paciente tenía un valor de IMS de 0, los ejercicios se realizaron en cama por un período de 15 a 30 minutos; cuando los valores obtenidos estuvieron entre 1 y 2, se realizaron ejercicios activos en cama durante el tiempo máximo soportado por el paciente; con IMS igual que 3, el control del equilibrio se inició sentado con y sin apoyo por el tiempo máximo, no superior a 30 minutos; cuando el IMS fue de 4 a 6, el paciente fue colocado en ortostasis por el mayor tiempo posible asociado con entrenamiento en sedestación, bipedestación y equilibrio estático (el plan terapéutico alcanzó 45 minutos); cuando los valores de IMS previos a la movilización estaban entre 7 y 10, el entrenamiento consistió en caminar lo máximo posible dentro del tiempo planificado de 45 minutos. Este protocolo redujo el tiempo que tardó el paciente en permanecer en pie y mejoró el porcentaje de pacientes que pudieron estar en pie durante su estancia en la UCI.

Destaca un estudio reciente realizado por Schaller et al.[5], que desarrolló una herramienta específica para pacientes quirúrgicos en el postoperatorio denominada SOMS (*Surgical ICU Optimal Mobilization Score*), el cual se divide en niveles 0 a 4, siendo 0 para pacientes que no realizan ninguna actividad, 1 para pacientes que se movilizan pasivamente, 2 para pacientes que se sientan y tienen control del tronco, 3 para quienes se mantienen en pie sin ayuda y 4 para los que caminan sin ayuda. El resultado demostró que el uso de SOMS redujo el tiempo de hospitalización y mejoró la capacidad funcional en comparación con el grupo de control.

La prescripción de ejercicio físico en la UCI debe tener en cuenta la adecuada evaluación de los pacientes y el tipo de protocolo que se utilizará. Las alternativas para su implementación son diversas y pueden estar asociadas a herramientas, como estimulación eléctrica, cicloergómetro activo y pasivo, tabla ortostática, entre otras, además de la hora de inicio del protocolo de ejercicio.

Para un control adecuado de la relación dosis/intensidad, se pueden utilizar algunos criterios durante el ejercicio en el entorno de la UCI. Denehy et al.[3] establecieron los siguientes criterios:

- Escala de Borg modificada (0 a 10) para valoración subjetiva del esfuerzo, que deberá estar entre 3 y 5.
- FC entre el 50 y el 70% del máximo previsto por la edad (FCmáx = 220 – edad) o con un valor mínimo de 40 lpm y un valor máximo de 140 lpm.
- Presión arterial media (PAM) entre 60 y 90 mmHg.

En cuanto al entrenamiento de fuerza muscular en la UCI, se debe utilizar la carga máxima con la que el paciente pueda realizar entre 8 y 12 repeticiones de un determinado ejercicio para grandes grupos musculares, y esta carga puede ser generada por el propio peso del cuerpo, por resistencia elástica o con pesas libres.

MÉTODOS DE APLICACIÓN Y PROTOCOLOS

El desarrollo de un protocolo de movilización temprana es un factor importante que presentará mejores resultados. En pacientes con ventilación mecánica por insuficiencia respiratoria aguda, el protocolo se puede dividir en cinco etapas desde el ingreso del paciente hasta el alta hospitalaria (Figura 1). En el estadio 1 el paciente se encuentra sedado e inconsciente, y en este momento se deben priorizar los estiramientos pasivos y las movilizaciones pasivas de los cuatro miembros. Cuando el paciente abre los ojos, es capaz de dirigir la mirada y tiene fuerza grado II en sus miembros superiores,

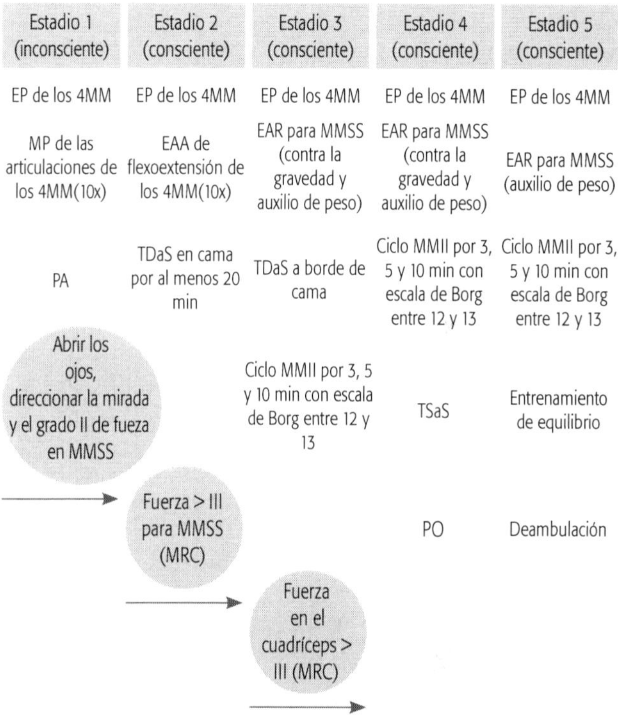

FIGURA 1 Protocolo de movilización temprana en pacientes críticos con ventilación mecánica.

EP: estiramiento pasivo; 4MM: 4 miembros; MP: movilización pasiva; PA: posicionamiento articular; MMSS: miembros superiores; EAA: ejercicio activo asistido; TDaS: transferencia de decúbito a sentado; MRC: *Medical Research Council*; EAR: ejercicio activo resistido; MMII: miembros inferiores; Ciclo MMII: cicloergómetro de miembros inferiores; TSaS: transferencia de sentado a silla; PO: postura ortostática.

Fuente: adaptada de Morris et al., 2008.[6]

puede pasar a la segunda etapa, en la que se agregarán ejercicios activos asistidos para los cuatro miembros, así como la transferencia de acostado a sentado.

En cuanto el paciente presente un grado de fuerza mayor o igual a III podrá pasar a la siguiente etapa. En la etapa 3, los ejercicios de las extremidades serán de resistencia activa y se agregará un cicloergómetro para miembros inferiores ajustado por la escala de Borg, cuando se reevalúe. Si el paciente tiene fuerza muscular grado III, estará listo para la cuarta etapa. En este punto se sumará el traslado a la silla y la posición ortostática, cuando en la quinta etapa se inicia el entrenamiento de equilibrio y marcha.

CRITERIOS DE SEGURIDAD PARA LA REALIZACIÓN DE LA MOVILIDAD TEMPRANA/EJERCICIO FÍSICO EN LA UCI

La movilización temprana puede reducir los efectos nocivos asociados con el ingreso de pacientes en la UCI. Los estudios demuestran que su aplicación es viable, segura y que el número de eventos adversos es bajo (caracterizados como mínimos o transitorios). Por tanto, su implementación debe estar sustentada en criterios de seguridad, tanto de inicio como de interrupción. Los criterios incluyen consideraciones respiratorias, cardiovasculares, neurológicas, ortopédicas, médicas/clínicas y otras.

Las Figuras 2 a 5 demuestran estas consideraciones, publicadas a través de un consenso desarrollado por Hodgson et al.,[7] caracterizado por un sistema de formatos: el círculo significa bajo riesgo de eventos adversos; el triángulo señala que la movilización es posible (previa discusión con el equipo multidisciplinario); el octógono indica un alto riesgo de eventos adversos. En el Cuadro 2 se muestran los criterios y parámetros de seguridad más utilizados para iniciar la MT.

Consideraciones respiratorias	Ejercicios en la cama	Ejercicios fuera de la cama
Tubo orotraqueal	●	●
Cánula endotraqueal	●	●
$FiO_2 < 0,6$	●	●
$FiO_2 > 0,6$	▲	▲
$SpO_2 > 90\%$	●	●
$SpO_2 < 90\%$	▲	⯃
FR < 30 irpm	●	●
FR > 30 irpm	▲	▲
PEEP < 10 cmH_2O	●	●
PEEP > 10 cmH_2O	▲	▲
Asincronía paciente-ventilador	▲	▲
Posición prona	⯃	⯃
Óxido nítrico	▲	▲

FIGURA 2 Consideraciones respiratorias evaluadas antes de la movilidad temprana.

FiO_2: fracción inspirada de oxígeno; FR: frecuencia respiratoria; PEEP: presión positiva al final de la espiración; SpO_2: saturación de oxígeno.

Fuente: adaptada de Hodgson et al., 2014.[1]

Consideraciones cardiovasculares	Ejercicios en la cama	Ejercicios fuera de la cama
Terapia antihipertensiva en emergencia hipertensiva	⯃	⯃
PAM inferior al valor sugerido y causando síntomas	▲	⯃
PAM inferior al valor sugerido con drogas vasoactivas	▲	⯃
PAM mayor que el límite inferior sugerido con baja dosis de drogas	●	●
PAM mayor que el límite inferior sugerido con moderada dosis de drogas	▲	▲
PAM mayor que el límite inferior sugerido con alta dosis de drogas	▲	⯃
Hipertensión pulmonar grave	▲	▲
Bradicardia en espera de colocación de marcapaso	⯃	⯃
Bradicardia que no necesita colocación de marcapaso	▲	▲
Marcapaso transvenoso o epicárdico ritmo dependiente	▲	⯃
Marcapaso transvenoso o epicárdico ritmo no dependiente estable	●	●
Taquiarritmia ventricular > 150 bpm	▲	⯃

(continúa)

FIGURA 3 Consideraciones cardiovasculares antes de la realización de la movilidad temprana.

ECMO: membrana de oxigenación extracorpórea; PAM: presión arterial media.

Consideraciones cardiovasculares	Ejercicios en la cama	Ejercicios fuera de la cama
Taquiarritmia ventricular entre 120 e 150 bpm	▲	▲
Taquiarritmia ventricular < 120 bpm	●	●
Balón intraaórtico femoral	●	⯃
ECMO femoral o subclavio	●	⯃
ECMO bicaval o en vaso central	▲	▲
Dispositivo de asistencia ventricular	●	●
Catéter de Swan Ganz	●	▲
Lactato > de 4 mmol	▲	▲
Estenosis aórtica (sospecha o ya diagnosticada)	●	▲
Isquemia cardíaca con o sin dolor torácica típica	▲	⯃

FIGURA 3 Consideraciones cardiovasculares antes de la realización de la movilidad temprana. (*continuación*)

ECMO: membrana de oxigenación extracorpórea; PAM: presión arterial media.

Consideraciones neurológicas	Ejercicios en la cama	Ejercicios fuera de la cama
Paciente somnoliento, calmado y en reposo	●	●
Paciente levemente agitado o sedado	▲	▲
Paciente muy sedado (RASS < -2)	▲	⯃
Paciente agitado o combativo	⯃	⯃
Hipertensión intracraneana fuera del valor objetivo deseado	⯃	⯃
Paciente con monitorización de la presión intracraneana	●	▲
Craneotomía	●	▲
Dren lumbar abierto no clampado	●	⯃
Dren subgaleal	●	▲
Lesión de la columna sin la debida fijación	⯃	⯃
Hemorragia subaracnoidea con aneurisma no clampado	▲	⯃
Vasoespasmo después del clipaje de aneurisma	⯃	⯃
Mareos y síncopes no controlados	⯃	⯃

FIGURA 4 Consideraciones neurológicas antes de la realización de la movilidad temprana.

RASS: Richmond Agitation-Sedation Scale.

Fuente: adaptada de Hodgson et al., 2014.[1]

Consideraciones	Ejercicios en la cama	Ejercicios fuera de la cama
Fractura inestable de pelvis, huesos largos del membro inferior y columna	△	⯃
Gran herida quirúrgica abierta	●	⯃
Sangramiento activo no controlado	⯃	⯃
Sospecha o riesgo de sangramiento activo	●	△
Paciente febril	△	△
Debilidad adquirida en la unidad de cuidados intensivos	●	●
Catéter femoral arterial o venoso	●	●
Catéter de diálisis	●	●
Otros tipos de drenes y catéteres Dren torácico Sonda nasoenteral o gástrica Sonda vesical Dren intercostal Dren de herida extensa	●	●

FIGURA 5 Consideraciones médicas y clínicas antes de la realización de la movilidad temprana.

Fuente: adaptada de Hodgson et al., 2014.[1]

CUADRO 2 Criterios y parámetros de seguridad para inicio de la MT

Criterio	Variables	Parámetros
Cardiovasculares	Frecuencia cardíaca	> 40 bpm y < 130 bpm
	Presión arterial sistólica	> 90 mmHg < 200 mmHg
	Presión arterial media	> 60 mmHg < 110 mmHg
	Estabilidad hemodinámica	-
	Ausencia de droga vasoactiva	-
	Ausencia de aumento de dosis vasopresora en las últimas 2 horas	-
	Ausencia de isquemia miocárdica	-
	Ausencia de arritmia	-
	Ausencia de catéter en la arteria femoral	-
	Ausencia de nueva administración de agente antiarrítmico	-
Respiratorios	Frecuencia respiratoria	> 5 rpm y/o < 40 rpm
	Saturación periférica de oxígeno	> 88%
	Parámetros de la ventilación mecánica	FiO_2 < 60 y/o PEEP < 10 cmH_2O
	Proteger vías aéreas	-
Neurológicos	Presión intracraneana	No elevada
	Nivel de consciencia	Entender y cumplir comandos adecuadamente/apertura ocular/responder a estímulo verbal
	Ausencia de diagnóstico de enfermedades neurológicas y/o neuromusculares que impidan la realización de la movilización	-
Ortopédicos	Ausencia de fracturas instables	-

(continúa)

CUADRO 2 Criterios y parámetros de seguridad para inicio de la MT *(continuación)*

Criterio	Variables	Parámetros
Ortopédicos	Ausencia de inestabilidad ósea	-
	Ausencia de contraindicaciones ortopédicas que imposibiliten la movilización	-
Otros	Ausencia de BNM	-
	No estar en hemodiálisis continua	-
	Temperatura corporal	< 38°C
	Ausencia de hemorragia gastrointestinal activa	-
	Ausencia de hemorragia activa	-

FiO_2: fracción inspirada de oxígeno; PEEP: presión positiva espiratoria final; MT: movilización temprana; BNM: bloqueador neuromuscular.
Fuente: adaptada de Conceição et al., 2017.[2]

BARRERAS PARA REALIZACIÓN DE LA MOVILIZACIÓN TEMPRANA/EJERCICIO FÍSICO EN LA UCI

Existe evidencia en la literatura sobre los beneficios, la viabilidad y la seguridad de la MT. La implementación y ejecución pueden ser desafiantes debido a la presencia de varias barreras. La razón puede estar relacionada con el hecho de que la UCI es vista como un entorno donde es difícil actuar sobre el paciente debido a los dispositivos y equipos, además de otros factores.

La identificación de barreras modificables, especialmente aquellas que pueden mejorarse con capacitación del equipo y/o educación continua, sugiere un gran potencial para sistematizar estrategias de modificación cultural en la UCI con el objetivo de priorizar la MT combinada con un enfoque multidisciplinario.

Hay muchas barreras identificadas en la literatura. Se pueden clasificarlas en cuatro categorías: relacionadas con el paciente, estructurales, culturales y barreras relacionadas con el proceso de movilización temprana. El Cuadro 3 demuestra las principales barreras citadas en la literatura.

CUADRO 3 Barreras para la movilización temprana en la UCI

Barreras relacionadas al paciente	▪ Gravedad de la enfermedad ▪ Inestabilidad hemodinámica y arritmias ▪ Inestabilidad respiratoria y asincronía paciente/ventilador mecánico ▪ Dolor ▪ Condición nutricional precaria y obesidad ▪ Inmovilidad y debilidad previa o nueva condición ▪ Sedación profunda o parálisis ▪ *Delirium* y agitación ▪ Rechazo del paciente, falta de motivación o ansiedad ▪ Fatiga, necesidad de descanso y somnolencia ▪ Cuidados paliativos ▪ Presencia de dispositivos relacionados con la UCI ▪ Equipo adecuado para monitorización hemodinámica
Barreras estructurales	▪ Número limitado de profesionales y tiempo ▪ Ausencia de programas y protocolos de MT, existencia de muchos protocolos, pautas limitadas y falta de criterios de elegibilidad ▪ Formación inadecuada del personal ▪ Dispositivos y equipamientos limitados ▪ Alta temprana de la UCI (antes de iniciar la movilización)
Barreras culturales	▪ Falta de una cultura relacionada con la MT ▪ Falta de conocimiento y capacitación del personal sobre los beneficios y riesgos de la MT ▪ Caracterización de la MT como no prioritaria ▪ Falta de aceptación o apoyo de los profesionales involucrados en la atención al paciente ▪ Falta de conocimiento del paciente y familia

(continúa)

CUADRO 3 Barreras para la movilización temprana en la UCI (*continuación*)

Barreras relacionadas al proceso de MT	▪ Falta de planificación y coordinación ▪ Incertidumbre sobre los roles y responsabilidades de cada profesional ▪ Evaluación diaria de elegibilidad de MP faltante, perdida o retrasada ▪ Riesgo para los profesionales involucrados en el proceso de MT (estrés, lesiones, etc.)

UCI: unidad de cuidados intensivos; MT: movilización temprana.
Fuente: adaptada de Dubb et al., 2016.[8]

REFERENCIAS BIBLIOGRÁFICAS

1. Hodgson CL, Stiller K, Needham DM, Tipping CJ, Harrold M, Baldwin CE, et al. Expert consensus and recommendations on safety criteria for active mobilization of mechanically ventilated critically ill adults. Crit Care. 2014;18(6):658.
2. Conceição TMA, Gonzáles AI, Figueiredo FCXS, Vieira DSR, Bündchen DC. Critérios de segurança para iniciar a mobilização precoce em unidades de terapia intensiva: revisão sistemática. Rev Bras Ter Intensiva. 2017;29(4):50919.
3. Denehy L, de Morton NA, Skinner EH, Edbrooke L, Haines K, Warrillow S, et al. A physical function test for use in the intensive care unit: validity, responsiveness, and predictive utility of the physical function ICU test (scored). Phys Ther. 2013 Dec;93(12):1636-45.
4. Hodgson CL, Bailey M, Bellomo R, Berney S, Buhr H, Denehy L, et al. A binational multicenter pilot feasibility randomized controlled trial of early goal-directed mobilization in the ICU. Crit Care Med. 2016 Jun;44(6):1145-52.
5. Schaller SJ, Anstey M, Blobner M, Edrich T, Grabitz SD, Gradwohl-Matis I, et al. Early, goal-directed mobilisation in the surgical intensive care unit: a randomised controlled trial. Lancet. 2016 Oct;388(10052):1377-88.
6. Morris PE, Goad A, Thompson C, Taylor K, Harry B, Passmore L, et al. Early intensive care unit mobility therapy in the treatment of acute respiratory failure. Crit Care Med. 2008;36(8):2238-43.
7. Hodgson CL, Berney S, Harrold M, Saxena M, Bellomo R. Clinical review: early patient mobilization in the ICU. Critical Care. 2013;17:207.

8. Dubb R, Nydahl P, Hermes C, Schwabbauer N, Toonstra A, Parker AM, et al. Barries and strategies for early mobilization of patients in intensive care units. Ann Am Thorac Soc. 2016;13(5):724-30.

Protocolos de movilización aplicados al paciente crítico

7

André Luiz Lisboa Cordeiro
Felipe Campos Ferreira
Patrícia Forestieri

PROTOCOLOS DE MORRIS Y SCHWEICKERT

Los efectos adversos de la inmovilidad ya fueron bien reconocidos a principios de la década 2000-2010, con el hallazgo de que los procesos atróficos comienzan dentro de las primeras 72 horas de ingreso a una unidad de cuidados intensivos (UCI) y que incluso personas previamente sanas y bien alimentadas pueden presentar pérdida de masa muscular y fuerza después de diez días de reposo en cama. Además, la pérdida de funcionalidad durante el ingreso hospitalario agudo puede ser profunda, incluso en ausencia de una enfermedad crítica.

En consecuencia, se prescribe movilización para maximizar el retorno a la independencia y evitar complicaciones de atelectasia, úlceras por presión, catéteres permanentes y *delirium*. Sin embargo, la ventilación mecánica (VM) y la sedación desplazan estas terapias de la práctica habitual en los primeros días de una enfermedad crítica. En este estudio, implementamos la interrupción diaria de la sedación combinada con movilización realizada dentro de las 48 horas posteriores al inicio de cuidados intensivos; este método se distingue de estudios de movilización anteriores. El estudio muestra la seguridad de esta intervención temprana y cuantifica el beneficio clínico.

Actualmente, a partir de los protocolos de movilización temprana (MT) propuestos por autores en momentos anteriores, los profesionales que trabajan en las UCI pueden establecer mejores criterios de seguridad para el inicio de la MT y, a partir de allí, desarrollar una planificación terapéutica, buscando avanzar en el grado de dificultad de las actividades que se entrenarán.

En un estudio de cohorte prospectivo no aleatorizado, Morris et al. demostraron que un programa de movilización temprana puede reducir la duración de la estancia en la UCI y en el hospital. Aunque este protocolo de Morris et al. se haya publicado en 2008, sigue extremadamente relevante como base para la planificación terapéutica en varias UCI de todo el mundo, ya que brinda seguridad frente a las muchas barreras que comúnmente se encuentran al iniciar la MT en una UCI, como dispositivos móviles, necesidad de sedación, la reducción del número de profesionales que limita el tiempo de terapia, entre otros.

En este contexto, el objetivo de este estudio fue utilizar un protocolo de MT mediante la creación de un "equipo de movilización" (EM) compuesto por el equipo de enfermería, que estaría exento de otros cuidados de cabecera con estos pacientes, estando en realidad solo disponible para la MT en asociación con el trabajo de los fisioterapeutas, para favorecer el inicio de la movilización del paciente y garantizar la entrega de la MT diariamente, proponiendo la progresión de la movilidad.

El protocolo se divide en cuatro niveles de abordaje de las actividades progresivas de MT, estructurados en la evaluación completa del paciente, determinando la progresión en función del nivel de conciencia del paciente (ver Figura 1) inicialmente y, posteriormente, sumado a este, la propia condición funcional del paciente evaluada mediante la escala del *Medical Research Council* (MRC).

Para los pacientes que están inconscientes se propone únicamente la terapia de movimiento pasivo (TPM), aplicándose tres veces al día en todas las articulaciones, tanto proximales como distales, de los miembros superiores (MMSS) e inferiores (MMII) mediante EM

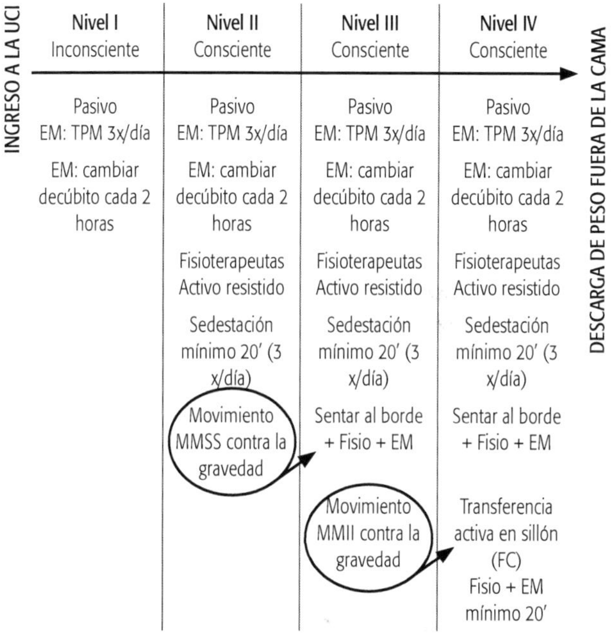

FIGURA 1 Protocolo adaptado propuesto por Morris et al. conteniendo cuatro niveles de actividades terapéuticas.

FC: fuera de la cama; MMII: miembros inferiores; MMSS: miembros superiores; EM: equipo de movilización; TPM: terapia pasiva de amplitud de movimiento; UCI: unidad de cuidados intensivos.

(nivel I del protocolo). Se deben realizar entre 1 y 5 repeticiones de cada movimiento por cada articulación.

Para MMSS se debe realizar lo siguiente:

- Flexión y extensión de dedos.

- Flexión, extensión de la muñeca y desviación cubital y radial.
- Flexión, extensión, supinación y pronación del codo.
- Flexión, abducción y rotación interna y externa del hombro y extensión del hombro si la posición de la cama lo permite.

Asimismo, se propone realizar en MMII:

- Flexión y extensión de los dedos de los pies.
- Dorsiflexión, flexión plantar, inversión y eversión del tobillo.
- Flexión y extensión de rodilla.
- Flexión, abducción, aducción, rotación interna y externa de cadera.
- Extensión de cadera, si es posible.

En el nivel II del protocolo, la fisioterapia comienza con ejercicios activos asistidos y sedestación realizada por el EM al menos tres veces al día durante veinte minutos. La capacidad del paciente de interactuar con el fisioterapeuta debe evaluarse mediante respuestas dadas a órdenes verbales específicas (Cuadro 1). El paciente debe responder correctamente a tres de los cinco comandos para ser considerado lo suficientemente alerta como para participar en fisioterapia.

CUADRO 1 Secuencia de comandos para evaluar la capacidad de interacción de pacientes críticos propuesta por De Jonghe et al.

1. Mira hacia mí.
2. Abre y cierra los ojos.
3. Abre la boca y saca la lengua.
4. Diga si y no con la cabeza.
5. Levanta las cejas cuando cuente hasta cinco.

Fuente: adaptado de De Jonghe et al., 2002.[9]

A partir de ahí, con los pacientes lo suficientemente alerta como para responder a órdenes simples, es posible avanzar al siguiente nivel. Este avance debe realizarse según la valoración de la fuerza muscular basada en la escala MRC (Cuadro 2). En esta etapa se realizan cinco repeticiones por ejercicio. La progresión no se realiza con el uso de pesas, sino con actividades cada vez más enfocadas a la funcionalidad, como pasar de estar acostado a sentarse en borde de la cama; traslados de la cama al sillón; entrenamiento de actividades de equilibrio en posición sentada; actividades preestablecidas en posición en pie (desplazar el peso hacia adelante y hacia los lados, marchar en el lugar); y deambulación.

CUADRO 2 Avance en el nivel de protocolo según la evaluación de la fuerza muscular basada en la escala del *Medical Research Council* (MRC)

- MRC bíceps braquial entre 2 y 3 = avanzar del nivel II al nivel III.
- MRC cuadríceps entre 3 y 4 = avanzar del nivel III al nivel IV.

La mayoría de los pacientes en VM reciben medicamentos sedantes y analgésicos para reducir la angustia y el consumo de oxígeno. Sin embargo, este enfoque puede provocar largos períodos de inconsciencia e inmovilidad. Los protocolos destinados a mantener la sedación al mínimo, con interrupción diaria de la sedación y movilización de los pacientes ventilados mediante fisioterapia, pueden resultar en mejores resultados en la funcionalidad del paciente en el momento del alta hospitalaria. La necesidad de VM, que generalmente se asocia al uso de sedación continua, impide en general, sin embargo, el inicio precoz del proceso de rehabilitación, por lo que el abordaje fisioterapéutico – principalmente fisioterapia motora destinada a recuperar la funcionalidad – se inicia tardíamente, a partir de las 96 horas o incluso después de eliminar la VM.

Con el objetivo de desplazar la práctica de estas terapias como rutina desde los primeros días de la enfermedad crítica, William D. Schweickert et al.[29], en 2009, en un ensayo clínico controlado y aleatorizado, propusieron la implementación de un protocolo conjunto en el que hay una interrupción diaria de la sedación combinada con la MT dentro de las primeras 48 horas de cuidados intensivos. Este estudio también se convirtió en una referencia sumamente importante para los profesionales de cuidados intensivos, ya que hasta el año de su publicación consistía en un método inédito en comparación con estudios de movilización anteriores.

El protocolo propuesto entonces consiste en suspender cada mañana los sedantes y realizar una movilización pasiva en pacientes que no interactuaban con fisioterapeutas. A medida que los pacientes se vuelven más despiertos, las sesiones de fisioterapia tienen una progresión de actividades, que van desde ejercicios activos asistidos en posición supina hasta entrenamiento para la movilidad en la cama, transferencia a estar sentado, entrenamiento en actividades de la vida diaria (AVD), ejercicios en pie y entrenamiento de deambulación (Figura 2). La progresión de las actividades depende de la tolerancia y estabilidad del paciente. La intervención terapéutica debe continuar diariamente durante toda la estancia hospitalaria hasta que el paciente sea dado de alta o haya recuperado la máxima independencia funcional.

Los siguientes criterios (ver Tabla 1) indicaron un paciente que es inestable y pueden existir condiciones que impidan el inicio o continuación de fisioterapia y terapia ocupacional.

TABLA 1 Criterios de seguridad adoptados en el protocolo

PAM o PAS (mmHg)	< 65 o > 110
FC (bpm)	< 40 o > 130
FR (bpm)	< 5 o > 40
SpO_2	88

FC: frecuencia cardíaca (latidos por minuto); FR: frecuencia respiratoria (respiraciones por minuto); PAM: presión arterial media; PAS: presión arterial sistólica (ambas en milímetros de mercurio); SpO_2: saturación arterial periférica de oxígeno.

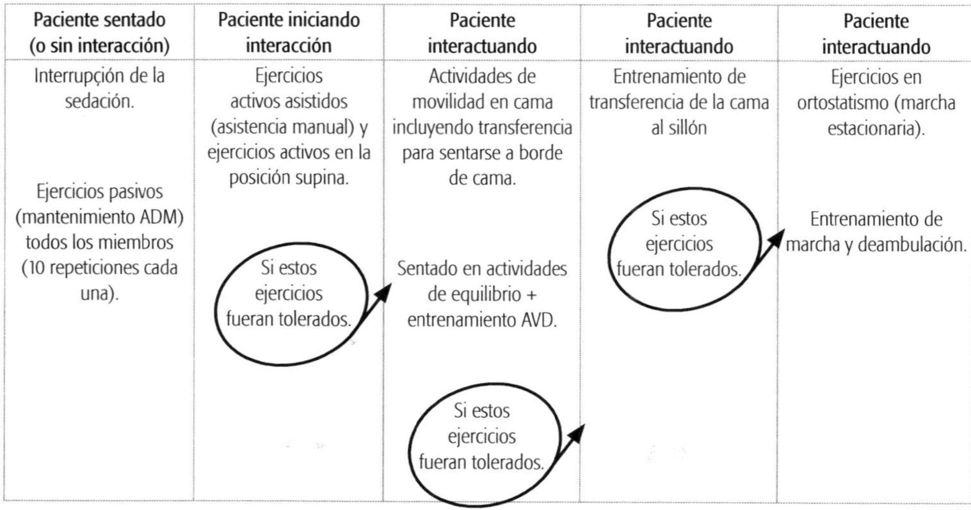

FIGURA 2 Protocolo adaptado propuesto por Schweickert et al., 2009.

ADM: amplitude de movimiento; AVD: actividades de la vida diaria.

Además, se plantearon algunas contraindicaciones tanto para el inicio como para la continuación de la terapia:

- Presión intracraneal elevada.
- Sangrado gastrointestinal activo.
- Isquemia miocárdica activa.
- Procedimientos continuos que incluyen hemodiálisis intermitente (pero sin incluir ultrafiltración o hemodiálisis continua).
- Paciente con agitación psicomotora que requirió mayor administración de sedantes en los últimos treinta minutos.
- Asincronía del ventilador.
- Angustia del paciente (evidenciada por señales no verbales, gestos).
- Vía aérea insegura.

Según la literatura publicada anteriormente, William D. Schweickert et al. establecieron como eventos adversos graves: caída de rodillas, retirada del tubo endotraqueal, PAS > 200 o PAS < 90 mmHg y SpO_2 < 80%.

Este protocolo, además de demostrar que la implementación de un programa de MT en pacientes en VM es viable y puede traer mejores resultados funcionales para el paciente en el momento del alta hospitalaria, saca a la luz otro aspecto muy relevante y hasta ahora poco conocido, que es la definición de criterios de seguridad para el inicio, así como para la progresión e interrupción de la MT, ofreciendo a la práctica clínica mayores posibilidades de aplicación de este tipo de protocolos a nuestros pacientes.

PROTOCOLO DENEHY

Se ha recomendado la rehabilitación con ejercicios para abordar la debilidad y la limitación funcional observadas en los supervivientes de la UCI. A pesar de ello, solo unos pocos ensayos de intervención controlados han cuantificado su eficacia más allá del alta hospitalaria.

El estudio de Denehy et al. fue el primer ensayo que documenta los resultados de la rehabilitación australiana que incluye intervención hospitalaria con doce meses de seguimiento.

El objetivo principal del estudio fue evaluar la eficacia de un programa intensivo de rehabilitación con ejercicios de fisioterapia que comienzan el día 5 después del ingreso en la UCI, avanzan diariamente en la enfermería del hospital y se administra dos veces por semana durante ocho semanas en la clínica ambulatoria, en comparación con la atención habitual. La función física se midió mediante la prueba de marcha de seis minutos (TC6M) doce meses después del alta de la UCI. Los objetivos secundarios fueron evaluar las diferencias en la función mediante el *timed up and go* (TUG), la prueba de función física de la UCI (PFIT) y la calidad de vida relacionada con la salud (HRQoL) a los doce meses mediante la evaluación de la calidad de vida (AQoL).

Denehy et al. realizaron un estudio de fase II, unicéntrico, ciego para el evaluador, aleatorizado, controlado y de grupos paralelos en una UCI terciaria de veinte camas en Melbourne, Australia. La hipótesis para el objetivo principal fue que, en comparación con los pacientes que reciben la atención habitual, los pacientes sometidos a rehabilitación intensiva en la UCI, el hospital y la comunidad demostrarían una mayor mejora en la función física medida por la TC6M a los doce meses. Para ser elegibles para la inscripción, los participantes adultos debían vivir dentro de un radio de 50 kilómetros del hospital; no tener disfunción neurológica, espinal o musculoesquelética que impida la participación en rehabilitación física; y tener una estancia en UCI de al menos cinco días. Se consideró prolongada una estancia en UCI superior a cinco días. Dentro de los estratos, los participantes fueron asignados al azar para recibir la atención habitual más rehabilitación con ejercicios o la atención habitual sola. Los fisioterapeutas, además de los que brindaron la atención habitual, realizaron la intervención del estudio a lo largo de todo el proceso.

Cuidados usuales

En ambos grupos, los fisioterapeutas brindaron manejo respiratorio y de movilidad basado en la evaluación individual de los pacientes de acuerdo con los protocolos de la unidad. La administración de sedación intravenosa en la UCI se tituló para lograr una puntuación en la Escala de Sedación de Agitación de Richmond entre −1 y +1 para cada paciente. En el brazo de cuidados habituales, la movilidad puede haber incluido ejercicios activos en la cama, sentarse fuera de la cama y/o marchar o caminar. La atención habitual estaba disponible los siete días de la semana durante 12 horas al día. Los servicios de fisioterapia de la enfermería de agudos enfatizaron la recuperación funcional y la planificación del alta. Las clases de ejercicio ambulatorio para los supervivientes de la UCI no se incluyeron en la fisioterapia de atención habitual en el hospital.

Brazo de intervención

La intervención se individualizó según el nivel del participante y los resultados iniciales de las pruebas de función física. Los criterios de seguridad y cese de la intervención fueron definidos *a priori* y publicados previamente en el documento del protocolo. En la Tabla 2 se proporciona una descripción general de la intervención en la UCI, la enfermería de agudos y los pacientes ambulatorios.

TABLA 2 Visión general de la intervención en la UCI, en la enfermería de agudos y en pacientes ambulatorios

Unidad de cuidados intensivos		
Frecuencia de las sesiones de ejercicios	Ventilado mecánicamente	Destete
	15 minutos/día	2 x 15 minutos/día

(continúa)

TABELA 2 Visión general de la intervención en la UCI, en la enfermería de agudos y en pacientes ambulatorios (*continuación*)

Unidad de cuidados intensivos	
Tipo de ejercicio	Marcha estacionaria
	Pasando de sentado a en pie
	Movimientos de resistencia activos de brazo y pierna
Violación del protocolo	< 10 minutos/sesión
Repeticiones	Prescrito a partir del PFIT inicial y de la escala de Borg modificada
Intensidad	Puntuación modificada de la escala de Borg, objetivo 3 a 5
Enfermería	
Frecuencia de secciones de ejercicio	2 x 30 minutos/día progresó para 1 x 60 minutos/día
Tipo de ejercicio	Cardiovascular, entrenamiento de fuerza de resistencia progresiva y ejercicio funcional
Violación del protocolo	< 20 minutos/sesión
Repeticiones	Prescrito desde el inicio TC6M, cicloergómetro, 5 RM
Intensidad	Escala de Borg modificada de 4 a 6
	Comenzó al 70% de la velocidad máxima de marcha
Pacientes ambulatoriais	
Frecuencia de secciones de ejercicio	60 minutos dos veces por semana durante ocho semanas
Tipo de ejercicio	Cardiovascular, entrenamiento de fuerza de resistencia progresiva y ejercicio funcional
Violación del protocolo	
Repeticiones	Prescrito desde preambulatorio TC6M, cicloergómetro, 5RM
Intensidad	Escala de Borg modificada de 4 a 6
	Comenzó al 70% de la velocidad máxima de marcha

PFIT: test de función física en la UCI; RM: repetición máxima utilizada para entrenamiento de fuerza; TC6M: test de caminata de 6 minutos; UCI: unidad de cuidados intensivos.
Destete significa destetado con éxito de la ventilación mecánica o capaz de desconectarse de la ventilación mecánica durante más de 4 horas al día. El destete de la ventilación mecánica se realizó mediante un protocolo de destete unitario estandarizado.

La tasa de reingreso hospitalario agudo fue del 41% en ambos grupos a los doce meses. Veintitrés (23%) fueron remitidos para rehabilitación hospitalaria, y esto se distribuyó uniformemente entre los grupos. Del subgrupo (estrato) que incluía participantes que permanecieron ventilados el día 5 después del ingreso a la UCI, 20 (38%) de 53 cumplieron los criterios para DAUCI en comparación con 9 (17%) de 53 participantes que no fueron ventilados el día 5 después de la UCI, y esta diferencia fue significativa (P = 0,017). Sin embargo, no hubo diferencias significativas entre los grupos en la incidencia de DAUCI (definida como una puntuación del *Medical Research Council* inferior a 48 sobre 60). No hubo otras diferencias significativas entre los grupos en ninguna de las variables de los pacientes.

No hubo eventos adversos importantes durante la intervención de ejercicio según nuestros criterios de seguridad a priori, y la mortalidad general a los 12 meses fue de 32 participantes (21%). Otros 36 participantes (24%) abandonaron o se perdieron del seguimiento a los 12 meses, 20 (13%) a los 3 meses.

Tenga en cuenta que la media poblacional calculada para esta muestra (60 a 69 años) es 539 m. La pendiente más pronunciada de la línea del grupo de intervención, particularmente entre el alta a casa y la visita del estudio tres meses después del alta de la UCI, indica una mayor tasa de mejora en la distancia de la prueba de caminata de seis minutos (TC6).

En conclusión, del estudio de un solo centro que midió la rehabilitación con ejercicios dirigida por un terapeuta en tres fases desde la UCI hasta las clases ambulatorias, la recuperación de la función física medida por la TC6 a los doce meses no fue diferente entre las cohortes de atención habitual y de atención estándar. Además, la calidad de vida relacionada con la salud (CVRS) no fue diferente entre los grupos en ningún momento después de la aleatorización.

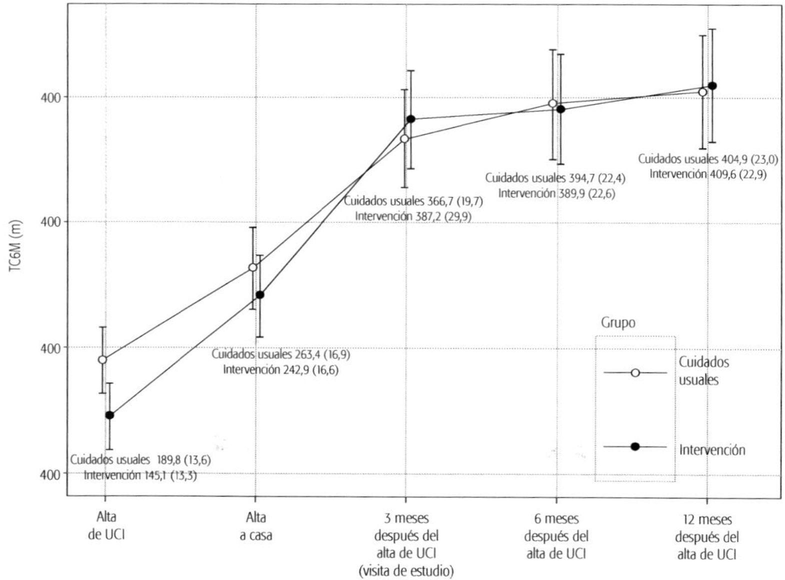

FIGURA 3 Distancia recorrida en relación al tiempo después del alta.
UCI: unidad de cuidados intensivos.

PROTOCOLO DE MOSS

En este estudio participaron pacientes bajo ventilación mecánica durante más de cuatro días, divididos en un grupo de intervención (los que recibieron atención fisioterapéutica guiada por el protocolo que se describe a continuación) y un grupo control (pacientes que recibieron sesiones de fisioterapia convencional).

En el grupo de intervención, las sesiones comenzaron tan pronto como el paciente respondió a 3 de 5 comandos de alerta, en dos momentos distintos dentro de un intervalo de 6 horas. Luego del inicio de la atención, el paciente siguió el protocolo de movilización durante 4 semanas, aplicado los 7 días de la semana. Las sesiones tuvieron una duración de 30 minutos en UCI y 60 minutos en planta. Tras el alta hospitalaria, el programa se realizó 3 veces por semana en sesiones de 60 minutos.

Este protocolo de movilización consta de cinco componentes que se ofrecen gradualmente (Figura 4).

Ejercicios respiratorios

Los ejercicios aquí propuestos incluyen técnicas de respiración diafragmática y expansión torácica. Estos ejercicios se aplicaron tanto en reposo como durante la terapia (especialmente durante simulaciones de actividades de la vida diaria).

Ejercicios de amplitud de movimiento

Estos ejercicios tenían como objetivo lograr la mayor amplitud de movimiento posible tanto en los MMSS como en los MMII. Incluyeron movilización pasiva que progresó a activa tanto en decúbito supino como sentado a borde de la cama.

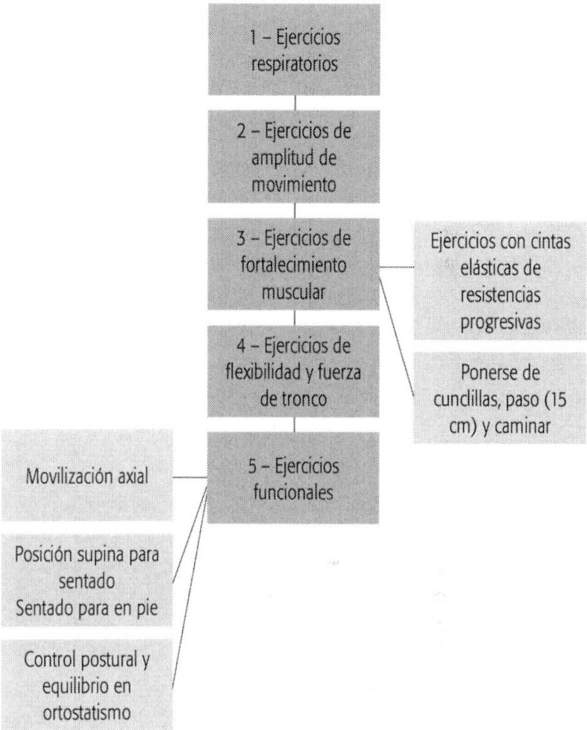

FIGURA 4 Esquema representando el protocolo de Moss et al. (2016) en grado de jerarquía de los ejercicios.

Ejercicios de fortalecimiento muscular

Se realizaron ejercicios de fortalecimiento muscular en MMSS y MMII mediante cintas elásticas de resistencia progresiva.

El paciente empezaba con la cinta de menor resistencia, realizando 1 serie de 6 a 8 repeticiones y, en cuanto pudo completar 3 series de 6 a 8 repeticiones, progresó a un cinturón elástico de mayor resistencia. Estos ejercicios se realizaron inicialmente en posición supina, progresando hasta la posición sentada. Una vez que el paciente pudo realizar 3 series de 10 repeticiones sin signos de fatiga, se pasó a la segunda etapa de esta fase, consistente en ejercicios de fortalecimiento en posición en pie (sentadillas, subir y bajar un escalón de aproximadamente 15 cm y caminar sobre superficies planas). En cada sesión, se animó al paciente a aumentar la distancia recorrida en aproximadamente un 25%.

Ejercicios de flexibilidad y fuerza de tronco

El entrenamiento de control postural comenzó tan pronto como el paciente pudo sentarse de forma independiente y sin apoyo. En primer lugar, se propusieron ejercicios de control estático, pasando a actividades de control dinámico, que consistían básicamente en actividades de alcanzar objetos dentro y fuera de la base de apoyo del paciente, evolucionando a los mismos ejercicios en bipedestación.

Ejercicios funcionales

En esta etapa se realizaron actividades como traslados en la cama y fuera, marcha y equilibrio. En una primera fase se iniciaba en decúbito supino con ejercicios de movilización axial (movimiento de los MMII de lado a lado, movimiento de los MMSS hasta el límite de su alcance y giro sobre la cama). Tan pronto como el paciente pudo realizar 3 series de 10 repeticiones se pasó a la siguiente etapa.

En la segunda fase se realizaron ejercicios de transferencia (decúbito supino a sentado y de sentado a bipedestación). La progresión de los ejercicios se realizaba cambiando la altura del sillón (o cama) en el que estaba sentado el paciente, debiendo ponerse en pie o trasladarse a una silla de altura estándar. La última etapa ocurrió cuando el paciente pudo mantenerse en pie sin ayuda e incluyó ejercicios de control postural, equilibrio, caminar cargando objetos, detenerse y cambiar de dirección y caminar entre obstáculos.

No hubo diferencias estadísticas entre los grupos de control y de intervención con respecto al resultado primario (función física evaluada después de 28 días). Se cree que esto se debe al pequeño tamaño de la muestra (39 pacientes) evaluada durante este período. Además, el grupo de intervención estaba compuesto por personas mayores al comienzo del estudio, lo que puede haber contribuido a la falta de diferencias entre los grupos.

PROTOCOLO OLKOWSKI

La hemorragia subaracnoidea por aneurisma (HSA) puede ser un evento catastrófico e incapacitante. La mortalidad esperada oscila entre el 10 y el 15% antes de llegar al hospital y hasta el 40% en el primer mes. Los avances recientes en el tratamiento de la hipertensión aneurismática han aumentado la tasa de supervivencia y reducido la discapacidad, pero aún se estima que el 50% de los pacientes pueden experimentar un deterioro físico o cognitivo permanente. El coste de por vida de la atención de pacientes con HSA aneurismática puede ser el doble que el del accidente cerebrovascular isquémico.

Los supervivientes de hipertensión aneurismática tienen una recuperación complicada, que normalmente incluye cirugía, seguimiento prolongado en la UCI y tratamiento centrado en prevenir complicaciones. Las complicaciones neurológicas incluyen nuevos episodios hemorrágicos, hidrocefalia, convulsiones e isquemia cerebral tardía. Las complicaciones extracraneales después de una HSA aneurismática incluyen hiponatremia, disminución del volumen intravascular y disfunción cardíaca. Junto con las complicaciones específicas de la HSA aneurismática, estos pacientes también corren el riesgo de sufrir complicaciones pulmonares, cardiovasculares y neuromusculares asociadas con la inmovilidad de enfermedades críticas que conducen a un empeoramiento cognitivo, psicológico, neuromuscular y funcional.

Se ha determinado que la movilización temprana, que es por definición un enfoque multidisciplinario para aumentar la participación del paciente en la actividad funcional, reduce las complicaciones asociadas con enfermedades críticas. Los programas de movilización temprana para pacientes con ventilación mecánica se consideraron seguros, redujeron la duración de la estancia hospitalaria y en la UCI, mejoraron los resultados funcionales y potencialmente redujeron las complicaciones de enfermedades críticas. Asimismo, *Avert* (*A very early rehabilitation trial*) evaluó los efectos de la movilización temprana en pacientes con todo tipo de ictus que no ingresaron en la UCI. La movilización temprana dentro de las 24 horas posteriores al inicio del ACV fue factible y no aumentó la mortalidad a los 3 meses. Los pacientes volvieron a caminar 2,5 días más rápido, mejoraron su función a los 3 y 12 meses, y estaban menos deprimidos 7 días después del accidente cerebrovascular. Además, el costo es menor cuando se atiende a pacientes que reciben movilización temprana en comparación con aquellos que reciben atención convencional.

Los pacientes generalmente permanecían inmóviles y se les prescribía reposo en cama después del tratamiento del aneurisma para reducir las complicaciones neurológicas asociadas con la HSA aneurismática. Consciente de estas complicaciones, el equipo multidisciplinario de cuidados neurocríticos planteó la hipótesis de que los beneficios asociados con la movilización temprana de pacientes con HSA aneurismática pueden superar los riesgos desconocidos. El objetivo del estudio de Olkowski et al.[26] fue determinar la seguridad y viabilidad de un programa de movilización temprana diseñado para pacientes con HSA aneurismática.

Se realizó un estudio retrospectivo con el objetivo de evaluar la seguridad y viabilidad de un programa de movilización temprana para esos pacientes.

Se incluyeron en el estudio pacientes ingresados en la UCI neuroquirúrgica del Centro Médico Regional Capital Health entre enero de 2011 y mayo de 2011 con diagnóstico de HSA. El diagnóstico de HSA se confirmó mediante tomografía computarizada o xantocromía del líquido cefalorraquídeo. Se excluyeron los pacientes menores de 18 años, hospitalizados más de catorce días después del inicio de la HSA, la retirada de la atención o la HSA por traumatismo o malformación arteriovenosa. La HSA aneurismática se confirmó mediante angiografía por sustracción digital intraarterial.

Los pacientes incluidos en el estudio recibieron ecografía Doppler transcraneal (TCD) al menos una vez al día. La velocidad de flujo media (MFV) de la arteria cerebral media (MCA) y el índice de Lindegaard (velocidad media de la MCA/velocidad media de la arteria carótida interna) se calcularon a partir de la ecografía TCD y se utilizaron como predictor para el desarrollo de demora isquémica cerebral (DCI). Se realizó electroencefalografía continua en los pacientes del estudio, pero no impidió la participación en el programa de movilización temprana a menos que hubiera evidencia de isquemia o convulsiones. Asimismo, la ventilación mecánica, los drenajes ventriculares o lumbares externos y las vías arteriales no impidieron que los pacientes participaran en el estudio.

PROGRAMA DE MOVILIZACIÓN ANTICIPADA

Los criterios para participar en el programa de movilización temprana se derivaron de un protocolo de movilización temprana para pacientes con ventilación mecánica en la UCI y se modificaron para pacientes con hipertensión aneurismática (Cuadro 3).

Los criterios se centraron en garantizar la estabilidad neurológica y fisiológica antes de comenzar las sesiones del programa de movilización temprana. Prevenir la presión intracraneal cerebral (PIC) elevada, manteniendo una presión de perfusión cerebral (PCC) adecuada, es un componente importante en el tratamiento de pacientes con HSA aneurismática.

CUADRO 3 Criterios para participar en las sesiones del programa de movilización anticipada

- Aneurisma protegido o ningún aneurisma subyacente identificado.
- Relación de Lindegaard ≤ 3 o MCA MFV ≤ 120 cm/segundo.
- Presión arterial media ≥ 80 y ≤ 110 mmHg.
- Frecuencia cardíaca ≥ 40 y ≤ 130 lpm.
- Frecuencia respiratoria ≤ 40 respiraciones/minuto.
- Oximetría de pulso ≥ 88%.
- Presión intracraneal ≤ 15 mmHg.
- Ausencia de evidencia de actividad convulsiva.
- Examen neurológico estable.
- Capacidad de abrir los ojos en respuesta a la voz.
- Capacidad de mover un extremo cuando se le ordena.

Debido a que se desconocían los efectos de la movilización temprana en pacientes con HSA aneurismática, la participación en el programa de movilización temprana se limitó a pacientes con menor riesgo de desarrollar complicaciones. Los pacientes que cumplieron con los criterios de participación tuvieron un menor riesgo de isquemia cerebral retardada, PPC adecuada (presión arterial media [PAM] ≥ 80 y ≤ 110 mmHg) y PIC normal (≤ 15 mmHg).

Las sesiones del programa de movilización temprana fueron dirigidas por el fisioterapeuta o terapeuta ocupacional y tuvieron una duración de 30 a 60 minutos, dependiendo de la tolerancia del paciente. La participación de los pacientes en el programa de movilización temprana se discutió diariamente con el equipo multidisciplinario de cuidados neurocríticos, compuesto por neurocirujanos, intensivistas, enfermeros, fisioterapeutas, fisioterapeutas y terapeutas ocupacionales. La presentación neurológica y la estabilidad fisiológica fueron monitoreadas durante las sesiones tempranas del programa de movilización. Los eventos adversos (Cuadro 4) fueron similares a los criterios de participación, con la excepción de que el límite de PAM se estableció en 10 mmHg por encima y por debajo del rango de los criterios de participación debido a la variabilidad de la PAM asociada con la actividad y los cambios de posición. Si ocurría algún evento adverso durante la sesión, se daba por terminada.

CUADRO 4 Eventos adversos durante las sesiones del programa de movilización temprana

- Presión arterial media < 70 y > 120 mmHg.
- Frecuencia cardíaca < 40 o > 130 lpm.
- Frecuencia respiratoria < 5 o > 40 respiraciones/minuto.
- Oximetría de pulso < 88%.
- Presión intracraneal > 15 mmHg.
- Cambio agudo en la presentación neurológica.

Las sesiones del programa de movilización temprana se centraron en posicionamiento, educación, entrenamiento funcional y ejercicios terapéuticos en posición supina, sentada, en pie y caminando (Tabla 3). Inicialmente, el entrenamiento funcional en posición supina consistía en un entrenamiento de movilidad en la cama y la transición del paciente desde la posición supina con la cabecera elevada 30 grados. Cuando se logró la estabilidad fisiológica y la tolerancia del paciente en la posición de 30 grados desde la cabecera de la cama, el paciente comenzó a sentarse en el borde de la cama. Una vez que se logró la estabilidad fisiológica y la tolerancia del paciente en la posición sentada, el paciente se sometió a entrenamiento de transferencia, equilibrio, postura y actividades de la vida diaria (AVD) según lo determinado por el fisioterapeuta o el terapeuta ocupacional. Durante las fases en decúbito supino y sentado del programa de movilización temprana, a los pacientes se les proporcionó un rango de movimiento activo o pasivo, o ambos, para las articulaciones y los movimientos observados en la Tabla 3, según lo determinado por el fisioterapeuta o el terapeuta ocupacional.

Después de completar las actividades de entrenamiento sentado y mientras el paciente permaneciera fisiológicamente estable y tolerante, se le transfirió a una posición en pie. Los pacientes que no podían participar activamente en la transferencia a una posición en pie fueron trasladados fuera de la cama con un elevador mecánico hasta que pudieran ayudar activamente al terapeuta. Los pacientes capaces de participar en la transferencia a bipedestación recibieron entrenamiento de equilibrio, postura y AVD según lo determinado por el fisioterapeuta o el terapeuta ocupacional. Después de completar las actividades de entrenamiento en pie y mientras el paciente permanecía fisiológicamente estable y tolerante, se le transfirió a una silla junto a la cama utilizando una técnica de pivote o recibió entrenamiento de marcha o AVD por parte del fisioterapeuta o del terapeuta ocupacional. Se fomentó que el paciente pasara un tiempo sentado fuera de la cama siempre que permaneciera fisiológicamente estable y tolerante. Los pacientes fueron trasladados de nuevo a la cama con la ayuda de un fisioterapeuta, terapeuta ocupacional o enfermero.

Los resultados primarios del estudio fueron la seguridad y viabilidad de la participación de los pacientes en el programa de movilización temprana. La seguridad se midió por el número y tipo de eventos adversos que ocurrieron durante las sesiones del programa de movilización temprana, con una tasa de mortalidad a treinta días. La viabilidad de la participación de los pacientes se midió de la siguiente

TABLA 3 Intervenciones del programa de movilización temprana

Intervención	Posición			
	Decúbito dorsal	Sentado	En pie	Caminando
Posicionamiento	Prevención de úlcera por presión. Reducción de edema. Protección articular. Reducción del dolor.	Prevención de úlcera por presión. Protección articular. Reducción del dolor.	Protección conjunta.	Protección conjunta.
Educación	Entrenamiento de la familia en seguridad de posicionamiento.	Entrenamiento de la familia en seguridad de posicionamiento.	Dispositivo auxiliar de seguridad. Entrenamiento familiar.	Dispositivo auxiliar de seguridad. Entrenamiento familiar.
Entrenamiento funcional	Transferencia de movilidad en cama.	Transferir peso desplazamiento. Equilibrio de la postura. AVD.	Equilíbrio. AVD. Postura. Cambio de peso.	Marcha. Postura. Equilibrio. AVD.
Ejercicio terapéutico	Respiración PROM. AROM.	PROM. AROM. Respiración Lograr un cambio de peso.	AROM. Respiración. Lograr un cambio de peso.	Equilibrio de resistencia respiratoria.

AVD: actividades de la vida diaria; AROM: amplitud de movimiento activo; PROM: amplitud de movimiento pasivo.

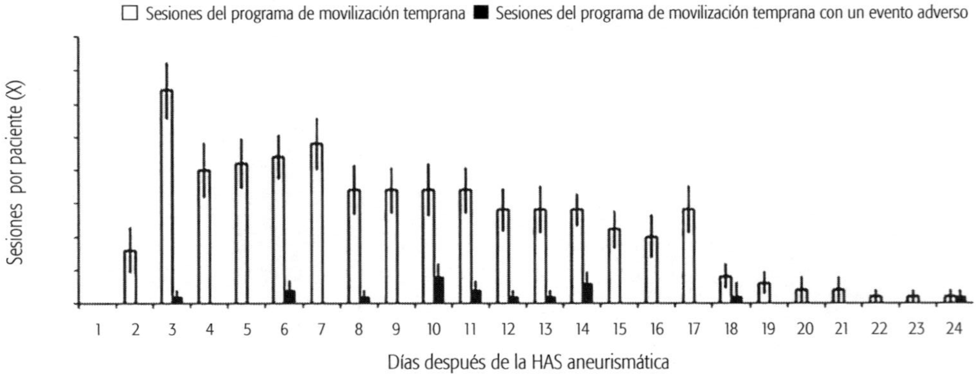

FIGURA 5 Distribución temporal de eventos en sesiones del programa de movilización temprana y eventos adversos durante el programa de movilización temprana.

HAS: hemorragia subaracnoidea.

manera: intentos de sesiones del programa de movilización temprana, sesiones en las que se cumplieron los criterios de participación, sesiones en las que no se cumplieron los criterios de participación y razones por las cuales los pacientes no cumplieron con esos criterios.

Los resultados secundarios incluyeron lo siguiente: tipos de intervenciones utilizadas durante las sesiones, número de sesiones que incluyeron actividad fuera de la cama y caminata ≥ 15,24 m (50 pies), tiempo medio desde el ingreso hasta actividad fuera de la cama y caminata ≥ 15, 24 m, índice de Barthel (IB) al alta y destino al alta del hospital.

Se evaluaron 332 sesiones del programa de movilización temprana. Los pacientes cumplieron criterios para participar en 286 sesiones (86,1%). No cumplieron los criterios para participar en 46 sesiones (13,9%) por los siguientes motivos: índice de Lindegaard > 3 o MCA MFV > 120 cm/s (8,1%, 27 de 332), PAM < 80 mmHg (1,8%, 6 de 332), PIC > 15 (1,8 %, 6 de 332), incapacidad de abrir los ojos en respuesta a la voz (0,9 %, 3 de 332), frecuencia respiratoria > 40 respiraciones/min (0,6 %, 2 de 332), PAM > 110 mmHg (0,3%, 1 de 332) y frecuencia cardíaca < 40 lpm (0,3%, 1 de 332). Los pacientes clasificados como hipertensión de bajo grado cumplieron los criterios para participar en el 62,5% (25 de 40) de las sesiones del programa de movilización temprana iniciadas.

Se produjeron eventos adversos en el 5,9% (17 de 286) de las sesiones de entrenamiento de movilización temprana por los siguientes motivos: PAM < 70 mmHg (3,1%, 9 de 286), PAM > 120 mmHg (2,4%, 7 de 286) y frecuencia cardíaca > 130 lpm (0,3%, 1 en 286). Las tendencias temporales de los eventos adversos que ocurrieron durante las sesiones del programa de movilización temprana se muestran en la Tabla 4. La tasa de mortalidad a treinta días para todos los pacientes fue del orden de 0%. Se produjeron eventos adversos en el 5% (2 de 40) de las sesiones de movilización temprana para pacientes clasificados como hipertensión aneurismática de bajo grado.

TABLA 4 Resultados del programa de movilización temprana (n = 25)

Resultado	Valor
Sesiones del programa de movilización temprana	286 (100,0)
Sesiones incluyendo actividades fuera de la cama	167 (58,4)
Sesiones incluyendo caminata ≥ 15,24 m (50 pies)	51 (17,8)
Sesiones por paciente, $\bar{x}$ (SD)	11,4 (4,3)
Días desde la hemorragia subaracnoidea hasta la sesión inicial del programa de movilidad temprana, $\bar{x}$ (SD)	3,2 (1,3)
Días desde la admisión hasta la salida de la cama, $\bar{x}$ (SD)	5,4 (4,2)
Días de la admisión a caminar ≥ 15,24 m, $\bar{x}$ (SD)	10,7 (6,2)
Puntuación de la escala de Rankin modificada al alta, mediana (intervalo)	2 (1,5)
Índice de Barthel al alta, $\bar{x}$ (SD)	59,8 (35,5)
Pacientes liberados a casa	15 (60,0)
Pacientes liberados a una unidad de rehabilitación de pacientes internados	10 (40,0)

En conclusión, los resultados de este estudio retrospectivo sugieren que un programa de movilización temprana para pacientes con HSA es seguro y factible.

BIBLIOGRAFÍA

1. Ali NA, O'Brien JM Jr, Hoffmann SP, Phillips G, Garland A, Finley JC, et al.; Midwest Critical Care Consortium. Acquired weakness, handgrip strength, and mortality in critically ill patients. Am J Respir Crit Care Med. 2008 Aug 1;178(3):261-8.
2. Bailey P, Thomsen GE, Spuhler VJ, Blair R, Jewkes J, Bezdjian L, et al. Early activity is feasible and safe in respiratory failure patients. Crit Care Med. 2007 Jan;35(1):139-45.
3. Bernhardt J, Dewey H, Thrift A, Collier J, Donnan G. A very early rehabilitation trial for stroke (Avert): phase II safety and feasibility. Stroke. 2008 Feb;39(2):390-6.

4. Batt J, Herridge M, Dos Santos C. Mechanism of ICU-acquired weakness: skeletal muscle loss in critical illness. Intensive Care Med. 2017 Dec;43(12): 1844-6.
5. Berney S, Haines K, Skinner EH, Denehy L. Segurança e viabilidade de uma abordagem de prescrição de exercícios para reabilitação em todo o continuum de cuidados para sobreviventes de doenças críticas. Phys Ther. 2012;92: 1524-35.
6. Burtin C, Clerckx B, Robbeets C, Ferdinande P, Langer D, Troosters T, et al. O exercício precoce em pacientes críticos melhora a recuperação funcional a curto prazo. Crit Care Med. 2009;37:2499-505.
7. Cumming TB, Collier J, Thrift AG, Bernhardt J. The effect of very early mobilisation after stroke on psychological well-being. J Rehabil Med. 2008 Aug;40(8):609-14.
8. Cumming TB, Thrift AG, Collier JM, Churilov L, Dewey HM, Donnan GA, Bernhardt J. Very early mobilization after stroke fast-tracks return to walking: further results from the phase II Avert randomized controlled trial. Stroke. 2011 Jan;42(1):153-8.
9. De Jonghe B, Sharshar T, Lefaucheur JP, Authier FJ, Durand-Zaleski I, Boussarsar M, et al.; Groupe de Réflexion et d'Etude des Neuromyopathies en Réanimation. Paresis acquired in the intensive care unit: a prospective multicenter study. JAMA. 2002 Dec 11;288(22):2859-67.
10. Denehy L, Berney S, Skinner E, Edbrooke L, Warrillow S, Hawthorne G, Morris M. Avaliação da reabilitação do exercício para sobreviventes de terapia intensiva: protocolo para um estudo controlado randomizado cego único. Open Crit Care Med J. 2008;1:39-47.
11. Denehy L, Skinner EH, Edbrooke L, Haines K, Warrilow S, Hawthorne G, et al. Reabilitação do exercício para pacientes com doença crítica: um estudo controlado randomizado com 12 meses de acompanhamento. Crit Care. 2013;17:R156.
12. Diringer MN. Management of aneurysmal subarachnoid hemorrhage. Crit Care Med. 2009 Feb;37(2):432-40.
13. Ely EW, Truman B, Shintani A, Thomason JWW, Wheeler AP, Gordon S, et al. Monitorando o status da sedação ao longo do tempo em pacientes de UTI: confiabilidade e validade da escala de agitação-sedação de Richmond (RASS). JAMA. 2003;289:2983-91.
14. Friedman JA, Pichelmann MA, Piepgras DG, McIver JI, Toussaint LG 3rd, McClelland RL, et al. Pulmonary complications of aneurysmal subarachnoid hemorrhage. Neurosurgery. 2003 May;52(5):1025-31.

15. Griffiths RD, Hall JB. Fraqueza adquirida na unidade de terapia intensiva. Crit Care Med. 2010;38:779-87.
16. Hop JW, Rinkel GJ, Algra A, van Gijn J. Quality of life in patients and partners after aneurysmal subarachnoid hemorrhage. Stroke. 1998 Apr;29(4):798-804.
17. Hopkins RO, Jackson JC. Long-term neurocognitive function after critical illness. Chest. 2006 Sep;130(3):869-78.
18. Ingall T, Asplund K, Mähönen M, Bonita R. A multinational comparison of subarachnoid hemorrhage epidemiology in the WHO Monica stroke study. Stroke. 2000 May;31(5):1054-61.
19. Lee JY, Lee MS, Whang K, Lee JM, Kim SH, Lee SS. Accuracy of transcranial Doppler sonography for predicting cerebral infarction in aneurysmal subarachnoid hemorrhage. J Clin Ultrasound. 2006 Oct;34(8):380-4.
20. Levine JM. Critical care management of subarachnoid hemorrhage. Curr Treat Options Neurol. 2009 Mar;11(2):126-36.
21. Morris PE, Goad A, Thompson C, Taylor K, Harry B, Passmore L, et al. Early intensive care unit mobility therapy in the treatment of acute respiratory failure. Crit Care Med. 2008 Aug;36(8):2238-43.
22. Moss M, Nordon-Craft A, Malone D, Van Pelt D, Frankel SK, Warner ML, et al. A randomized trial of an intensive physical therapy program for patients with acute respiratory failure. Am J Respir Crit Care Med. 2016;193(10): 1101-10.
23. Naval NS, Thomas CE, Urrutia VC. Relative changes in flow velocities in vasospasm after subarachnoid hemorrhage: a transcranial Doppler study. Neurocrit Care. 2005;2(2):133-40.
24. Needham DM. Mobilizando pacientes na unidade de terapia intensiva: melhorando a fraqueza neuromuscular e a função física. JAMA. 2008;300:1685-90.
25. Nieuwkamp DJ, Setz LE, Algra A, Linn FH, de Rooij NK, Rinkel GJ. Changes in case fatality of aneurysmal subarachnoid haemorrhage over time, according to age, sex, and region: a meta-analysis. Lancet Neurol. 2009 Jul;8(7): 635-42.
26. Olkowski BF, Devine MA, Slotnick LE, Veznedaroglu E, Liebman KM, Arcaro ML, et al. Safety and feasibility of an early mobilization program for patients with aneurysmal subarachnoid hemorrhage. Phys Ther. 2013 Feb;93(2):208-15.
27. Quinn TJ, Langhorne P, Stott DJ. Barthel index for stroke trials: development, properties, and application. Stroke. 2011 Apr;42(4):1146-51.
28. Schweickert WD, Kress JP. Strategies to optimize analgesia and sedation. Crit Care. 2008;12 Suppl 3(Suppl 3):S6.

29. Schweickert WD, Pohlman MC, Pohlman AS, Nigos C, Pawlik AJ, Esbrook CL, et al. Early physical and occupational therapy in mechanically ventilated, critically ill patients: a randomised controlled trial. The Lancet. 2009; 373(9678):1874-82.
30. Seder DB, Mayer SA. Critical care management of subarachnoid hemorrhage and ischemic stroke. Clin Chest Med. 2009 Mar;30(1):103-22, viii-ix.
31. Taylor TN, Davis PH, Torner JC, Holmes J, Meyer JW, Jacobson MF. Lifetime cost of stroke in the United States. Stroke. 1996 Sep;27(9):1459-66.
32. Tay-Teo K, Moodie M, Bernhardt J, Thrift AG, Collier J, Donnan G, Dewey H. Economic evaluation alongside a phase II, multi-centre, randomised controlled trial of very early rehabilitation after stroke (Avert). Cerebrovasc Dis. 2008;26(5):475-81.
33. Thomsen GE, Snow GL, Rodriguez L, Hopkins RO. Patients with respiratory failure increase ambulation after transfer to an intensive care unit where early activity is a priority. Crit Care Med. 2008 Apr;36(4):1119-24.
34. Vanhorebeek I, Latronico N, Van den Berghe G. ICU-acquired weakness. Intensive Care Med. 2020 Apr;46(4):637-53.
35. Zhang L, Hu W, Cai Z, Liu J, Wu J, Deng Y, et al. Early mobilization of critically ill patients in the intensive care unit: a systematic review and meta-analysis. PLoS One. 2019 Oct 3;14(10):e0223185.

8 Entrenamiento muscular inspiratorio en la UCI

Mateus Souza Esquivel
Ivens Willians Silva Giacomassi
Pablo Calmon Alves Silva

INTRODUCCIÓN

Con una historia de uso en corazón y neumopatías, las primeras descripciones en unidades de cuidados intensivos (UCI) tuvieron lugar en los años 1980.

La ventilación mecánica invasiva (VMI) y la sedación son dos de los principales factores que conducen a una reducción de la fuerza de los músculos implicados en la ventilación.

Se identificó una fuerza diafragmática reducida en pacientes adultos ingresados en la UCI después de solo seis horas de iniciar la VMI, con un empeoramiento de la función durante un período de seis días.

En algunos casos, la debilidad de los músculos ventilatorios es uno de los principales factores de dependencia de la ventilación mecánica invasiva. En tiempos de pandemia existe una mayor incidencia de pacientes que sobreviven al cuadro agudo, especialmente aquellos que requirieron ingreso a UCI y uso de oxigenoterapia y/o ventilación mecánica invasiva y no invasiva. La enfermedad provocada por el Covid-19 presenta, en algunos casos, fibrosis diafragmática que culmina en debilidad de los músculos ventilatorios y con repercusión en la fatiga observada posalta.

En la Tabla 1 destacamos los principales factores con alto riesgo de ventilación mecánica prolongada (VMP) en pacientes de UCI y, en consecuencia, indicados para el entrenamiento de los músculos inspiratorios.

TABLA 1 Factores de riesgo para la ventilación mecánica prolongada (VMP)

Edad > 60 años	Cirugías cardíaca y abdominal complicadas
EPOC	Insuficiencia cardíaca crónica
Enfermedades neuromusculares	TRM en región cervical
Sobrevivientes de SDRA	$PI_{máx} < -30$ cmH_2O
Tres fallos en test de respiración espontánea (TOT o TQT)	Obesidad (IMC > 32)

EPOC: enfermedad pulmonar obstructiva crónica; SDRA: síndrome de distrés respiratorio agudo; TOT: tubo orotraqueal; TQT: traqueostomía; TRM: trauma raquimedular; $PI_{máx}$: presión inspiratoria máxima; IMC: índice de masa corporal.

EVALUACIÓN DE LA FUERZA DE LOS MÚSCULOS INSPIRATORIOS

Comúnmente se utiliza la manovacuometría analógica asociada al método de válvula unidireccional. Con este método se observa el valor de presión inspiratoria máxima ($PI_{máx}$), también conocida como fuerza inspiratoria negativa (NIF), es decir, la presión negativa máxima generada por al menos un segundo a lo largo de un esfuerzo inspiratorio máximo del volumen residual durante una maniobra de inspiración forzada contra una vía aérea cerrada. El método de válvula unidireccional marcó un hito en la evaluación de pacientes en cuidados intensivos, principalmente porque no dependía completamente de la cooperación del paciente.

Al realizar la evaluación en individuos sometidos a ventilación espontánea (VE) con vía aérea fisiológica, es necesario un dispositivo con orificio de fuga. Investigaciones recientes utilizan otros equipamientos acoplados al manómetro analógico para traducir gráficamente los valores y hacer la medición más sensible. El uso de dispositivos digitales ha ganado notoriedad en los últimos años, y entre ellos destacamos el uso del manómetro digital. Otros autores utilizan la evaluación invasiva de la fuerza del músculo diafragmático, basada en la presión transdiafragmática. Es un método de alta sensibilidad y especificidad pero poco práctico, ya que requiere una formación específica para el examinador y del catéter.

No existe consenso sobre el valor que define la debilidad de los músculos ventilatorios. Sin embargo, la evidencia reciente nos lleva a señalar que los valores de $PI_{máx} < -30$ cmH_20 (en módulo) son altamente sensibles para el destete ventilatorio y tienen baja especificidad para predecir el destete.

La evidencia también considera la debilidad de los músculos inspiratorios (DMI) en individuos con $PI_{máx} < -70$ % (en el módulo) del valor previsto o por debajo de −80 cmH_20 (en el módulo). Es importante resaltar que estos datos fueron utilizados en pacientes sometidos a ventilación espontánea.

En la práctica se realizan tres maniobras de oclusión de la vía aérea, considerándose el valor más alto (en módulo). El tiempo de oclusión de cada maniobra varía entre 12 y 60 segundos. Los estudios sugieren que cuanto mayor sea el tiempo de oclusión de las vías respiratorias, utilizando el método de válvula unidireccional, mayor será el valor (en módulo). Otros aspectos, como el nivel de cabecera de la cama, la hiperoxigenación antes de la desconexión, la presión del *cuff*, la medición máxima o meseta y el dispositivo utilizado, deben tenerse en cuenta al preparar el protocolo de evaluación del $PI_{máx}$.

Es importante resaltar que la estandarización de la evaluación del $PI_{máx}$ es esencial para aumentar la precisión de la valoración. La Tabla 2 muestra las variables que se deben considerar al evaluar la presión inspiratoria máxima en la UCI.

TABLA 2 Variables incluidas en el protocolo de evaluación del $PI_{máx}$

Variable	Aspectos relevantes
Tiempo de oclusión	Cuanto más extendido, más precisa será la medición Atención: los tiempos altos presentan un mayor riesgo de inestabilidades clínicas agudas
Número de repeticiones	3 a 6 repeticiones Atención: considere el valor más alto
Tipo de equipamiento	Los equipos analógicos son más accesibles Los equipos digitales son más precisos
Posicionamiento	Las variaciones de la cabecera pueden dar lugar a valores discrepantes. Precaución: algunos pacientes no se sentirán cómodos con la cabecera a 90 grados
Hiperinsuflación de balonete (*cuff*)	A favor: evitar las fugas de aire es esencial para una medición fiable Precaución: riesgo de lesiones traqueales
Hiperoxigenación previa a la evaluación	A favor: reduce el riesgo de desaturación durante la evaluación Atención: puede alterar el rendimiento real de la prueba
Presión máxima o presión meseta	La presión máxima se observa con mayor frecuencia en la práctica Atención: hay menos descripción de la presión meseta al evaluar a los pacientes en la UCI

$PI_{máx}$: presión inspiratoria máxima; UCI: unidad de cuidados intensivos.

PRESCRIPCIÓN Y BENEFICIOS

Hay relatos de que ajustar la sensibilidad del ventilador mecánico aumenta la $PI_{máx}$; sin embargo, no recomendamos esta práctica, ya que no sigue los principios básicos de prescripción de ejercicio y periodización. El entrenamiento de los músculos inspiratorios se puede realizar con dispositivos de carga no lineal y lineal. El aumento de la $PI_{máx}$ se produce con mayor magnitud con dispositivos lineales. Los dispositivos no lineales se fabrican para el uso en vías aéreas fisiológicas, teniendo así limitaciones en el uso en pacientes con vías aéreas artificiales. La resistencia de presión lineal es objeto de investigaciones clínicas y se utiliza ampliamente en nuestra práctica.

Como ya se mencionó, es necesario considerar los principios de la fisiología del ejercicio al prescribir el entrenamiento de los músculos inspiratorios (IMT) con una resistencia de umbral de presión (RUP): intensidad, frecuencia diaria y semanal, carga, momento de reevaluación y periodización. La evidencia reciente sugiere que el uso de dispositivos electrónicos es seguro y también tiene resultados positivos.

El IMT también se puede realizar después de una cirugía cardiotorácica y abdominal, como se describe al principio de este capítulo. Los beneficios del IMT van desde un aumento de la $PI_{máx}$ y en algunos casos de la $PE_{máx}$ (no es posible aclarar en este momento el mecanismo que conduce a este efecto), aumento de la resistencia ventilatoria, capacidad vital forzada (FVC), volumen tidal (VT), flujo espiratorio máximo y, en algunos casos, mayor rendimiento en la prueba de caminata de 6 minutos. Además, el IMT en el preoperatorio de algunos procedimientos invasivos es capaz de reducir las atelectasias y la neumonía. Es importante resaltar que todo paciente elegible para el IMT también debe tener un protocolo de movilización temprana. La combinación de terapias es esencial para un resultado positivo.

Las Tablas 3, 4, 5 y 6 ilustran las variables que se deben considerar al desarrollar un protocolo IMT en la UCI.

En el caso de empeoramiento clínico y necesidad de interrumpir el flujo del IMT, se sugiere una nueva evaluación e inicio de carga en función del nuevo valor de la $PI_{máx}$. Uno de los objetivos, si no el principal, es acelerar la salida de las prótesis ventilatorias.

- Es importante estratificar a los pacientes con múltiples factores de riesgo de ventilación mecánica prolongada (VMP) al ingreso al hospital.
- El IMT preoperatorio, con una estratificación adecuada, tiene beneficios similares a los encontrados solo en el posoperatorio.

TABLA 3 Diagrama de flujo de un protocolo IMT para pacientes con ventilación espontánea[1]

	Mañana	Tarde	Noche
Día 1	IMT[2]	IMT[3]	No[4]
Día 2	IMT	IMT	No
Día 3	Reevaluación[5]+IMT	IMT	No

1. Pacientes que presenten debilidad de los músculos respiratorios o tengan 2 o más factores de riesgo para desarrollarla durante la hospitalización.
2. Valor objetivo: 30 repeticiones. Posible para fraccionamiento.
3. Incrementar la carga en el siguiente período si hay un aumento en el rendimiento (autoinforme mediante escala de Borg o necesidad de menos series).
4. En ausencia de IMT (entrenamiento muscular respiratorio) en turnos anteriores, se podrán realizar turnos por la noche.
5. En este momento se espera un aumento del $PI_{máx}$ y/o una reducción de la percepción subjetiva del esfuerzo (PSE) y/o un aumento de la tolerancia al ejercicio y un mayor tiempo de entrada y/o desconexión de la VM. Nota: es posible dar secuencia al entrenamiento hasta que la $PI_{máx}$ alcance el valor previsto o hasta el alta hospitalaria o incluso que siga prescrito para uso doméstico.

TABLA 4 IMT en pacientes en VE y traqueostomizados[1]

	Mañana	Tarde	Noche
Día 1	IMT[2]	IMT[3]	No[4]
Día 2	IMT	IMT	No
Día 3	Reevaluación[5]+IMT	IMT	No

1. Pacientes que permanecen sin VM (ventilación mecánica), pero tienen debilidad de los músculos ventilatorios o retención de CO_2 con capacidad significativa o reducida para realizar ejercicios. Mantener protocolo de movilización.
2. Valor objetivo: 30 repeticiones. Posible para fraccionamiento.
3. Incrementar la carga en el siguiente período, si hay un aumento en el rendimiento (autoinforme mediante escala de Borg o necesidad de menos series).
4. En ausencia de IMT (entrenamiento muscular inspiratorio) en turnos anteriores, se podrá realizar turnos por la noche.
5. En este momento, se espera un aumento en la $PI_{máx}$ y/o una reducción en la PSE (percepción subjetiva del esfuerzo) y/o un aumento en la tolerancia al ejercicio y un mayor tiempo dentro y/o desconexión de la VM.

Nota: si es necesario regresar a la VM, registre el motivo y reinicie el IMT lo antes posible.

TABLA 5 Diagrama de flujo para paciente en VM mediante traqueotomía

	Mañana	Tarde	Noche
Día 1	IMT[2] + retorno a VM[3] + TRE[1]	IMT[4] + retorno a VM[3] + TRE	TRE[5]
Día 2	IMT + retorno a VM + TRE	30 rep. + retorno a VM +TRE[1]	TRE
Día 3	Reevaluación[6] + IMT + retorno a VM + TRE	IMT + retorno a VM + TRE[1]	TRE
Día 4	IMT + retorno a VM + TRE	IMT + retorno a VM + TRE	TRE
Día 5	IMT + retorno a VM + TRE	IMT + retorno a VM + TRE	TRE
Día 6	Reevaluación + IMT + retorno a VM + TRE	IMT + retorno a VM + TRE	TRE

1. La prueba de respiración espontánea (TRE) debe realizarse unos minutos después del IMT (entrenamiento de los músculos inspiratorios), una vez/período, durante 30 a 120 minutos; en caso de incapacidad, registrar el motivo del fallo, preferentemente.
2. Valor objetivo: 30 repeticiones. Posible para fraccionamiento.
3. El regreso a VM (ventilación mecánica) es necesario tanto para descanso entre series como para comodidad si no se puede desconectar al paciente.
4. Incrementar la carga en el siguiente período si hay un aumento en el rendimiento (autoinforme mediante escala de Borg o necesidad de menos series).
5. En ausencia del IMT en turnos anteriores, se podrán realizar turnos por la noche.
6. En este punto se espera mejora en la $PI_{máx}$, reducción en PSE (percepción subjetiva del esfuerzo), mayor tolerancia al ejercicio y mayor tiempo en TRE (prueba de respiración espontánea) y/o desconexión de la VM. En un paciente que permanece con FR (frecuencia respiratoria) < 35, SpO_2 95%, con FiO_2 < 45%, sin signos de dificultad respiratoria, se debe considerar la desconexión de la VM. Si es necesario regresar, registre el motivo.

- La desconexión de la ventilación mecánica debe ser parte del IMT. Sin embargo, permanecer desconectado del ventilador mecánico no debe considerarse entrenamiento, dado que el sujeto no está expuesto a ningún tipo de carga.
- Se debe evaluar cuidadosamente la reconexión al ventilador mecánico. Si existe algún otro motivo de reconexión, es interesante registrar variables de la mecánica de ventilación para compararlas con valores de desconexión anteriores y emitir un diagnóstico funcional responsable del retorno de la ventilación.

TABLA 6 Flujograma para paciente en VM vía tubo orotraqueal[1]

	Mañana	Tarde	Noche
Día 1	IMT[2] + TRE	IMT[3] + TRE	TRE[4]
Día 2	IMT + TRE	30 rep + retorno a VM + TRE[1]	TRE
Día 3	Reevaluación[5] + IMT + TRE	IMT +TRE	TRE
Día 4	IMT + TRE	IMT + TRE	TRE
Día 5	IMT + TRE	IMT + TRE	TRE
Día 6	Reevaluación + IMT + TRE	IMT + TRE	TRE

1. Definir en un protocolo los pacientes que merecen capacitación según los factores de riesgo para VMP (ventilación mecánica prolongada).
2. Valor objetivo: 30 repeticiones. Posible para fraccionamiento.
3. Incrementar la carga en el siguiente período si hay un aumento en el rendimiento (por ejemplo, autoinforme de "más fácil" o necesidad de menos series).
4. En ausencia del IMT (entrenamiento de los músculos inspiratorios) en turnos anteriores, se podrá realizar turnos por la noche.
5. En este punto, se espera una mejora en el $PI_{máx}$, una reducción en el PSE (percepción subjetiva del esfuerzo), una mayor tolerancia al ejercicio y una mayor duración del TRE (prueba de respiración espontánea). Se espera un destete temprano en este perfil de paciente.

- Es importante registrar el diagnóstico funcional, para dejar claro por qué el paciente permanece con ventilación mecánica.
- Los protocolos IMT tienen mayores efectos cuando se asocian con una movilización temprana.
- Los pacientes que sobreviven al Covid-19 entran en el mismo protocolo IMT que los pacientes que utilizan vía aérea artificial, que se describe en este capítulo. No hay especificidad en el destete de estos pacientes ni en el protocolo IMT.

BIBLIOGRAFÍA

1. Aldrich TK, Karpel JP. Inspiratory muscle resistive training in respiratory failure. Am Rev Respir Dis. 1985 Mar;131(3):461-2.
2. Cader SA, Vale RG, Castro JC, Bacelar SC, Biehl C, Gomes MC, et al. Inspiratory muscle training improves maximal inspiratory pressure and may assist

weaning in older intubated patients: a randomised trial. J Physiother. 2010;56(3):171-7.

3. Chang AT, Boots RJ, Brown MG, Paratz J, Hodges PW. Reduced inspiratory muscle endurance following successful weaning from prolonged mechanical ventilation. Chest. 2005;128(2):553-9.
4. Charususin N, Gosselink R, Decramer M, McConnell A, Saey D, Maltais F, et al. Inspiratory muscle training protocol for patients with chronic obstructive pulmonary disease (IMTCO study): a multicentre randomised controlled trial. BMJ Open. 2013;3(8) pii:e003101.
5. Condessa RL, Brauner JS, Saul AL, Baptista M, Silva AC, Vieira SR. Inspiratory muscle training did not accelerate weaning from mechanical ventilation but did improve tidal volume and maximal respiratory pressures: a randomised trial. J Physiother. 2013;59(2):101-7.
6. da Silva Guimarães B, de Souza LC, Cordeiro HF, Regis TL, Leite CA, Puga FP, et al. Inspiratory muscle training with an electronic resistive loading device improves prolonged weaning outcomes in a randomized controlled trial. Crit Care Med. 2021;49(4):589-97.
7. Grams ST, Kimoto KYM, Azevedo EMdO, Lança M, Albuquerque ALPd, Brito CMMd, et al. Unidirectional expiratory valve method to assess maximal inspiratory pressure in individuals without artificial airway. PLoS One. 2015;10(9):e0137825.
8. Hulzebos EH, Helders PJ, Favié NJ, De Bie RA, Brutel de la Riviere A, Van Meeteren NL. Preoperative intensive inspiratory muscle training to prevent postoperative pulmonary complications in high-risk patients undergoing CABG surgery: a randomized clinical trial. JAMA. 2006;296(15):1851-7.
9. Karakurt Z, Fanfulla F, Ceriana P, Carlucci A, Grassi M, Colombo R, et al. Physiologic determinants of prolonged mechanical ventilation in patients after major surgery. J Crit Care. 2012;27(2):221.e9-16.
10. Levine S, Nguyen T, Taylor N, Friscia ME, Budak MT, Rothenberg P, et al. Rapid disuse atrophy of diaphragm fibers in mechanically ventilated humans. N Engl J Med. 2008;358(13):1327-35.
11. Mans CM, Reeve JC, Elkins MR. Postoperative outcomes following preoperative inspiratory muscle training in patients undergoing cardiothoracic or upper abdominal surgery: a systematic review and meta analysis. Clin Rehabil. 2015;29(5):426-38.
12. Marini JJ, Smith TC, Lamb V. Estimation of inspiratory muscle strength in mechanically ventilated patients: the measurement of maximal inspiratory pressure. J Crit Care. 1986;1:32-8.

13. Montemezzo D, Fregonezi GA, Pereira DA, Britto RR, Reid WD. Influence of inspiratory muscle weakness on inspiratory muscle training responses in chronic heart failure patients: a systematic review and meta-analysis. Arch Phys Med Rehabil. 2014;95(7):1398-407.
14. Moodie LH, Reeve JC, Vermeulen N, Elkins MR. Inspiratory muscle training to facilitate weaning from mechanical ventilation: protocol for a systematic review. BMC Research Notes. 2011;4:283.
15. Paiva DN, Assmann LB, Bordin DF, Gass R, Jost RT, Bernardo-Filho M, et al. Inspiratory muscle training with threshold or incentive spirometry: which is the most effective? Rev Port Pneumol. 2015;21(2):76-81.
16. Ribeiro JP, Chiappa GR, Callegaro CC. Contribuição da musculatura inspiratória na limitação ao exercício na insuficiência cardíaca: mecanismos fisiopatológicos. Rev Bras Fisioter. 2012;16(4):261-7.
17. Schellekens WJ, van Hees HW, Doorduin J, Roesthuis LH, Scheffer GJ, van der Hoeven JG, et al. Strategies to optimize respiratory muscle function in ICU patients. Crit Care. 2016;20(1):103.
18. Shi Z, Bogaards SJP, Conijn S, Onderwater Y, Espinosa P, Bink DI, et al. Covid-19 is associated with distinct myopathic features in the diaphragm of critically ill patients. BMJ Open Respir Res. 2021;8(1):e001052.
19. Silva PCA, Almeida MLO, Reis HFC. Força muscular respiratória em diferentes tempos de oclusão em pacientes com traumatismo cranioencefálico. Fisioterapia Brasil. 2016;17(1):10-6.
20. Silva PE. Inspiratory muscle training in mechanical ventilation: suitable protocols and endpoints, the key to clear results: a critical review. Assobrafir Ciência. 2015;6(1):21-30.

9 Realidad virtual en la unidad de cuidados intensivos

Lucas de Assis Pereira Cacau
Manoel Luiz Cerqueira Neto
Telma Cristina Fontes Cerqueira

INTRODUCCIÓN

Los avances técnicos y científicos en el cuidado del paciente crítico han aumentado considerablemente la supervivencia, proporcionando así un aumento del tiempo de exposición a factores que inciden directamente en la función física y la calidad de vida tras el alta hospitalaria.

A pesar de todos estos avances, se sabe que el ingreso a la unidad de cuidados intensivos (UCI) es una experiencia estresante y a menudo traumática para los pacientes y sus familias. La inmovilidad prolongada en la cama y la sedación son comunes durante el tratamiento y pueden llevar a una DAUCI, sueño interrumpido, estadías largas, períodos prolongados de dolor, *delirium* y riesgo aumentado de deterioro cognitivo a largo plazo, además del aumento de los costes sanitarios.

Las pautas de rehabilitación para pacientes críticos enfatizan estrategias como controlar el *delirium*, el dolor, el ruido y la luz y promover un buen sueño. El tratamiento fisioterapéutico, mediante programas de ejercicio regular precoz y progresivo, es fundamental en el proceso de readaptación funcional, utilizando cada vez más recursos tecnológicos.

En este contexto, la realidad virtual (RV) es un recurso que cuenta con una tecnología prometedora que puede satisfacer esta necesidad y fortalecer la atención de cabecera de los pacientes de la UCI, siendo bien tolerada por los pacientes hospitalizados cuando se utiliza para rehabilitación cognitiva y motora. La realidad virtual ha sido elogiada por mitigar algunas limitaciones de las terapias tradicionales.

ASPECTOS CONCEPTUALES

Se han realizado muchos estudios utilizando la RV en diferentes condiciones y protocolos de rehabilitación. Al tratarse de una tecnología algo nueva, el gran reto es demostrar la aceptabilidad y seguridad de las intervenciones con este recurso en pacientes graves y críticos en la UCI.

La RV utiliza tecnologías de interfaz avanzadas a través de las cuales el usuario no está frente al monitor, sino inmerso en un mundo tridimensional generado por el *software*. Para lograr los objetivos de su tratamiento, el entorno virtual trabaja con las funciones específicas que desea recuperar, actuando principalmente sobre la atención, la memoria y la fuerza física, y demandando estrategias de desafío, comunes a los juegos educativos.

La tecnología computarizada tiene la capacidad de crear un entorno de ejercicio en el que la intensidad de la práctica y el *feedback* positivo pueden ser consistentes y manipularse y mejorarse sistemáticamente para crear el aprendizaje motor más apropiado e individualizado. Agregar capacidades de realidad virtual a las actividades de aprendizaje motor proporciona una correspondencia espacial tridimensional entre el grado de movimiento en el mundo real y el que se ve en la pantalla de una computadora.

El fundamento para utilizar estrategias de tratamiento con RV se basa en el precepto de agregar un factor motivacional que ayude al paciente a realizar los movimientos pretendidos con el tratamiento fisioterapéutico, contribuyendo así al proceso de recuperación.

La RV integra tres conceptos: *inmersión, interacción* y *participación.*

La *inmersión* está relacionada con el objetivo de mostrar que el usuario, al sumergirse en el ambiente virtual, puede experimentar la sensación de estar dentro del entorno. Sin embargo, la identificación de la proporción de inmersión es captada por dispositivos que transmiten al usuario la sensación de ingresar al entorno virtualizado, llevando sus sentidos sensoriales y su atención a lo que sucede dentro de ese espacio. Estos dispositivos aíslan al paciente del mundo exterior, permitiéndole manipular y explorar objetos de forma natural en lugar de ser simplemente un observador.

La *interacción* está asociada a la capacidad de la computadora para detectar las entradas del usuario y modificar, en tiempo real, el mundo virtual y las acciones en él. La gente aprecia una buena simulación y está feliz al ver que las escenas/situaciones cambian según sus órdenes, y esta es una de las razones por las que utilizan la RV para divertirse. La interacción es uno de los principios básicos de los videojuegos. Para aparentar aún más realismo, el entorno virtual incluye objetos simulados, incluyendo también la inserción de sonidos ambientales y ruidos asociados con objetos específicos.

La *participación*, a su vez, se relaciona al grado de estimulación necesario para que una persona se comprometa con una determinada actividad, que puede ser activa (como participar en un juego o visualizar un entorno virtual) o pasiva (como leer un libro o participar en una cirugía virtual).

DISPOSITIVOS

Los dispositivos RV tienen la función básica de generar la sensación de inmersión, interacción e implicación del usuario en un entorno virtual. Las características deseables de estos sistemas son el realismo visual y la interacción intuitiva (generalmente con dispositivos diseñados para monitorear movimientos), lo que permite al usuario concentrarse en la tarea en cuestión.

Los sistemas de RV se componen de: *hardware* (rastreadores de posición, reconocimiento de voz, mandos, tablas de equilibrio, colchonetas y ratones), que funcionan leyendo los movimientos realizados por el usuario (y las distintas partes de su cuerpo) y estimulando sus sentidos sensoriales; y un *software*, que recoge y lee los datos durante cada juego.

Para su aplicabilidad en rehabilitación, los juegos deben estar diseñados para desencadenar estímulos cognitivos, emocionales y físicos que lleven a los jugadores/pacientes a conseguir los resultados derivados de esta inmersión rehabilitadora.

Tenemos varios de esos juegos disponibles en el mercado y algunos tipos incluyen Wii Fit Plus, Wii Sports Resort, Kinect Sports y Dance Dance Revolution. Juegos activos como estos se han utilizado para mejorar las habilidades motoras de los jugadores, su equi-

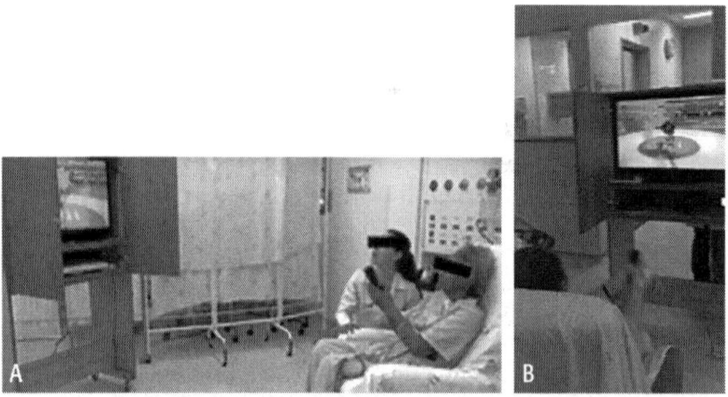

FIGURA 1 A Y B Paciente anciano sentado fuera de la cama usando un dispositivo de realidad virtual durante la rehabilitación en la unidad de cuidados intensivos.
Fuente: Gomes et al., 2019.[9]

librio, agilidad y fuerza en diversos perfiles de pacientes sometidos a rehabilitación.

Un estudio con pacientes en estado crítico utilizó un dispositivo inmersivo (Figura 2), lo que demuestra un alto nivel de aceptación de la intervención de RV, a pesar de los bajos niveles de experiencia previa con tecnologías de realidad virtual y videojuegos entre los pacientes de la UCI. En general, el 78% de los pacientes calificaron su experiencia de manera positiva y todos los participantes informaron al menos una sensación moderada de presencia en el entorno virtual. Este éxito sugiere que la RV es una tecnología prometedora para ayudar a aliviar a los pacientes del ruido y los estímulos del entorno típico de la UCI.

El equipo denominado Dreams (*Digital Rehabilitation Environment Augmenting Medical System*) es un conjunto de dispositivos

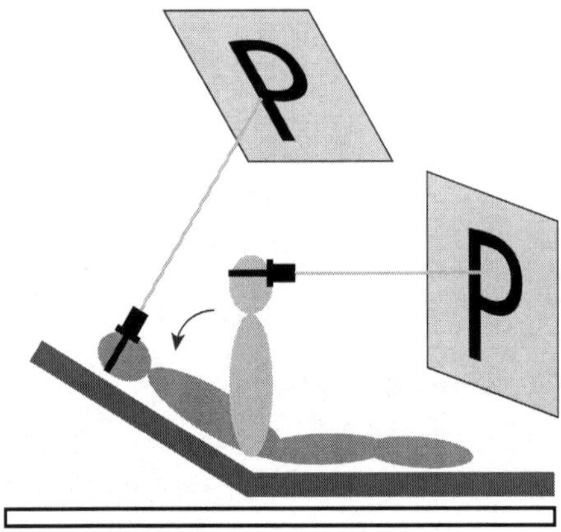

FIGURA 2 Dispositivo Dreams.
Fuente: Jawed et al., 2021.[12]

desarrollados para ofrecer facilidad de configuración al operador, y también es apreciado por los participantes.

Cada componente del Dreams está ampliamente disponible, una vez que la mayoría de las personas ya están familiarizadas con las interfaces de los teléfonos inteligentes. Además, Dreams se puede desinfectar rápida y fácilmente con toallitas desinfectantes comunes, cubiertas sanitarias desechables y dispositivos germicidas ultravioleta.

Dreams (Figura 3) demostró la viabilidad de su uso con el objetivo de promover la relajación de los pacientes en la UCI. A pesar de que no hubo efectos clínica o estadísticamente significativos sobre la fisiología, el dolor o el sueño, los participantes disfrutaron enormemente de las experiencias de RV proporcionadas por este dispositivo. Los resultados demostraron que, para los pacientes de la UCI, la RV puede servir como una distracción bienvenida de las inevitables molestias asociadas con la atención en la UCI. En conjunto, los resultados muestran que la RV es una opción prometedora para ayudar a mejorar la experiencia de estos pacientes.

Otro dispositivo es el *head-mounted display* (HMD), que se lleva en la cabeza o como parte de un casco, y que consiste en una pequeña pantalla óptica delante de uno o cada ojo. A diferencia de una pantalla de oficina, el HMD proporciona una exploración visual más natural y permite una mayor inmersión. Además, la realidad virtual

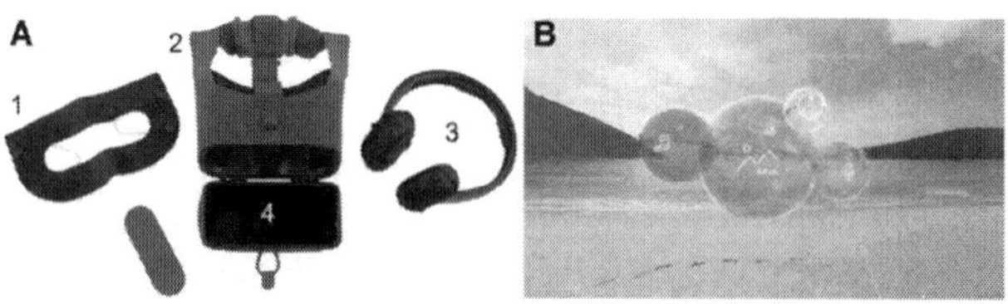

FIGURA 3 Dispositivo Dreams.
Fuente: Ong et al., 2020a.

basada en HMD permite a los pacientes críticamente enfermos interactuar con un entorno virtual desde la cama en posición reclinada.

Al observar la producción científica sobre RV en los últimos años, es innegable que el área de la salud ha sido un importante campo de aplicación, contribuyendo para que la propia tecnología evolucione en términos de *hardware* y *software*, con el fin de satisfacer las demandas específicas del área de aplicación. La viabilidad de reproducir situaciones reales sin riesgo para los pacientes, la reducción de costes que supone la disminución del uso de objetos físicos y la posibilidad de simular y visualizar acciones imposibles de percibir en el mundo real son razones por las que la RV aplicada a la salud constituye un área de creciente interés, con beneficios tanto para la salud como para el desarrollo de áreas tecnológicas.

Durante la pandemia de Covid-19, se desarrolló un ensayo clínico multicéntrico aleatorizado para evaluar el efecto de una intervención de realidad virtual específica de la UCI (Figura 4), ofrecida meses después del alta hospitalaria, sobre el bienestar psicológico y la calidad de vida en pacientes diagnosticados con Covid-19 atendidos en este entorno. Los resultados de este estudio mostrarán si la realidad virtual es una modalidad que se puede implementar para mejorar la atención post-UCI y si se puede adaptar a enfermedades específicas.

APLICABILIDAD

La RV puede utilizarse como herramienta adicional a protocolos fisioterapéuticos y multidisciplinarios, con amplia aplicabilidad, y puede utilizarse en la prevención/recuperación de habilidades motoras, cognitivas y sensoriales, además de promover la motivación y mejorar la experiencia de los pacientes de UCI y sus familias, aportando bienestar psicológico, funcionalidad y calidad de vida.

Un estudio de revisión reciente mostró que existe un gran potencial para el uso de la RV en cuidados intensivos, aunque es un nuevo

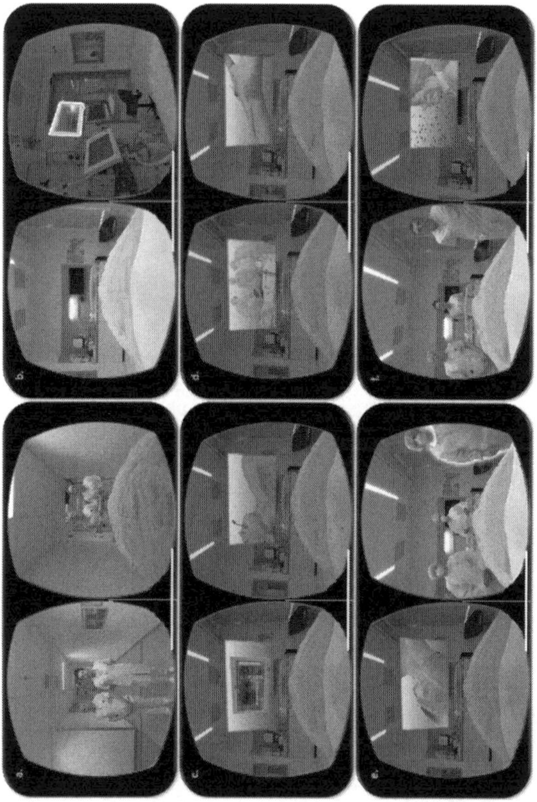

FIGURA 4 Dispositivo de realidad virtual utilizado dentro del ambiente de la unidad de cuidados intensivos.

Fuente: Vlake et al., 2021b.[25]

dominio de investigación, con la mayoría de sus áreas de aplicación aún en las primeras etapas de desarrollo, lo que requiere una evaluación más sólida de su eficacia.

Función física

Pocos pacientes de cuidados intensivos son físicamente activos, e incluso cuando están activos, el nivel de actividad física es muy bajo. La inactividad puede causar problemas respiratorios y cardíacos y una funcionalidad reducida, incluso después de la hospitalización, así como una reducción de la calidad de vida. La realidad virtual utilizada durante la fisioterapia como complemento al tratamiento convencional es una interesante herramienta de ejercicio para aumentar la movilización y la actividad física en pacientes de UCI con el objetivo de reducir el comportamiento sedentario durante la hospitalización y ofrecer un nivel de actividad suficiente para revertir el estado de inactividad.

Estudios anteriores demuestran que los movimientos corporales realizados a través de la RV son capaces de generar niveles suficientes de actividad, ofreciendo cierto grado de ejercicio y alterando el estado de inmovilidad de los pacientes. De este modo, satisfacen la demanda de nuevas herramientas que reduzcan de forma segura la inmovilización en pacientes de la UCI. Estos hallazgos son importantes porque, para los ingresados en la UCI, la actividad física ha demostrado beneficios en la prevención del síndrome de inmovilización, que puede afectar negativamente las actividades diarias de los pacientes después del alta.

En otras poblaciones, esta herramienta también resulta prometedora para la rehabilitación y la continuación del ejercicio en pacientes con una variedad de enfermedades. Se ha demostrado que los juegos pueden producir un nivel de movimiento corporal suficiente para animar a individuos sanos a participar en actividades y procesos de rehabilitación. La fisioterapia con videojuegos ha tenido buena aceptación por parte de los pacientes críticos; la mayoría disfruta la actividad y muestra interés en participar en la siguiente sesión. Los pacientes se divierten con esta herramienta y desarrollan motivación para realizar una actividad. Además, es una herramienta segura, que probablemente será elegida por el paciente durante la fisioterapia.[9]

En la población de pacientes posquirúrgicos cardíacos, los estudios han demostrado que la RV utilizada durante la hospitalización, incluido el período de ingreso en la UCI, puede proporcionar un alta temprana debido a una mejor recuperación de la capacidad funcional, como se observa en función de la mayor distancia recorrida en la prueba de caminata de seis minutos que se realiza el día del alta hospitalaria, como resultado de la mitigación del dolor y el aumento de los niveles de energía.[3,23] Una mayor capacidad para caminar se traduce en una mayor aptitud cardiovascular,[17] lo que quedó demostrado en estos pacientes, confirmando la validez y seguridad de la realidad virtual como herramienta de rehabilitación. Los autores informan que la inserción de una nueva herramienta terapéutica como coadyuvante en el proceso de rehabilitación también puede haber mejorado la calidad de la atención a los pacientes hospitalizados, contribuyendo a una reducción del tiempo de hospitalización. En este contexto, está claro que todavía hay margen de progreso en los cuidados posoperatorios en lo que respecta a los costes quirúrgicos.

Cuando se utiliza durante la fase 2 de rehabilitación cardíaca, los estudios han demostrado que la RV fue capaz de reducir el tiempo para alcanzar la frecuencia cardíaca objetivo en el tratamiento, debido a la motivación y distracción adicionales.[4]

Se describen otros beneficios derivados del uso de la RV, como mejoras sensoriomotoras,[1] en la función de los miembros superiores[15] y en el proceso de percepción visual y marcha de los pacientes posictus.[6] La RV también se utiliza para fomentar la actividad física en personas obesas, pudiendo ayudar en el ejercicio regular, a través de la motivación y el *feedback* proporcionado.[2]

Es claro que, además del trabajo motor, la implicación con el "mundo virtual" a través de juegos interactivos genera la adición de un factor motivacional que contribuye al programa de rehabilitación fisioterapéutica, asegurando una mejor funcionalidad.[4]

Dolor

Con la atención centrada en lograr un objetivo en el juego, los pacientes pueden minimizar el efecto psicosomático del dolor, lo que los lleva a participar más eficazmente en el proceso de rehabilitación. El uso de la RV ha sido descrito como capaz de brindar distracción durante el abordaje fisioterapéutico en procedimientos que desencadenan una exacerbación del dolor, generando mejores respuestas en el movimiento físico y la movilidad, describiéndose como una experiencia placentera en el proceso de rehabilitación.[11,16]

En otro hallazgo, la realidad virtual demostró ser capaz de reducir la ansiedad y la percepción del dolor en pacientes pediátricos sometidos a fisioterapia posoperatoria, debido a que tiene el juego como elemento motivador.[5] Presumiblemente, parte del motivo de los resultados de estos estudios fue el hecho de que la experiencia de realidad virtual disminuyó la conciencia real de las molestias físicas de los sujetos y, por lo tanto, ejercieron un mayor nivel de actividad.

Un estudio piloto analizó si la realidad virtual inmersiva podría servir como un complemento analgésico no opioide a niños con quemaduras graves durante la limpieza de quemaduras en la UCI. Los pacientes jugaron SnowWorld, un cañón nevado interactivo en 3D en realidad virtual, durante algunas etapas del tratamiento de la herida.

Se observó que la RV redujo significativamente las calificaciones de "peor dolor" de los niños durante los procedimientos de limpieza de quemaduras, y se concluyó que la RV inmersiva puede ayudar a reducir el dolor en estos niños.[11] Teniendo esto en cuenta, la realidad virtual puede eventualmente resultar "ahorradora de opioides" durante la hospitalización.[14,18] Se necesita investigación adicional para buscar formas de hacer que la analgesia con RV sea más potente,[28] pero la RV tiene un gran potencial como nueva estrategia para la medicina conductual.[13] Afortunadamente, la analgesia mediante RV no se limitaría a pacientes con quemaduras graves, sino que podría utilizarse para una amplia gama de procedimientos dolorosos en la UCI.[11]

Función cognitiva

En cuanto a la función cognitiva, se llevó a cabo un estudio centrado en la aplicación de un sistema basado en RV no inmersivo para la intervención neurocognitiva en pacientes críticos. El objetivo fue evaluar la viabilidad de medidas de resultado para detectar el impacto de esta terapia digital en los aspectos cognitivos y emocionales de pacientes adultos con ventilación mecánica durante su estancia en la UCI. Al mes de seguimiento, los pacientes que utilizaron la plataforma de *Rehabilitación Neurocognitiva Temprana en Cuidados Intensivos* (*Early Neurocognitive Rehabilitation in Intensive Care* - Enric) obtuvieron mejores puntuaciones en la memoria de trabajo y mostraron hasta un 50% menos ansiedad y depresión inespecíficas que los pacientes que recibieron la atención habitual. Los resultados sugieren que la estimulación neurocognitiva basada en RV no inmersiva puede ayudar a mejorar los resultados de la memoria de trabajo a corto plazo en los sobrevivientes de enfermedades críticas. Además, esta ventaja podría mantenerse a largo plazo.

La plataforma Enric fue diseñada por un equipo multidisciplinario. Es un *software* con diversos ejercicios cognitivos, incluyendo los de observación pasiva, guiada, atención y memoria de trabajo, específicamente diseñados o adaptados al entorno de la UCI y al paciente en VM. Todos los ejercicios se basan en programas de rehabilitación previos que han demostrado ser eficaces para mejorar los resultados cognitivos en pacientes con trastornos neurocognitivos y de salud mental. Utilizando una unidad central de procesamiento, un televisor de pantalla plana y un sensor de movimiento

Kinect® para detectar el movimiento de los brazos y las manos del paciente, el *software* de estimulación sitúa a los pacientes en un ambiente relajante que consta de cuatro escenas con sonidos reales de la naturaleza donde pueden caminar acompañados por un avatar virtual. Todos los escenarios resultaron eficaces para reducir el estrés y la ansiedad en pacientes críticos. La jornada por el mundo virtual y la secuencia de ejercicios cognitivos estaban inicialmente predefinidos; sin embargo, el terapeuta puede modificar el recorrido, reconfigurar el orden en que aparecen los ejercicios o cambiar de un ejercicio a otro mediante comandos. Junto al terapeuta, el avatar virtual guía al paciente y le da instrucciones, a la vez que le anima a realizar trabajo cognitivo, ejercicios y relajación.[20]

La realidad virtual también se ha utilizado para tratar problemas psicológicos y psiquiátricos. Se demuestran buenos resultados en el tratamiento de la esquizofrenia.[8] En el entorno de la UCI, otro estudio evaluó la viabilidad y efectividad del uso de la RV meditativa con un enfoque en la calma y la relajación para mejorar la experiencia hospitalaria de los pacientes críticos, observando que la intervención preventiva mejoró la experiencia de los pacientes en la UCI con una reducción en los niveles de ansiedad y depresión (Ong et al., 2020a).

La RV también puede ser una estrategia para los familiares de pacientes críticos, ya que el ingreso de un familiar en la UCI puede provocar sufrimiento psicológico y un duelo complicado. La evidencia sugiere que una mayor angustia durante una estadía en la UCI aumenta el riesgo de síndrome familiar post cuidados intensivos (PICS-F), lo que resulta en dificultad para regresar a la vida normal después de la experiencia en la UCI. Actualmente faltan intervenciones efectivas para mejorar la PICS-F. Algunos autores plantean la hipótesis de que proporcionar información mediante realidad virtual específica de la UCI a los familiares puede mejorar la comprensión de esta afección y, posteriormente, mejorar el bienestar psicológico y la calidad de vida de los familiares de los pacientes ingresados en la unidad (Vlake et al. al., 2021b).

Delirium

Los pacientes críticamente enfermos a menudo desarrollan *delirium*, definido como una alteración de la atención, la conciencia y la cognición, con una capacidad reducida para dirigir, enfocar, sostener y desviar la atención y con una orientación reducida hacia el entorno. El *delirium* afecta profundamente a los pacientes y sus familias, ya que se asocia con mayor mortalidad, mayor deterioro cognitivo, mayor duración de la VM, extubación no planificada, retirada de catéteres por parte del paciente y estancias hospitalarias en UCI más prolongadas. Además, se ha demostrado que la duración del *delirium* se asocia con un peor deterioro cognitivo a largo plazo. Este trastorno puede presentarse de forma hipoactiva, hiperactiva o mixta. Desafortunadamente, el *delirium* a menudo escapa al diagnóstico, ya que la mayoría de las veces se presenta con hipoactividad y somnolencia. Por otro lado, puede reconocerse más fácilmente cuando los pacientes están hiperactivos o agitados.

En la prevención y el tratamiento del *delirium* en la UCI se discuten estrategias farmacológicas y no farmacológicas, aunque dichas estrategias siguen siendo controvertidas. El uso de estimulación mediante RV inmersiva aparece como un recurso para reducir la incidencia de *delirium* en la UCI. Además, el uso de sensores para determinar los patrones de movimiento del paciente puede permitir una detección temprana de esta afección.

Un protocolo de ensayo clínico aleatorizado propone utilizar contenido relajante de RV inmersivo de 360 grados reproducido dentro de una pantalla adjunta a la cabeza del paciente, complementado con auriculares con cancelación de ruido, tres veces al día, proporcionando a los pacientes aislamiento de los trastornos de la UCI.

Se cree que, al ofrecer esta experiencia, la incidencia del *delirium* disminuirá entre estos pacientes. Además, los patrones de movimiento de los pacientes se registrarán mediante sensores ambientales y portátiles. Se cree que identificar los patrones de movimiento asociados con el *delirium* permitirá una detección e intervención tempranas, lo que puede mejorar aún más los resultados negativos a largo plazo asociados con el *delirium* durante cuidados intensivos.

Un desafío aún presente para el uso de la RV es la reacción impredecible de los pacientes a la estimulación de la RV cuando ya se encuentran en un estado de *delirium*. Aún se desconoce la viabilidad, ya que puede provocar un aumento de la actividad motora si estos pacientes padecen *delirium* hiperactivo. Además, existe el riesgo de que los participantes delirantes no toleren el uso de monitores y auriculares conectados y puedan intentar quitárselos por sí solos. Esto puede convertirse en una limitación a la hora de reclutar participantes, ya que los pacientes pueden entrar en un estado de *delirium* poco después del ingreso en la UCI.[19]

Con base en los resultados reportados en la literatura mundial, los estudios actuales alientan a los investigadores a buscar nuevas fronteras en el uso de la RV, considerada una opción terapéutica para las más diversas disfunciones.

SEGURIDAD

Los profesionales de la UCI opinan que la intervención de RV debería estar disponible para sus pacientes. Sin embargo, existen preocupaciones con respecto a la implementación de la tecnología, especialmente cuando los dispositivos están en contacto físico con el paciente. Estas preocupaciones están relacionadas, por ejemplo, con la "interferencia de los equipos de soporte vital", incluidos los auriculares, que pueden enredarse en los catéteres intravenosos y provocar el deslizamiento del tubo endotraqueal, entre otras cosas. Sin embargo, los estudios demuestran que la intervención mediante RV en pacientes de UCI con ventilación mecánica y en estado crítico es segura. Además, la mayoría de los dispositivos para vehículos recreativos disponibles comercialmente son fáciles de usar, portátiles y se desinfectan fácilmente con toallitas desinfectantes comunes.

Un desafío importante al utilizar un dispositivo de RV es monitorear la intensidad y las respuestas fisiológicas durante su uso, de modo que el gasto de energía no supere el umbral de seguridad en el caso de pacientes críticamente enfermos.

El estudio de Hurkmans et al. (2011) investigó el gasto energético de pacientes con accidente cerebrovascular crónico mientras jugaban al tenis y boxeo usando Wii Sports en orden aleatorio durante quince minutos cada uno, con un descanso de diez minutos entre los partidos. Se utilizó un analizador de gases portátil para medir el consumo de oxígeno (VO_2), sentado y durante el juego de Wii Sports, y el gasto energético se expresó en equivalentes metabólicos (MET), calculados en base al VO_2. La actividad física se clasificó como moderada (3 a 6 MET) o vigorosa (>6 MET) según las directrices del *American College of Sports Medicine* y la *American Heart Association*. El gasto energético promedio (± DE) durante el juego en Wii Sports fue de 3,7 (± 0,6) MET para el tenis y 4,1 (± 0,7) MET para el boxeo (Hurkmans, 2011).

Suponiendo un gasto energético y una demanda metabólica optimizados, es necesario establecer criterios bien definidos para la inclusión de pacientes críticamente enfermos en un programa de reintegración funcional mediante RV, con el fin de promover un enfoque seguro, eficiente y eficaz. Se debe tener en cuenta el proceso fisiopatológico asociado al deterioro funcional relacionado con la hospitalización, la inmovilidad, la acción farmacológica, entre otros.

El algoritmo mostrado en la Figura 5 presenta una propuesta de sistematización para la evaluación de pacientes críticos, ante la posibilidad de participación activa en un programa de RV.

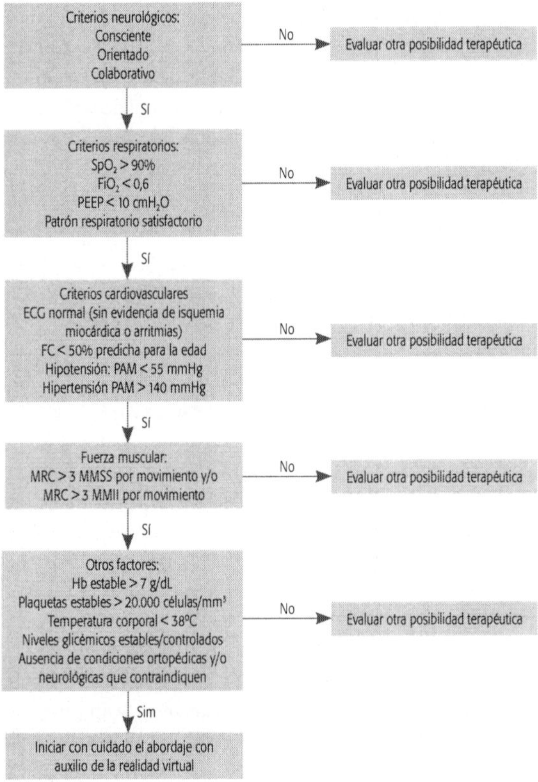

FIGURA 5 Algoritmo para evaluar pacientes candidatos a un abordaje terapéutico mediante RV.

ECG: electrocardiograma; FC: frecuencia cardíaca; FiO_2: fracción inspirada de oxígeno; Hb: hemoglobina; MMII: miembros inferiores; MMSS: miembros superiores; MRC: *Medical Research Council*; PAM: presión arterial media; PEEP: *positive expiratory end pressure*; RV: realidad virtual; SpO_2: saturación parcial de oxígeno.

Fuente: adaptada de França et al., 2012[7] e Stiller, 2007.[24]

La RV ayuda a promover la movilidad al optimizar la reversión de la inactividad mediante el uso de componentes de rehabilitación que están directamente involucrados en la fisiopatología de las enfermedades críticas. Esto facilita la adherencia al tratamiento, con la consiguiente mejora en la recuperación funcional, restauración de la marcha, control postural, cognición y calidad de vida durante la hospitalización.

BIBLIOGRAFÍA

1. Adamovich SV, Fluet GG, Tunik E, Merians AS. Sensorimotor training in virtual reality: a review. NeuroRehabilitation. 2009;25(1):29-44.
2. Bordnick PS, Carter BL, Traylor AC. What virtual reality research in addictions can tell us about the future of obesity assessment and treatment. J Diabetes Sci Technol. 2011;5(2):265-71.
3. Cacau LAP, Oliveira GU, Maynard LG, Araújo Filho AA, Silva Junior WM, Cerqueira Neto ML, et al. The use of the virtual reality as intervention tool in the postoperative of cardiac surgery. Rev Bras Cir Cardiovasc. 2013;28(2): 281-9.
4. Chuang TY, Sung WH, Lin CY. Application of a virtual reality- enhanced exercise protocol in patients after coronary bypass. Arch Phys Med Rehabil. 2005;86(10):1929-32.
5. Dahlquist LM, Weiss KE, Clendaniel LD, Law EF, Ackerman CS, McKenna KD. Effects of videogame distraction using a virtual reality type head-mounted display helmet on cold pressor pain in children. J Pediatr Psychol. 2009;34(5):574-84.
6. Deutsch JE, Borbely M, Filler J, Huhn K, Guarrera-Bowlby P. Use of a low-cost, commercially available gaming console (Wii) for rehabilitation of an adolescent with cerebral palsy. Phys Ther. 2008;88(10):1196-207.
7. França EE, Ferrari F, Fernandes P, Cavalcanti R, Duarte A, Martinez BP, et al. Fisioterapia em pacientes críticos adultos: recomendações do Departamento de Fisioterapia da Associação de Medicina Intensiva Brasileira. Rev Bras Ter Intensiva. 2012;24(1).
8. Freeman D. Studying and treating schizophrenia using virtual reality: a new paradigm. Schizophr Bull. 2008 Jul;34(4):605-10.

9. Gomes TT, Schujmann DS, Fu C. Rehabilitation through virtual reality: physical activity of patients admitted to the intensive care unit. Rev Bras Ter Intensiva. 2019;31(4):456-63.
10. Hill JE, Twamley J, Breed H, Kenyon R, Casey R, Zhang J, Clegg A. Scoping review of the use of virtual reality in intensive care units. Nurs Crit Care. 2021 Nov.
11. Hoffman HG, Rodriguez RA, Gonzalez M, Bernardy M, Peña R, Beck W, et al. Immersive virtual reality as an adjunctive non-opioid analgesic for pre-dominantly Latin American children with large severe burn wounds during burn wound cleaning in the intensive care unit: a pilot study. Front Hum Neurosci. 2019 Aug 8.
12. Jawed YT, Golovyan D, Lopez D, Smith JP, Kok L, Khan BA, et al. Feasibility of a virtual reality intervention in the intensive care unit. Heart & Lung. 2021;50:748753.
13. Keefe FJ, Main CJ, George SZ. Advancing psychologically informed practice for patients with persistent musculoskeletal pain: promise, pitfalls, and solutions. Phys Ther. 2018;98:398-407.
14. Kipping B, Rodger S, Miller K, and Kimble R M. Virtual reality for acute pain reduction in adolescents undergoing burn wound care: a prospective randomized controlled trial. Burns. 2012;38:650-57.
15. Laver K, George S, Thomas S, Deutsch JE, Crotty M. Cochrane review: virtual reality for stroke rehabilitation. Eur J Phys Rehabil Med. 2012;48(3):523-30.
16. Li A, Montaño Z, Chen VJ, Gold JI. Virtual reality and pain management: current trends and future directions. Pain Manag. 2011;1(2):147-57.
17. Macchi C, Fattirolli F, Lova RM, Conti AA, Luisi ML, Intini R, et al. Early and late rehabilitation and physical training in elderly patients after cardiac surgery. Am J Phys Med Rehabil. 2007;86(10):826-34.
18. McSherry T, Atterbury M, Gartner S, Helmold E, Searles D M, Schulman C. Randomized, crossover study of immersive virtual reality to decrease opioid use during painful wound care procedures in adults. J. Burn Care Res. 2018;39:278-85.
19. Naef AC, Jeitziner M-M, Gerber SM, Jenni-Moser B, Müri RM, Jakob SM, et al. Virtual reality stimulation to reduce the incidence of delirium in critically ill patients: study protocol for a randomized clinical trial. Trials. 2021 Mar 1;22(1):174.
20. Navarra-Ventura G, Gomà G, Haro C, Jodar M, Sarlabous L, Hernando D, et al. Virtual reality-based early neurocognitive stimulation in critically ill patients: a pilot randomized clinical trial. J Pers Med. 2021;11:1260.

21. Ong TL, Ruppert MM, Akbar M, Rashidi P, Ozrazgat-Baslanti T, Bihorac A, et al. Experience with virtual reality: a feasibility study. Crit Care Expl. 2020a; 2:e0122.
22. Ong TL, Ruppert MM, Akbar M, Rashidi P, Ozrazgat-Baslanti T, Bihorac A, et al. Improving the intensive care patient experience with virtual reality: a feasibility study. Crit Care Expl. 2020b;2:e0122.
23. Ribeiro BC, Guimarães JJ, Rocha AMC, Cunha CNS, Cunha KC, Falcão LFM, et al. Different physiotherapy protocols after coronary artery bypass graft surgery: a randomized controlled trial. Physiother Res Int. 2020;e1882.
24. Stiller K. Safety issues that should be considered when mobilizing critically ill patients. Crit Care Clin. 2007;23(1):35-53.
25. Vlake JH, van Bommel J, Wils E-J, Korevaar TIM, Hellemons ME, Schut AFC, et al. Effect of intensive care unit-specific virtual reality (ICU-VR) to improve psychological well-being and quality of life in COVID-19 ICU survivors: a study protocol for a multicentre, randomized controlled trial. Trials. 2021b; 22:328.
26. Vlake JH, Bommel JV, Wils E-J, Korevaar TI, Hellemons ME, Schut AF, et al. Effect of intensive care unit-specific virtual reality (ICU-VR) to improve psychological well-being and quality of life in COVID-19 ICU survivors: a study protocol for a multicentre, randomized controlled trial. Trials. 2021;22:328.
27. Vlake JH, van Bommel J, Wils E-J, Korevaar T, Hellemons ME, Klijn E, et al. Virtual reality for relatives of ICU patients to improve psychological sequelae: study protocol for a multicentre, randomised controlled trial. BMJ Open. 2021a;11:e049704.
28. Wender R, Hoffman HG, Hunner HH, Seibel EJ, Patterson DR, Sharar SR. Interactivity influences the magnitude of virtual reality analgesia. J. Cyber Ther Rehabil. 2009;2:27-33.

10 Electroestimulación neuromuscular transcutánea en pacientes críticos

Francimar Ferrari Ramos
Indianara Araújo Nascimento
Alexandre Simões Dias

INTRODUCCIÓN

Los extraordinarios avances tecnológicos y las mejoras científico-técnicas en las estrategias de soporte vital del paciente crítico han promovido una gran mejora en los resultados asistenciales en las últimas décadas. Por esta razón, los resultados a corto plazo de los pacientes de la unidad de cuidados intensivos (UCI), incluidas la mortalidad y las tasas de supervivencia a 28 días, han mejorado espectacularmente. Sin embargo, no podemos hacer la misma afirmación sobre el pronóstico clínico funcional a largo plazo, así como sobre la calidad de vida de los pacientes que sobreviven a cuidados intensivos.[1]

Por lo tanto, la adopción de estrategias para prevenir y recuperar el deterioro funcional resultante de los diversos factores neuromiopatógenos presentes en pacientes críticos ha adquirido una importancia epidemiológica de emergencia,[2,3] y en este contexto, la adopción de estrategias de movilización temprana (MT) es esencial.

La estimulación eléctrica neuromuscular (NMES) es el recurso más prometedor para mitigar el marcado catabolismo muscular relacionado con enfermedades críticas, y puede usarse para mejorar las estrategias de rehabilitación funcional y acelerar la recuperación neuromuscular entre los sobrevivientes.[4,5]

La MT en grupos seleccionados de pacientes críticamente enfermos puede mejorar la fuerza muscular y acelerar la independencia para las actividades de la vida diaria.[6-10] Sin embargo, la institución de ejercicios de movilización "tempranos" a menudo se retrasa debido a la inestabilidad clínica de algunos pacientes.[11] Además, la aparición de un bajo nivel de conciencia y cognición, muy común en pacientes que han salido de un estado crítico, puede imposibilitar la colaboración adecuada con la fisioterapia, limitando la intervención fisioterapéutica a ejercicios de movilización pasiva y posicionamiento en la cama.[12] Estos recursos pueden preservar la arquitectura de la fibra muscular, pero probablemente no sean efectivos para prevenir la pérdida pronunciada de masa muscular que afecta a los pacientes en esta etapa de la enfermedad crítica.[10] Por lo tanto, los protocolos de MT convencionales solo son efectivos para pacientes alertas y cooperativos, lo que probablemente ha causado un volumen de entrenamiento registrado de solo el 14% de la duración total de la estancia en la UCI, lo que justifica resultados inferiores a los deseados en muchos estudios.[12]

Las investigaciones actuales sugieren que la intervención temprana, en los primeros días de una enfermedad crítica, debe considerarse como una ventana terapéutica ideal para mejorar los resultados en respuesta a los programas de MT. Las intervenciones destinadas a prevenir y atenuar el proceso agudo de catabolismo muscular, incluso en la fase crítica de la enfermedad grave, han demostrado ser más efectivas que las estrategias para rescatar la morfofuncionalidad muscular y el deterioro funcional.[12,13]

La evidencia de los beneficios de la MT asociada a las dificultades para implementarla en un gran número de pacientes críticos ha animado a varios investigadores a buscar nuevas estrategias capaces de promover la actividad muscular en los primeros días de la enfermedad crítica. El uso de NMES en fase temprana se ha recomendado como alternativa hacia la prevención de la debilidad muscular adquirida en la UCI.[14]

La NMES puede definirse como un método terapéutico que utiliza corrientes eléctricas de baja intensidad para simular el paso de un estímulo nervioso al músculo esquelético, promoviendo la contracción muscular involuntaria y eliminando la necesidad de un impulso proveniente del propio sistema nervioso[15]. De hecho, la NMES se presenta como el recurso de elección para el entrenamiento muscular temprano en pacientes críticos, siendo una terapia segura, viable y de bajo coste.[16] La NMES promueve las contracciones musculares de manera activa pero involuntaria, a través de la inducción de impulsos eléctricos aplicados a la piel y dirigidos al nervio periférico. Los efectos de la NMES son similares a los que se obtienen mediante contracciones seriadas durante el ejercicio voluntario y pueden realizarse en las primeras etapas de una enfermedad crítica, incluso en pacientes inconscientes o profundamente sedados. Por lo tanto, la falta o el deterioro de la cognición no es una barrera para la promoción de la actividad con NMES.[17]

Además de ser una poderosa herramienta para promover la contracción muscular fisiológica, la analgesia y reintegrar las funciones neuromusculares, la NMES puede mejorar las funciones metabólicas de los sistemas endocrino, vascular y tegumentario. Es un recurso fisioterapéutico no invasivo, de fácil uso y que no presenta efectos secundarios importantes ni interacciones con medicamentos.[14]

La NMES destaca como un recurso potencial para prevenir y combatir la debilidad muscular adquirida en la UCI. La técnica ya ha sido reportada como eficiente para reducir la pérdida de fuerza y masa muscular, prevenir el acortamiento y la debilidad muscular adquirida en la UCI (DAUCI), además de acelerar la autonomía ventilatoria en relación a pacientes no estimulados eléctricamente. Otros beneficios no menos importantes son la capacidad que tiene la NMES de inducir efectos beneficiosos agudos y sistémicos sobre la microcirculación en pacientes críticos, mejorar el metabolismo glucémico y prevenir eventos tromboembólicos, que también han sido fuertemente evidenciados en la literatura (Cuadro 1).[18-21]

CUADRO 1 Ventajas y beneficios de la NMES como recurso de movilización en pacientes críticos

- No requiere la cooperación del paciente, lo que permite el entrenamiento en pacientes que no pueden realizar contracciones musculares activas.
- Permite su aplicación inmediatamente después del ingreso del paciente y su estabilización clínica, caracterizándose como el método más temprano de movilización activa en pacientes críticos.
- Es fácil de aplicar, seguro y bien tolerada por los pacientes.
- Es un recurso fisioterapéutico con potencial para prevenir la DAUCI en pacientes expuestos a VM (atenúa la pérdida de masa y fuerza muscular).
- Promueve el efecto antiinflamatorio sistémico y la liberación temprana de miosinas.
- Se puede utilizar para el diagnóstico precoz de la DAUCI, en base a la exploración electrodiagnóstica mediante estimulación superficial (reobase, cronaximetría y tasa de acomodación).
- Puede impactar positivamente el tiempo de exposición a VM.
- Puede ser un recurso alternativo para el control glucémico en la UCI.
- Promueve la mejora aguda de la función endotelial y vascular, siendo eficaz en la prevención del tromboembolismo venoso.
- Presenta un crecimiento exponencial de la evidencia científica y del mejoramiento tecnológico.

NMES: electroestimulación neuromuscular; DAUCI: debilidad adquirida en la UCI; UCI: unidad de cuidados intensivos; VM: ventilación mecánica.

Aunque existan estudios no concluyentes y resultados contradictorios, la evidencia sobre los beneficios de la NMES en el mantenimiento de la morfología y función muscular es bastante consistente.[14,22,23] Centrándose en la funcionalidad, Burke et al.[22] llevaron a cabo una revisión sistemática con metaanálisis que evaluó la NMES en cuidados intensivos utilizando el marco de Clasificación Internacional de Funcionamiento (CIF). Los autores encontraron evidencia de que la NMES aumenta la fuerza muscular y muestra beneficios potenciales para el rango de movimiento de las articulaciones, la atrofia muscular, los resultados relacionados con la VM y las limitaciones de la actividad en pacientes críticamente enfermos. Zayed et al.[23] encontraron, en otro metaanálisis, que la NMES combinada con los cuidados habituales no se asociaba a diferencias significativas en la fuerza muscular global, la mortalidad en la UCI, la duración de la VM o la duración de la estancia en la UCI en comparación con la atención habitual aislada en pacientes gravemente enfermos.

Sin embargo, Liu et al., en un metaanálisis más reciente, que seleccionó 11 estudios e incluyó a 576 pacientes, demostró que la implementación temprana de la intervención con NMES en pacientes críticos es capaz de prevenir las DAUCI, aumentar la fuerza muscular, disminuir el tiempo exposición a VM, el tiempo de estancia en UCI y el tiempo total de estancia en el hospital, además de mejorar la calidad de vida tras el alta. La indicación temprana de NMES parece haber sido decisiva para los resultados encontrados en este último estudio.[14]

CONTRAINDICACIONES Y PREOCUPACIONES CON LA SEGURIDAD

Aunque la NMES se considera una intervención terapéutica segura en pacientes críticos, se deben considerar algunas contraindicaciones y preocupaciones. Así, se consideran contraindicaciones para la NMES en pacientes críticos:[16,17]

- Embarazo (específicamente en el caso de estimulación de los músculos axiales).
- Marcapasos cardíaco (a excepción de estimulaciones en miembros inferiores – MMII).

- Inestabilidad hemodinámica: presión arterial media (PAM) < 60 mmHg o PAM > 120 mmHg.
- Uso de fármacos vasopresores en dosis > 50% del máximo tolerado en UCI (dopamina > 12,5 mcg/kg/minuto, vasopresina > 0,02 U/minuto y/o noradrenalina > 1 mcg/kg/minuto) o la combinación de dos vasopresores al 40% de la dosis mínima.
- Presión intracraneal > 20 mmHg y pacientes con eventos convulsivos.
- Lesiones cutáneas y fracturas con riesgo de inestabilidad con contracción muscular evocada.
- Acidosis metabólica, hipotermia y/o hipertermia (temperatura < 34 o > 41°C), lactato > 3 mmol/L, plaquetas < 20.000 mm^3, hemoglobina < 7 mg/dL.
- Evidencia de inflamación muscular significativa (CPK > 1000 U/L).
- Tromboembolismo venoso (TEV) con menos de 24 horas de anticoagulación.

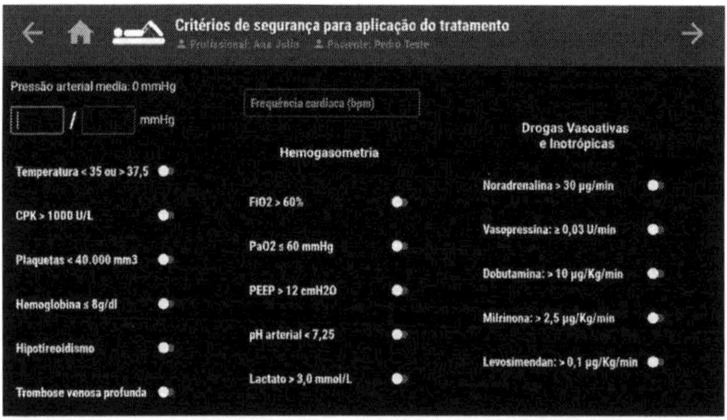

FIGURA 1 Pantalla de *checklist* con criterios de seguridad para iniciar soporte neuromuscular avanzado (SNA) en pacientes críticos (dispositivo ReCARE/Visure).

Observación 1: el uso de oxigenación por membrana extracorpórea (ECMO), un dispositivo frecuentemente utilizado en pacientes con un deterioro significativo de la oxigenación arterial, que no responden a las estrategias de ventilación mecánica convencional, no puede considerarse una contraindicación formal para realizar la NMES. Sin embargo, se debe prestar especial atención a la extremidad canulada y a la posible movilización del catéter, que podría perjudicar el flujo sanguíneo a través del dispositivo. Se recomienda una configuración de estímulo eléctrico que permita una contracción más suave en el miembro canulado.

Observación 2: el sistema de electroestimulación debe cumplir con todas las normas de higiene, desinfección y esterilización exigidas por el hospital.[10]

BARRERAS Y LIMITACIONES A LA ELECTROESTIMULACIÓN EN EL PACIENTE CRÍTICO

Aunque no se informa lo suficiente en la gran mayoría de los ensayos clínicos, no todos los impulsos eléctricos pueden causar una contracción muscular adecuada en pacientes críticamente enfermos. Segers et al.[24] identificaron que la presencia de sepsis, dosis elevadas de fármacos vasopresores, edema de miembros inferiores e inflamación sistémica eran factores de riesgo asociados de forma independiente a una contracción muscular ineficaz en respuesta a la estimulación eléctrica transcutánea. Rodrigues et al.[25] encontraron, en pacientes sépticos, que incluso con la aplicación de máxima intensidad de corriente en los miembros superiores (MMSS) e inferiores (MMII), la contracción muscular solo se detectó en el 77% de las sesiones de NMES. Otros estudios refuerzan las limitaciones terapéuticas de la NMES cuando se aplica a pacientes sépticos.[26,27]

Grunow et al.[48] observaron que la efectividad de la contracción muscular está inversamente correlacionada con el valor de la puntuación SOFA *(Sepsis Related Organ Failure Assessment)*. Por lo tanto, los pacientes más inflamados presentaron una menor excitabilidad neuromuscular y demostraron resultados más discretos con la NMES. La excitabilidad del tejido neuromuscular disminuye muy temprano en una enfermedad crítica grave, y esto puede ocurrir debido a los factores que se describen a continuación:[28]

- Trastorno de permeabilidad con edema endoneural y lesión axonal difusa.
- Disminución temprana y severa de la conductividad sarcolemal generada por canalopatías, principalmente canales de sodio.
- Importante estrés oxidativo y disfunción bioenergética.

Estos mecanismos fisiopatológicos pueden converger para reducir la excitabilidad neuromuscular y la reserva bioenergética del músculo, hecho que puede limitar significativamente la respuesta a la NMES en pacientes muy críticos e inflamados, lo que ocurre especialmente en pacientes sépticos graves[24]. El edema es otro hallazgo clínico muy frecuente en pacientes más graves y también puede ser un factor limitante para la aplicación de NMES, ya que aumenta la impedancia para el paso de la corriente eléctrica y dificulta la precisión anatómica en la identificación del punto motor. Otros factores que se relacionan con la baja capacidad de respuesta a la NMES serían la presencia de neuropatías, obesidad e inestabilidad electrolítica.[24]

CORRIENTES DE ELECTROESTIMULACIÓN EXCITOMOTORAS

Las corrientes más utilizadas en la práctica clínica para favorecer la excitación neuromuscular y la respuesta motora (contracción muscular) son las corrientes pulsadas (baja frecuencia) y las corrientes alternas (media frecuencia).

- **Corrientes pulsadas** (llamadas corrientes de baja frecuencia): se entregan en trenes (*burst*) de pulsos bifásicos, rectangulares y simétricos, a menudo llamados erróneamente FES (*functional electrical stimulation*). De hecho, se trata de una técnica de electroestimulación que utiliza corriente pulsada para promover movimientos funcionales.[29]
- **Corrientes alternas moduladas por *bursts*** (llamadas corrientes de frecuencia media): se entregan en trenes (*bursts*) con frecuencias de 1.000 a 10.000 Hz con 2 a 4 milisegundos de duración, modulados por frecuencias portadoras de esos *bursts* entre 10 e 50 Hz.[30]

Las corrientes pulsadas bifásicas con forma de onda rectangular son las más aplicadas en la práctica clínica para favorecer el entrenamiento de los músculos periféricos, particularmente en programas de rehabilitación y fortalecimiento muscular. Este tipo de corriente es más eficaz y seguro para favorecer la contracción muscular, minimizando el riesgo de lesiones cutáneas y neuronales a una posibilidad insignificante, además de favorecer un reclutamiento muscular más eficaz con menor riesgo de fatiga.[31,32] Casi el 100% de los estudios con NMES en pacientes críticos utilizan este tipo de corriente.

La *corriente pulsada* se describe fácilmente especificando tres características: (1) la forma de onda pulsada (con intervalos entre pulsos), rectangular y bifásica; (2) la duración del pulso (normalmente en el rango de 20 microsegundos a 1 milisegundo) y (3) la frecuencia del pulso (normalmente en el rango de 1 Hz a aproximadamente 150 Hz), como se describe en la Figura 2.[33]

Las *corrientes alternas (a frecuencias de KHz)* han sido ampliamente reportadas, como más efectivas y cómodas para programas de fortalecimiento, en comparación con las corrientes pulsadas (de baja frecuencia). Estudios más recientes demuestran que las corrientes de baja frecuencia son similares a las corrientes de frecuencia media en

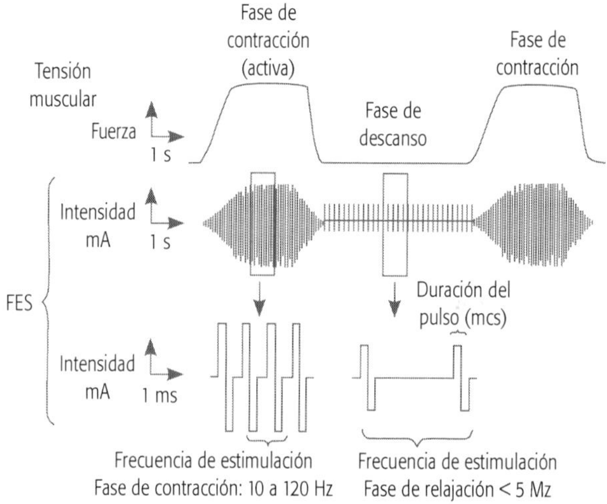

FIGURA 2 Vista esquemática del torque provocado con la extensión de la rodilla (gráfico en la parte superior del panel) y asociación con el patrón de estímulo eléctrico (gráfico del medio) durante la estimulación eléctrica funcional. La escala de tiempo por intensidad del estímulo se amplía (gráfico inferior) para facilitar la interpretación. La corriente aplicada se caracteriza por la duración del pulso, la frecuencia de estimulación y el ciclo de *on/off*; durante el período de descanso, se mantiene un estímulo de menor frecuencia e intensidad programado antes del inicio del entrenamiento.

Fuente: modificada de Vivodtzev et al., 2008.[33]

la producción de torques musculares y no aumentan las molestias en comparación con las corrientes alternas (frecuencia media). Además, las corrientes de baja frecuencia presentan un menor riesgo de promover la fatiga de alta frecuencia (FAF), con el bloqueo muscular de la actividad muscular debido a fallo de propagación o agotamiento de neurotransmisores.[34-36]

Modulaciones terapéuticas de las corrientes pulsadas

La corriente pulsada (de baja frecuencia) se puede modular terapéuticamente según principios metabólicos y anabólicos (fortalecedores). Lo que determina el objetivo metabólico o anabólico es el ajuste de la frecuencia del pulso (FP). Ajustar el FP por debajo del punto de fusión (FP < 20 pps/Hz) promueve temblores musculares no funcionales y, por encima de este punto, se produce la tetanización de la fibra muscular, lo que produce contracción muscular tónica y movimiento articular.[37]

Principios de configuración de parámetros para efectos metabólicos

Las corrientes metabólicas se administran con FP por debajo del punto de fusión del músculo, por lo que solo promueven temblores musculares. Esta configuración actual promueve una menor producción de fuerza y un mayor efecto metabólico. Están indicadas para favorecer la vascularización, el calentamiento muscular y también pueden utilizarse como estrategia de recuperación activa tras el entrenamiento de fortalecimiento. Entre otras indicaciones clínicas, las corrientes metabólicas promueven importantes beneficios terapéuticos en pacientes diabéticos, con enfermedades cardíacas y con enfermedades vasculares periféricas.[37]

Principios de configuración de parámetros para efectos tensionales (fortalecimiento)

Las corrientes tensionales (fortalecimiento) ocurren con FP por encima del punto de fusión (> 20 pps), ya que, cuanto mayor el FP, mayor es la tensión en la fibra muscular y, en consecuencia, mayor es la fuerza generada por la contracción provocada por el estímulo eléctrico. El aumento de ancho (en micro o milisegundos) y amplitud (intensidad en mA) promueve un mayor reclutamiento espacial de unidades motoras y, en consecuencia, contribuye a una mayor generación de fuerza. Los fundamentos recomendados para un programa de fortalecimiento con NMES siguen los mismos principios que un programa de fortalecimiento convencional: requiere contracciones fuertes, pero no es necesario que el número diario de contracciones (volumen de entrenamiento) sea elevado. El efecto anabólico de la terapia de fortalecimiento NMES se produce a través de los mismos mecanismos subyacentes que un programa de entrenamiento de fortalecimiento convencional:[37,38]

- Aumento de la tensión muscular.
- Promoción de microlesiones.
- Aumento del estrés metabólico en el tejido muscular.

Como se informó anteriormente, es necesario tratar de promover la mejor calidad de contracción muscular posible (mayor reclutamiento y mayor fuerza), mitigar los fallos de contracción a lo largo del entrenamiento y planificar la progresión de la carga total de entrenamiento a lo largo de las terapias. Recomendamos un cronograma que comienza con 30 contracciones hasta un máximo de 60, con una progresión de 10 por terapia. Se debe observar el mantenimiento de la calidad de la contracción durante toda la terapia para identificar la necesidad de posibles ajustes de parámetros (principalmente en PF y/o ciclo de trabajo).

Destacamos algunas recomendaciones para la realización de la terapia neuromuscular con NMES en pacientes críticos:

- Iniciar después de suspender el bloqueador neuromuscular (BNM).
- Evaluar la estabilidad clínica y el estado de electrolitos.

- Medir el grado de exposición a la inflamación sistémica (puntuación SOFA y medidas inflamatorias).
- Valorar la salud muscular y la reserva bioenergética (signos de rabdomiólisis, pequeña reserva de glucógeno).
- Valorar el estado y el aporte nutricional.
- Identificar la presencia de posibles factores que aumenten la impedancia eléctrica (edema, obesidad, fármacos vasopresores, inestabilidad electrolítica, neuropatías, etc.).
- Valorar la presencia de heridas o disfunciones tegumentarias.
- Identificar el punto motor y evaluar la excitabilidad neuromuscular (electrodiagnóstico por estimulación superficial: reobase y cronaximetría).
- Elegir el dispositivo adecuado.
- Planificar el programa de entrenamiento con antelación (configuración actual, número de contracciones, grupos de músculos y frecuencia de entrenamiento).

Son candidatos al protocolo NMES todos los pacientes que se encuentren en VM tras la suspensión del BNM y que aún se encuentren bajo los efectos de la inmovilidad y restricción de cama, ya sea por incapacidad cognitiva y/o física, siempre y cuando no tengan contraindicaciones para realizar la terapia. Para pacientes elegibles que no presenten contraindicaciones, el primer paso del protocolo es la evaluación de la presencia de excitabilidad neuromuscular con la técnica de electrodiagnóstico de estímulo de superficie, según esta secuencia:

1. Identificar el punto motor del músculo objetivo (lápiz de electrodiagnóstico).
2. Evaluar la reobase del músculo objetivo.
3. Evaluar la cronaxia del músculo objetivo.

Terapia NMES en pacientes críticos con Covid-19 (dosimetría)

Terapia metabólica:

- LP 400 a 600 mcs (ajustado por cronaximetría).
- FP = 1 a 10 Hz.
- T*on* 25 segundos / T*off* 5 segundos o continuo (s T*off*).
- Frecuencia: diaria (1 a 2 veces al día).
- Volumen: 5 minutos a 3 horas.

OBJETIVO:

- vascularización, metabolismo y antiinflamatorio.

VENTAJA: mínimo riesgo de lesión muscular y FAF.

- **INDICACIONES:**

✓ Como *warm-up* e *recovery*.
✓ ICC.
✓ Sépticos.
✓ Disfunciones vasculares (TEV, DAP, edemas).
✓ Diabéticos.
✓ En contraindicación para corrientes tensionales.

Terapia tensional (fortalecimiento)

- LP 250 a 1.000 mcs (ajustado según el tiempo de contracción deseada).
- FP = 20 a 100 Hz (máximo esfuerzo de torción, volumen más alto, FAF más bajo).
- Intensidad: contracción visible a la máxima intensidad soportada.
- *On/off*: 3/10/2/15 o 2/6/2/20 (mantenimiento del torque y la tensión muscular).
- Volumen: 30 progresando con 10 contracciones cada día (5 minutos).
- Frecuencias: una vez al día o cada 2 días.

OBJETIVO:

- Mantenimiento y recuperación de la fuerza y masa muscular.

INDICACIONES:

- Pacientes que no pueden realizar una contracción muscular eficaz (deterioro de la función muscular, cognitiva o cardiorrespiratoria).
- Mantenimiento y rescate de la función muscular (fuerza).

FIGURA 3 Directrices para el uso de NMES para el tratamiento metabólico y de la presión arterial en pacientes críticos con Covid-19.

DAP: dolencia arterial periférica; FAF: fatiga de alta frecuencia; FP: frecuencia de pulso; ICC: insuficiencia cardíaca congestiva; LP: largura de pulso; NMES: electroestimulación neuromuscular; TEV: tromboembolismo venoso.

Fuente: Protocolo de NMES del equipo Pulmocardio Fisioterapia/Hospital Esperanza (Recife-PE).

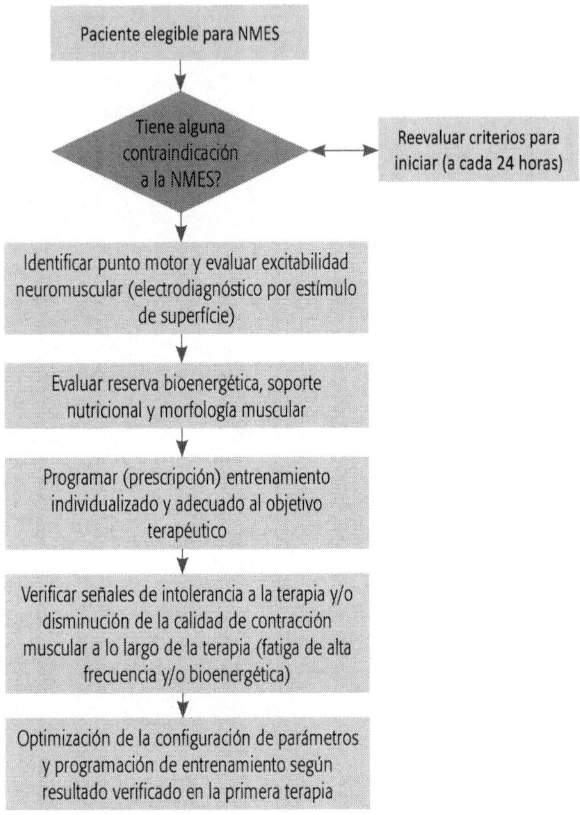

FIGURA 4 Algoritmo del Protocolo ReCARE de Soporte Neuromuscular a pacientes críticos con Covid-19.

NMES: electroestimulación neuromuscular.

Fuente: Pulmocardio Fisioterapia/Hospital Esperanza (Recife-PE).

Observación 1: la *reobase* se define como la intensidad más baja capaz de promover una contracción muscular (visible o palpable) con una duración de pulso infinita (generalmente ajustada a 1 segundo) utilizando el *miliamperaje* (mA) como unidad de medida, mientras que la *cronaxia* se puede definir como el tiempo más corto necesario para que se perciba una contracción muscular utilizando una intensidad dos veces mayor que la encontrada en la *reobase*; la unidad de medida es el tiempo, en *micro* o *milisegundos*.[39,40]

Observación 2: valores de cronaxia > 1.000 microsegundos expresan deterioro en la excitabilidad neuromuscular y determinan el diagnóstico de trastorno neuromuscular.[40]

El electrodiagnóstico por estimulación superficial permite el diagnóstico precoz de la disfunción neuromuscular asociada a enfermedades críticas, además de ser un importante marcador pronóstico de la respuesta a la estimulación eléctrica neuromuscular y la debilidad muscular adquirida en la UCI.[40]

La evaluación de la reserva bioenergética de los músculos de los pacientes críticos sometidos al protocolo NMES es fundamental. Los pacientes más consumidos (sarcopénicos) son más susceptibles a la fatiga temprana y pueden necesitar una planificación de entrenamiento con menores volúmenes (número de contracciones) y mayor tiempo de relajación (tiempo *off*) entre una contracción y otra. Se recomienda ofrecer suplementos proteicos (al menos 2,5 a 3 g/kg/día) para producir un mayor efecto anabólico. Se recomienda que esta suplementación se realice en un plazo de hasta dos horas después del entrenamiento con NMES.[41] La ecografía puede ser una medida importante para identificar indicios de daño muscular más extenso, además de ser un marcador para verificar respuestas agudas (calidad de contracción) y más crónicas, como el efecto anabólico (mantenimiento y rescate de la morfología muscular) en respuesta al uso de la NMES.[42]

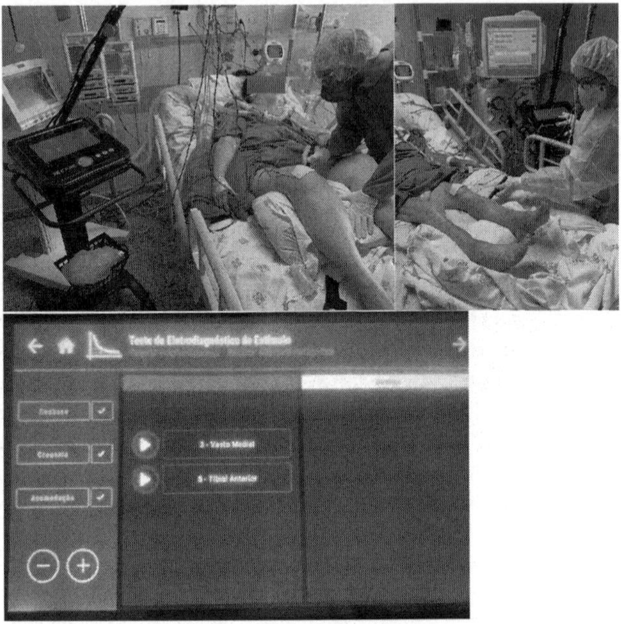

FIGURA 5 Evaluaciones electrodiagnósticas mediante estimulación superficial de los músculos vasto medial y tibial anterior (electroestimulador ReCARE/Visure).
Fuente: Archivo de los autores.

Una de las mayores causas de fracaso terapéutico con la NMES en pacientes críticos está relacionada con errores en la prescripción y dosificación de variables de estímulo eléctrico. La infra dosificación es muy común debido a la inexperiencia profesional o limitaciones técnicas de los dispositivos de estimulación eléctrica no específicos para soporte neuromuscular en pacientes críticos, que no cubren las necesidades que puedan proporcionar una configuración de entrenamiento efectiva. Estos defectos pueden paliarse en gran medida mediante un programa de entrenamiento individualizado, que debe basarse en la evaluación de la excitabilidad neuromuscular, la reserva bioenergética y la salud del tejido neuromuscular.

Durante el primer entrenamiento, es importante comprobar la calidad de la contracción muscular y observar cómo se ha comportado la eficacia de la contracción a lo largo de la terapia (número previsto de contracciones). La escala que se describe a continuación se puede utilizar para medir y evaluar la calidad de la contracción del músculo evocado:

1. Se obtiene contracción muscular, sin movimiento articular.
2. Se obtiene la contracción muscular, con esquema del movimiento articular.
3. Se obtiene la contracción muscular, con movimiento articular amplio pero incompleto.
4. Se obtiene la contracción muscular, con movimiento articular completo.

Otra escala ampliamente utilizada es la propuesta por Segers et al.[24] descrita en la Figura 6 y disponible en el dispositivo de soporte neuromuscular para pacientes críticos ReCARE (Visure).

Los protocolos de fortalecimiento muscular en pacientes críticos se proponen con el objetivo de atenuar el catabolismo muscular y prevenir las DAUCI, pudiendo estar indicados también para restaurar la fuerza y morfología muscular. El objetivo de la contracción muscular es obtener la mayor calidad posible (mayor generación de fuerza), y la configuración de intensidad (amplitud del pulso) y otros parámetros (largura y FP) del estímulo eléctrico deben ajustarse para permitir que se alcance este objetivo de respuesta muscular a lo largo de toda la terapia.[11] Sin embargo, la mayoría de los estudios en pacientes críticamente enfermos establece como objetivo obtener una contracción muscular visible, un hecho que ciertamente ha determinado una subdosificación de la carga de entrenamiento e impactado los resultados de la NMES en estos estudios.[43-48]

Otro tema importante es la adopción de estrategias para evitar la FAF y mitigar en la medida de lo posible la pérdida de calidad de la contracción muscular a lo largo de la terapia. Estas estrategias permiten un mayor volumen de entrenamiento y, en consecuencia, un mayor efecto anabólico. Los programas con mayor PF producirán mayores picos de fuerza, pero con un mayor riesgo de fallo de activación debido a FAF, algo que solo ocurre con la contracción muscular provocada por NMES. Su manifestación parece ser clínicamente indeseable, ya que las fibras no funcionan hasta el punto de producir fatiga metabólica. Esto ocurre porque las fibras musculares dejan de activarse con el fallo de la unión neuromuscular debido al agotamiento del neurotransmisor (acetilcolina); en consecuencia,

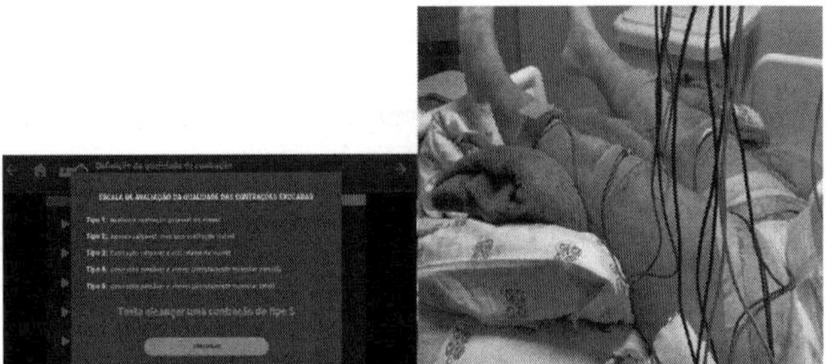

FIGURA 6 Escala de evaluación de la calidad de las contracciones evocadas para soporte neuromuscular (ReCARE/Visure), en base al estudio de Segers et al.[24] El objetivo de contracción ideal para el entrenamiento de fuerza debe estar entre 4 y 5 en esta escala.

Fuente: archivo de los autores.

se producen fallos en la propagación del estímulo a través de la placa neuromuscular.[49,50]

La modulación individualizada de la PF y del ciclo de trabajo (T*on*/T*on* + T*off*) es esencial para permitir un buen efecto del entrenamiento dentro del objetivo propuesto de calidad y cantidad de contracciones musculares por terapia. Se recomiendan T*on* inferiores a seis segundos (máximo 10 segundos) y ciclos de trabajo pequeños (T*on*/T*on* + T*off* = 16 a 33%) para permitir un tiempo de recuperación adecuado de la placa motora y evitar fallos de activación durante todo el entrenamiento.[50]

Monitorear y observar el comportamiento muscular y los posibles efectos adversos durante la primera terapia NMES es esencial para una individualización asertiva y la optimización de la terapia en el entrenamiento posterior. La literatura, en general, recomienda protocolos estandarizados con configuración global y rígida de parámetros, sin considerar especificaciones individuales y circunstanciales, que no pueden descuidarse en la prescripción efectiva del entrenamiento con NMES en pacientes críticos que presentan una condición clínica fluctuante.

Es un hecho que la terapia NMES en pacientes críticos debe basarse en pautas protocolarias, pero de forma individualizada.

Por lo tanto, esta terapia no debe proponerse como un procedimiento operativo estandarizado y generalizado para todos los pacientes, lo que ciertamente está asociado con los frecuentes fracasos terapéuticos en la aplicación de NMES en pacientes críticos.

EVOLUCIONES TECNOLÓGICAS PARA NMES EN EL PACIENTE CRÍTICO

El crecimiento del interés clínico y científico y de la evidencia epidemiológica ha proporcionado un importante avance tecnológico en el desarrollo de dispositivos NMES específicos para el soporte neuromuscular a pacientes críticos. Este hecho sin duda cambiará la visión de la rehabilitación neuromuscular tras enfermedades críticas.[51-54]

La experiencia hasta ahora, con el uso sistemático de la NMES a través de dispositivos convencionales, con solo cuatro canales y posibilidades limitadas de configuración actualmente, ha proporcionado la prevención de disfunciones neuromusculares y atenuado el deterioro funcional durante la exposición a terapia intensiva. Sin embargo, la posibilidad de utilizar tecnologías más recientes que sean diseñadas para el soporte neuromuscular avanzado en la UCI ha supuesto una revolución en el abordaje funcional de los pacientes críticos. Entre los avances asistenciales podemos mencionar:

- Posibilidad de realizar valoraciones electroneurofisiológicas (reobase, cronaximetría, tasa de acomodación y curva intensidad-tiempo) y diagnóstico de trastornos neuromusculares.
- Instrumentación adecuada para la identificación de puntos motores, lo que aumenta la efectividad y reduce las molestias de la contracción muscular evocada.
- Gama más amplia para configuraciones de corriente pulsada y automatización de energía modular, lo que permite provocar contracciones musculares más efectivas, incluso en pacientes con mayor impedancia a la estimulación eléctrica y con discapacidad en la excitabilidad eléctrica neuromuscular.
- Certificación de la Agência Nacional de Vigilância Sanitária (Anvisa, Brasil) para el uso en UCI y disponibilidad de un *checklist* de control con criterios de elegibilidad para recibir estimulación eléctrica, además de un botón de seguridad para la interrupción inmediata de los estímulos en caso de evento adverso.
- Control automático de la densidad de corriente por electrodo, permitiendo una contracción eficaz, más cómoda, sin riesgo de daño a la piel y, por tanto, mayor seguridad.

- Posibilidad de dosificación más asertiva, permitiendo una programación del entrenamiento más efectiva.
- Posibilidad de estimular varios grupos musculares (varios canales) en un solo dispositivo, algo fundamental para mejorar la logística y eficiencia del proceso terapéutico, algo sumamente importante en la rutina de fisioterapia intensiva.
- Electrodos de cinturón para estimulación eléctrica apendicular, con posibilidad de reclutar músculos agonistas, antagonistas y sinérgicos al mismo tiempo, y proporcionar una mayor facilidad logística para la aplicación de la terapia.
- Posibilidad de almacenamiento en nube de todas las configuraciones de entrenamiento (terapias) y datos del paciente.

Este desarrollo tecnológico ha permitido la aplicación de la NMES de una forma más segura, asertiva, con menores costos logísticos y con mayor eficiencia en pacientes críticos. Creemos que estos hechos permitirán su aplicación más efectiva, reduciendo barreras y aumentando la adherencia al uso sistemático del soporte neuromuscular por parte de los equipos de fisioterapia en las unidades de cuidados intensivos brasileñas.

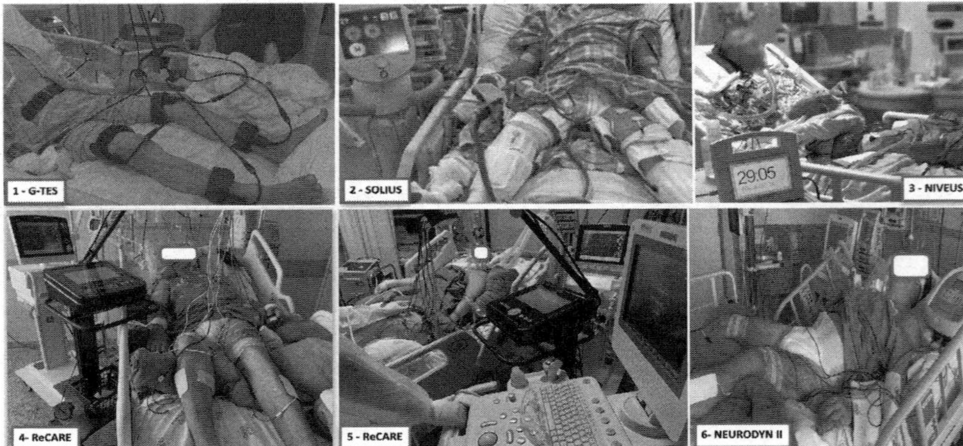

FIGURA 7 Las imágenes muestran nuevas tecnologías desarrolladas para el soporte neuromuscular a pacientes críticos (G-TEST, SOLIUS y NIVEUS) y equipos ReCARE (fabricados nacionalmente y registrados en Anvisa). También muestran Neurodyn II, equipo de estimulación eléctrica en uso adaptado para cuidados intensivos.

Fuente: archivo de los autores.

REFERENCIAS BIBLIOGRÁFICAS

1. Meyer MJ, Stanislaus AB, Lee J, Waak K, Ryan C, Saxena R, et al. Surgical intensive care unit optimal mobilisation score (SOMS) trial: a protocol for an international, multicentre, randomised controlled trial focused on goal-directed early mobilisation of surgical ICU patients. BMJ Open. 2013;3:e003262.
2. Hermans G, De Jonghe B, Bruyninckx F, Van den Berghe G. Interventions for preventing critical illness polyneuropathy and critical illness myopathy. Cochrane Database Syst Rev. 2009;(1):CD006832.
3. Kress JP, Hall JB. ICU-acquired weakness and recovery from critical illness. N Engl J Med. 2014 Apr 24;370(17):1626-35.
4. Zayed Y, Kheiri B, Barbarawi M, Chahine A, Rashdan L, Chintalapati S, et al. Effects of neuromuscular electrical stimulation in critically ill patients: a systematic review and meta-analysis of randomised controlled trials. Aust Crit Care. 2020 Mar;33(2):203-10.
5. Piva S, Fagoni N, Latronico N. Intensive care unit-acquired weakness: unanswered questions and targets for future research. F1000Res. 2019 Apr 17;8:F1000 Faculty Rev-508.
6. Poussardin C, Oulehri W, Isner ME, Mertes PM, Collange O. In-ICU Covid-19 patients' characteristics for an estimation in post-ICU rehabilitation care requirement. Anaesth Crit Care Pain Med. 2020 Aug;39(4):479-80.
7. Van Aerde N, Van den Berghe G, Wilmer A, Gosselink R, Hermans G; Covid-19 Consortium. Intensive care unit acquired muscle weakness in Covid-19 patients. Intensive Care Med. 2020 Nov;46(11):2083-5.
8. McWilliams D, Weblin J, Hodson J, Veenith T, Whitehouse T, Snelson C. Rehabilitation levels in patients with Covid-19 admitted to intensive care requiring invasive ventilation: an observational study. Ann Am Thorac Soc. 2021 Jan;18(1):122-9.
9. Medrinal C, Prieur G, Bonnevie T, Gravier FE, Mayard D, Desmalles E, et al. Muscle weakness, functional capacities and recovery for Covid-19 ICU survivors. BMC Anesthesiol. 2021 Mar 2;21(1):64.
10. Zhang L, Hu W, Cai Z, Liu J, Wu J, Deng Y, et al. Early mobilization of critically ill patients in the intensive care unit: a systematic review and meta-analysis. PLoS One. 2019 Oct 3;14(10):e0223185.
11. Lang JK, Paykel MS, Haines KJ, Hodgson CL. Clinical practice guidelines for early mobilization in the ICU: a systematic review. Crit Care Med. 2020 Nov;48(11):e1121-8.

12. Doiron KA, Hoffmann TC, Beller EM. Early intervention (mobilization or active exercise) for critically ill adults in the intensive care unit. Cochrane Database Syst Rev. 2018 Mar 27;3(3):CD010754.
13. Hickmann CE, Castanares-Zapatero D, Deldicque L, Van den Bergh P, Caty G, Robert A, et al. Impact of very early physical therapy during septic shock on skeletal muscle: a randomized controlled trial. Crit Care Med. 2018 Sep;46(9):1436-43.
14. Liu M, Luo J, Zhou J, Zhu X. Intervention effect of neuromuscular electrical stimulation on ICU acquired weakness: a meta-analysis. Int J Nurs Sci. 2020 Mar 10;7(2):228-37.
15. Vivodtzev I, Lacasse Y, Maltais F. Neuromuscular electrical stimulation of the lower limbs in patients with chronic obstructive pulmonary disease. JCRP. 2008;28:79-91.
16. Sachetti A, Carpes MF, Dias AS, Sbruzzi G. Safety of neuromuscular electrical stimulation among critically ill patients: systematic review. Rev Bras Ter Intensiva. 2018 Apr-Jun;30(2):219-25.
17. Silva PE, Babault N, Mazullo JB, de Oliveira TP, Lemos BL, Carvalho VO, et al. Safety and feasibility of a neuromuscular electrical stimulation chronaxie-based protocol in critical ill patients: a prospective observational study. J Crit Care. 2017 Feb;37:141-8.
18. Routsi C, Gerovasili V, Vasileiadis I, Karatzanos E, Pitsolis T, Markaki, V, et al. Electrical muscle stimulation prevents critical illness polyneuromyopathy: a randomized parallel intervention trial. Critical Care. 2010;14:2-11.
19. Santos FV, Cipriano G Jr, Vieira L, Güntzel Chiappa AM, Cipriano GBF, Vieira P, et al. Neuromuscular electrical stimulation combined with exercise decreases duration of mechanical ventilation in ICU patients: a randomized controlled trial. Physiother Theory Pract. 2020 May;36(5):580-8.
20. Gutiérrez-Arias RE, Zapata-Quiroz CC, Prenafeta-Pedemonte BO, Nasar-Lillo NA, Gallardo-Zamorano DI. Effect of neuromuscular electrical stimulation on the duration of mechanical ventilation. Respir Care. 2021 Apr;66(4):679-85.
21. Hajibandeh S, Hajibandeh S, Antoniou GA, Scurr JR, Torella F. Neuromuscular electrical stimulation for thromboprophylaxis: a systematic review. Phlebology. 2015 Oct;30(9):589-602.
22. Burke D, Gorman E, Stokes D, Lennon O. An evaluation of neuromuscular electrical stimulation in critical care using the ICF framework: a systematic review and meta-analysis. Clin Respir J. 2016 Jul;10(4):407-20.
23. Zayed Y, Kheiri B, Barbarawi M, Chahine A, Rashdan L, Chintalapati S, et al. Effects of neuromuscular electrical stimulation in critically ill patients: a

systematic review and meta-analysis of randomised controlled trials. Aust Crit Care. 2020 Mar;33(2):203-10.

24. Segers J, Hermans G, Bruyninckx F, Meyfroidt G, Langer D, Gosselink R. Feasibility of neuromuscular electrical stimulation in critically ill patients. J Crit Care. 2014 Dec;29(6):1082-8.
25. Rodriguez PO, Setten M, Maskin LP, Bonelli I, Vidomlansky SR, Attie S, et al. Muscle weakness in septic patients requiring mechanical ventilation: protective effect of transcutaneous neuromuscular electrical stimulation. Journal of Critical Care. 2012;27:319.
26. Kayambu G, Boots R, Paratz J. Early physical rehabilitation in intensive care patients with sepsis syndromes: a pilot randomised controlled trial. Intensiv Care Med. 2015;41:865-74.
27. Poulsen JB, Møller K, Jensen CV, Weisdorf S, Kehlet H, Perner A, et al. Effect of transcutaneous electrical muscle stimulation on muscle volume in patients with septic shock. Crit Care Med. 2011;39:456-61.
28. Vanhorebeek I, Latronico N, Van den Berghe G. ICU-acquired weakness. Intensive Care Med. 2020 Apr;46(4):637-53.
29. Doucet BM, Lam A, Griffin L. Neuromuscular electrical stimulation for skeletal muscle function. Yale J Biol Med. 2012 Jun;85(2):201-15.
30. Ward AR. Electrical stimulation using kilohertz-frequency alternating current. Phys Ther. 2009 Feb;89(2):181-90.
31. Bowman BR, Baker LL. Effects of waveform parameters on comfort during transcutaneous neuromuscular electrical stimulation. Ann Biomed Eng. 1985;13:59-74.
32. Vanderthommen M, Duchateau J. Electrical stimulation as a modality to improve performance of the neuromuscular system. Exerc Sport Sci Rev. 2007;35:180-5.
33. Vivodtzev I, Lacasse Y, Maltais F. Neuromuscular electrical stimulation of the lower limbs in patients with chronic obstructive pulmonary disease. JCRP. 2008;28:79-91.
34. Vaz MA, Frasson VB. Low-frequency pulsed current versus kilohertz-frequency alternating current: a scoping literature review. Arch Phys Med Rehabil. 2018. doi:10.1016/j.apmr.2017.12.001.
35. Iijima H, Takahashi M, Tashiro Y, Aoyama T. Comparison of the effects of kilohertz- and low-frequency electric stimulations: a systematic review with meta-analysis. PLoS One. 2018 Apr 24;13(4):e0195236.
36. da Silva VZ, Durigan JL, Arena R, de Noronha M, Gurney B, Cipriano G Jr. Current evidence demonstrates similar effects of kilohertz-frequency and

low-frequency current on quadriceps evoked torque and discomfort in healthy individuals: a systematic review with meta-analysis. Physiother Theory Pract. 2015;31(8):533-9.

37. Maffiuletti NA, Gondin J, Place N, Stevens-Lapsley J, Vivodtzev I, Minetto MA. Clinical use of neuromuscular electrical stimulation for neuromuscular rehabilitation: what are we overlooking? Arch Phys Med Rehabil. 2018 Apr;99(4):806-812.
38. Maffiuletti NA, Vivodtzev I, Minetto MA, Place N. A new paradigm of neuromuscular electrical stimulation for the quadriceps femoris muscle. Eur J Appl Physiol. 2014 Jun;114(6):1197-205.
39. Bowman BR, Baker LL. Effects of waveform parameters on comfort during transcutaneous neuromuscular electrical stimulation. Ann Biomed Eng. 1985;13:59-74.
40. Silva PE, Maldaner V, Vieira L, de Carvalho KL, Gomes H, Melo P, et al. Neuromuscular electrophysiological disorders and muscle atrophy in mechanically-ventilated traumatic brain injury patients: new insights from a prospective observational study. J Crit Care. 2018 Apr;44:87-94.
41. Parry SM, Chapple LS, Mourtzakis M. Exploring the potential effectiveness of combining optimal nutrition with electrical stimulation to maintain muscle health in critical illness: a narrative review. Nutr Clin Pract. 2018 Dec;33(6): 772-89.
42. Formenti P, Umbrello M, Coppola S, Froio S, Chiumello D. Clinical review: peripheral muscular ultrasound in the ICU. Ann Intensive Care. 2019 May 17;9(1):57.
43. Gorgey AS, Black CD, Elder CP, Dudley GA. Effects of electrical stimulation parameters on fatigue in skeletal muscle. J Orthop Sports Phys Ther. 2009 Sep;39(9):684-92.
44. Routsi C, Gerovasili V, Vasileiadis I, Karatzanos E, Pitsolis T, Markaki, V, et al. Eletrical muscle stimulation prevents critcal illness polyneuromyopathy: a randomized parallel intervention trial. Critical Care. 2010;14:2-11.
45. Santos FV, Cipriano G Jr, Vieira L, Güntzel Chiappa AM, Cipriano GBF, Vieira P, et al. Neuromuscular electrical stimulation combined with exercise decreases duration of mechanical ventilation in ICU patients: a randomized controlled trial. Physiother Theory Pract. 2020 May;36(5):580-8.
46. Gutiérrez-Arias RE, Zapata-Quiroz CC, Prenafeta-Pedemonte BO, Nasar-Lillo NA, Gallardo-Zamorano DI. Effect of neuromuscular electrical stimulation on the duration of mechanical ventilation. Respir Care. 2021 Apr;66(4):679-85.

47. Gerovasili V, Tripodaki E, Karatzanos E, Pitsolis T, Markaki V, Zervakis D, et al. Short-term systemic effect of electrical muscle stimulation in critically ill patients. Chest. 2009;136:1249-56.
48. Grunow JJ, Goll M, Carbon NM, Liebl ME, Weber-Carstens S, Wollersheim T. Differential contractile response of critically ill patients to neuromuscular electrical stimulation. Crit Care. 2019 Sep 10;23(1):308.
49. Kesar T, Binder-Macleod S. Effect of frequency and pulse duration on human muscle fatigue during repetitive electrical stimulation. Exp Physiol. 2006 Nov;91(6):967-76.
50. Vitry F, Martin A, Papaiordanidou M. Impact of stimulation frequency on neuromuscular fatigue. Eur J Appl Physiol. 2019 Dec;119(11-12):2609-16.
51. Nakanishi N, Takashima T, Oto J. Muscle atrophy in critically ill patients : a review of its cause, evaluation, and prevention. J Med Invest. 2020;67(1.2): 1-10.
52. Nakanishi N, Oto J, Tsutsumi R, Yamamoto T, Ueno Y, Nakataki E, et al. Effect of electrical muscle stimulation on upper and lower limb muscles in critically ill patients: a two-center randomized controlled trial. Crit Care Med. 2020 Nov;48(11):e997-e1003.
53. Nakamura K, Kihata A, Naraba H, Kanda N, Takahashi Y, Sonoo T, et al. Efficacy of belt electrode skeletal muscle electrical stimulation on reducing the rate of muscle volume loss in critically ill patients: a randomized controlled trial. J Rehabil Med. 2019 Oct 3;51(9):705-11.
54. Nakamura K, Nakano H, Naraba H, Mochizuki M, Hashimoto H. Early rehabilitation with dedicated use of belt-type electrical muscle stimulation for severe Covid-19 patients. Crit Care. 2020 Jun 15;24(1):342.

11 Síndrome post cuidados intensivos y estrategias terapéuticas

Caio César Araújo Morais
Nelson Henrique Lopes de Moraes

INTRODUCCIÓN

El aumento del número de unidades de cuidados intensivos (UCI) y los avances tecnológicos en la atención sanitaria han favorecido el progresivo aumento de la sobrevivencia de los pacientes con enfermedades críticas. Sin embargo, una proporción significativa de sobrevivientes presenta deficiencias a largo plazo en los ámbitos físico, psicológico y cognitivo, que afectan negativamente la función diaria, las actividades laborales y la calidad de vida.

Recientemente, la identificación de secuelas en uno o más dominios durante el período de tratamiento en la UCI se ha denominado síndrome post cuidados intensivos. (PICS, del inglés *post-intensive care syndrome*).

Debido a que el PICS representa una variedad de trastornos, ningún tratamiento por sí solo abordará adecuadamente todos los síntomas existentes. Por lo tanto, se debe proporcionar al paciente un tratamiento interdisciplinario.

En este capítulo presentaremos los factores de riesgo asociados al PICS y las estrategias de prevención y tratamiento, centrándonos en el enfoque fisioterapéutico.

FACTORES DE RIESGO

Identificar a los pacientes con riesgo de desarrollar PICS es un elemento clave para garantizar un tratamiento adecuado. En general, el PICS se asocia con (1) mecanismos comunes a la gravedad de las enfermedades críticas y (2) tratamientos proporcionados en la UCI (Figura 1).

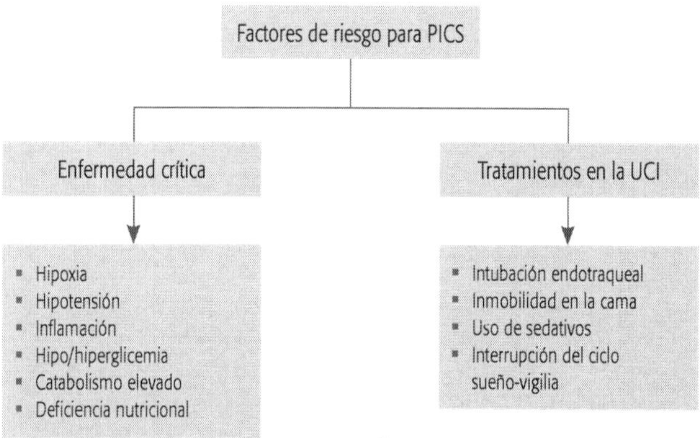

FIGURA 1 Diagrama conceptual de los factores desencadenantes del síndrome post cuidados intensivos.
PICS: síndrome post cuidados intensivos; UCI: unidad de cuidados intensivos.

Se debe establecer como rutina el seguimiento de los factores de riesgo y síntomas del PICS durante todas las etapas de la atención al paciente, desde el ingreso a la UCI, su continuación en unidades semi intensivas, hasta la asistencia en servicios especializados en cuidados post cuidados intensivos.

Los pacientes en estancia prolongada en la UCI y períodos más prolongados de ventilación mecánica tienen un alto riesgo de experimentar deficiencias funcionales a largo plazo. Por ello, se debe realizar un seguimiento tras el alta de la UCI para iniciar la rehabilitación funcional lo antes posible.

IMPLICACIONES CLÍNICAS

Muchos sobrevivientes de la UCI tienen deficiencias funcionales, mentales y cognitivas a corto y largo plazo, lo que a su vez da lugar a una mayor carga de atención a sus familiares cercanos. La Tabla 1 ilustra algunas repercusiones en estas tres áreas afectadas.

TABLA 1 Limitaciones en los componentes físico, cognitivo y mental determinadas por el síndrome post cuidados intensivos

Limitaciones físicas	▪ Más del 80% de los pacientes con debilidad muscular adquirida en la UCI (DAUCI) persisten con déficits neuromusculares durante 2 a 5 años.
	▪ Un año después del alta hospitalaria, más del 50% de los pacientes presentan limitaciones para realizar actividades de la vida diaria, como cuidado personal, ir al baño, vestirse y comer.
Limitaciones cognitivas	▪ El 75% de los sobrevivientes del síndrome de dificultad respiratoria aguda tienen deterioros neurocognitivos al alta hospitalaria. Estas limitaciones siguen presentes seis años después del alta en el 25% de estos pacientes.
	▪ Las principales deficiencias incluyen problemas de memoria, atención, velocidad de procesamiento de la información, planificación, resolución de problemas y conciencia visoespacial.
Limitaciones mentales	▪ Entre el 10 y el 50% de los supervivientes de la UCI experimentan nuevos síntomas de depresión, ansiedad, trastorno de estrés postraumático y problemas para dormir.
	▪ Aproximadamente el 50% no regresa a trabajar en el primer año después del alta de la UCI y el 33% no puede hacerlo permanentemente.

UCI: unidad de cuidados intensivos.

PREVENCIÓN EN LA UCI

En general, las intervenciones para la prevención del PICS se centran en reducir factores de riesgo como la inmovilización, la sedación, la duración de la ventilación mecánica, la hipoxia, la hipoglucemia, el *delirium*, la sepsis, la insuficiencia orgánica múltiple, el síndrome de dificultad respiratoria aguda (SDRA) y la duración de la estancia en la UCI.

Se han creado varios paquetes (*bundles*) para reducir la probabilidad de desarrollar PICS. El American PICS Care Task Force recomienda implementar la estrategia ABCDEFGH en la rutina de la UCI. En concreto, esta sigla hace referencia a las siguientes acciones:

- El despertar del paciente (***A****wakening*).
- Realización de la prueba de respiración espontánea (***B****reathing*).
- Elegir sedantes con menos efectos adversos (***C****hoice of sedatives*).
- Seguimiento diario de *delirium* (***D****elirium assessment*).
- Realización de ejercicio lo antes posible (***E****arly mobility*).
- Seguimiento con consultas.
- Inclusión familiar y restablecimiento de la función previa a la hospitalización (***F****ollow up referrals*, ***F****amily inclusion*, ***F****unctional reconciliation*).
- Buena comunicación (***G****ood hand-off communication*).
- Ofrecimiento de material sobre PICS (***H****and family written information*).

En este escenario, la deambulación temprana y la rehabilitación física son beneficiosas para mejorar el funcionamiento físico y reducir el deterioro cognitivo. Sin embargo, los cuidados de rehabilitación también deben continuarse de forma intensiva después del alta de la UCI. Por lo tanto, el programa de rehabilitación debe comenzar lo antes posible, dentro de la UCI, y continuar durante todo el proceso de recuperación.

EVALUACIÓN DE LA CAPACIDAD FUNCIONAL DESPUÉS DEL ALTA DE LA UCI

Lo ideal sería evaluar la capacidad funcional de todos los pacientes durante su estancia en la UCI, abarcando mediciones de la fuerza muscular, la amplitud de movimiento de las articulaciones, el dolor, el esfuerzo, la capacidad para caminar y realizar las actividades diarias, a fin de permitir una atención de rehabilitación específica.

La Tabla 2 presenta algunos instrumentos recomendados para evaluar la funcionalidad física.

OBJETIVOS DE LA FISIOTERAPIA

Para garantizar la individualización de la rehabilitación, es importante considerar las condiciones de salud física, mental y cognitiva antes del ingreso a la UCI. Por tanto, las primeras intervenciones deben favorecer la "conciliación funcional" del estado actual con el previo a la hospitalización.

Las restricciones funcionales más reportadas en los primeros tres meses son: disminución de la fuerza muscular y de la movilidad articular, reducción de la capacidad para caminar, trastornos del sueño, dificultad de atención y memoria, limitaciones para realizar actividades domésticas y regresar al trabajo.

En la mayoría de los casos, la rehabilitación tras el alta de la UCI debe apuntar a la independencia en la realización de actividades diarias, como el autocuidado, el cambio de posición en la cama y la marcha. En esta etapa el paciente debe realizar fortalecimiento muscular, mantener o mejorar la movilidad articular y recuperar la resistencia cardiopulmonar. Los músculos respiratorios también deben abor-

TABLA 2 Instrumentos para evaluación de la funcionalidad física

Instrumento	Finalidad
Escala de fuerza propuesta por el MRC	Fuerza de los músculos periféricos
Dinamómetro de prensión palmar (*handgrip*)	Fuerza de los músculos periféricos
Goniómetro	Amplitud articular
NSA	Función sensorial
Escala numérica de dolor	Dolor
Escala de Borg	Percepción de esfuerzo
Functional Status Score for the ICU	Funcionalidad/mobilidad
FAC	Nivel de dependencia durante la marcha
Test de número de repeticiones de levantar/sentar en 30 segundos (*chair rise test*)	Funcionalidad
Test de caminata de 2 y 6 minutos	Test de esfuerzo submáximo/capacidad de deambular
Manovacuometro	Presiones respiratorias máximas ($Pi_{máx}$ y $Pe_{máx}$)

FAC: *Functional Ambulation Categories*; MRC: *Medical Research Council*; NSA: Nottingham Sensory Assessment; $Pi_{máx}$: presión inspiratoria máxima; $Pe_{máx}$: presión espiratoria máxima.

darse durante el programa de rehabilitación, ya que la prevalencia de disfunción de los músculos respiratorios es alta en pacientes con debilidad muscular adquirida en la UCI (DAUCI).

Al menos cada tres meses, se debe reevaluar a los pacientes para actualizar los objetivos de rehabilitación. A medida que se restablecen las deficiencias en las funciones corporales y las limitaciones en las actividades, el tratamiento debe centrarse en regresar al trabajo y la vida social.

PROTOCOLO DE REABILITACIÓN DESTINADO A LOS PORTADORES DE PICS

Como se trata de un tema reciente, todavía hay poca información disponible sobre protocolos de rehabilitación específicos para pacientes con PICS. Algunos centros utilizan manuales con recomendaciones generales para el ejercicio físico, como estiramientos, caminata y fortalecimiento de extremidades, y realizan un seguimiento remoto periódico mediante llamadas telefónicas.

En general, las clínicas dedicadas al tratamiento de PICS utilizan protocolos de rehabilitación modificados en pacientes con enfermedades crónicas, como se sugiere a continuación.

Actividades para mejora de la resistencia cardiovascular

Incluyen ejercicios realizados en cicloergómetros o cintas de correr. La intensidad debe ajustarse en función de la frecuencia cardíaca (FC) de entrenamiento, calculada tras el test de esfuerzo submáximo ($FC_{entrenamiento} = FC_{reposo} + 0{,}65$ a $0{,}8\ [FC_{máx} - FC_{reserva}]$). La intensidad del ejercicio debe controlarse según la escala de esfuerzo percibido de Borg. La duración debe ser de 20 a 30 minutos, distribuidos entre calentamiento (3 a 5 minutos iniciales), entrenamiento y vuelta a la calma (3 a 5 minutos finales), realizándose al menos tres veces por semana, bajo vigilancia continua y monitorización de frecuencia cardíaca, presión arterial y saturación periférica de oxígeno.

Entrenamiento de fuerza para musculatura periférica

La intensidad de los ejercicios de fortalecimiento muscular se puede basar en pruebas incrementales, como la prueba de capacidad máxima de repetición (RM). Esta prueba consiste en identificar la carga máxima tolerada por el individuo durante la repetición de un determinado movimiento. Se recomienda utilizar entre el 50 y el 80% de la carga máxima tolerada en un test de 10 RM para cada grupo muscular elegido. Se debe realizar de 1 a 3 series de diez repeticiones, con un descanso de dos minutos entre series, involucrando de 3 a 5 grupos musculares de los miembros inferiores y superiores por sesión.

Entrenamiento muscular inspiratorio específico

Este entrenamiento está comúnmente indicado para pacientes con Pimáx < 60 cmH_2O o con indicios de intolerancia al ejercicio determinados por debilidad de los músculos respiratorios. Se sugiere utilizar cargas de entrenamiento entre el 40 y el 60% de la $PI_{máx}$, aplicadas durante tres series de un minuto, con un minuto de descanso entre series, una vez al día, de 5 a 7 veces por semana.

En la Tabla 3 se presenta una propuesta de protocolo de rehabilitación dirigido a personas con síndrome post terapia intensiva.

TABLA 3 Propuesta de protocolo de rehabilitación dirigido a personas con síndrome post terapia intensiva

Tipo de ejercicio	Dispositivo	Intensidad	Frecuencia	Series	Duración
Resistencia cardiovascular (aerobio)	Cicloergómetro Esteira ergométrica	60 a 80% de la FC entrenamiento	Mínimo, 3 veces/ semana	-	20 a 30 minutos
Resistidos periféricos	Mancuernas	50 a 80% de la RM	3 veces/ semana; alternando entre MMSS y MMII	1 a 3 series	10 repeticiones
IMT	*Threshold®* *Powerbreath®*	40 a 60% de $PI_{máx}$	5 a 7 veces/ semana	3 series	1 minuto

IMT: entrenamiento muscular inspiratorio; FC: frecuencia cardíaca; RM: repetición máxima; $PI_{máx}$: presión inspiratoria máxima; MMSS: miembros superiores; MMII: miembros inferiores.

BARRERAS PARA EL PROCESO DE REHABILITACIÓN DESPUÉS DEL ALTA DE LA UCI

- Falta de conocimiento sobre el PICS entre los profesionales de la salud. Por tanto, los síntomas de este síndrome no se identifican ni se tratan a tiempo.
- Falta de evidencia sobre el costo-efectividad de la rehabilitación para los sobrevivientes de la UCI.
- Falta de datos sobre el período adecuado para el inicio, la intensidad y la duración de las intervenciones de rehabilitación.
- Acceso limitado a servicios de rehabilitación para pacientes con bajo nivel funcional. Los pacientes que más necesitan rehabilitación después del alta hospitalaria no pueden acudir a la clínica ambulatoria debido a molestias físicas o problemas psicológicos graves (por ejemplo, ansiedad o depresión) y, en consecuencia, evitan el contacto hospitalario.

SÍNDROME POST CUIDADOS INTENSIVOS EN LOS FAMILIARES

Además de la alta prevalencia de síntomas PICS en los sobrevivientes de la UCI, también se observan alteraciones psicológicas en familiares cercanos (PICS-F). Muchos familiares de sobrevivientes de la UCI reportaron una fuerte asistencia, además de la necesidad de modificar planes personales y/o familiares debido a la nueva rutina de atención. Datos recientes también muestran altas tasas de aparición de síntomas psicosociales (por ejemplo: depresión, ansiedad, estrés y disminución de la calidad de vida). Esta información resalta la importancia de prestar también atención a los familiares cercanos de los sobrevivientes de la UCI.

La evidencia reciente sugiere que la aclaración sobre los problemas relacionados con la UCI y el proceso de rehabilitación que se enfrentará puede ayudar a minimizar los resultados adversos del PICS en los miembros de la familia.

CONCLUSIÓN

El síndrome post cuidados intensivos implica varias complicaciones que afectan a los sobrevivientes de la UCI y sus familias. El proceso de rehabilitación debe ser planificado antes del alta hospitalaria, teniendo como objetivo tratar los daños en los dominios físico, mental y cognitivo. La fisioterapia debe proporcionar el restablecimiento de la capacidad funcional previa al ingreso en la UCI y favorecer la reinserción del paciente en la sociedad.

BIBLIOGRAFÍA

1. Bemis-Dougherty AR, Smith JM. What follows survival of critical illness? Physical therapists' management of patients with post-intensive care syndrome. Phys Ther. 2013;93(2):179-85.
2. Dinglas VD, Aronson Friedman L, Colantuoni E, Mendez-Tellez PA, Shanholtz CB, Ciesla ND, et al. Muscle weakness and 5-year survival in acute respiratory distress syndrome survivors. Crit Care Med. 2017;45(3):446-53.
3. Elliott D, Davidson JE, Harvey MA, Bemis-Dougherty A, Hopkins RO, Iwashyna TJ, et al. Exploring the scope of post-intensive care syndrome therapy and care: engagement of non-critical care providers and survivors in a second stakeholders meeting. Crit Care Med. 2014;42(12):2518-26.
4. Elliott D, McKinley S, Alison J, Aitken LM, King M, Leslie GD, et al. Health-related quality of life and physical recovery after a critical illness: a multi-centre randomised controlled trial of a home-based physical rehabilitation program. Crit Care. 2011;15(3):R142.
5. Ely EW. The ABCDEF bundle. Crit Care Med. 2017;45(2):321-30.
6. Kondo Y, Fuke R, Hifumi T, Hatakeyama J, Takei T, Yamakawa K, et al. Early rehabilitation for the prevention of postintensive care syndrome in critically ill patients: a study protocol for a systematic review and meta-Analysis. BMJ Open. 2017;7(3):1-6.

7. Mehlhorn J, Freytag A, Schmidt K, Brunkhorst FM, Graf J, Troitzsch U, et al. Rehabilitation interventions for postintensive care syndrome: a systematic review. Crit Care Med. 2014;42(5):1263-71.
8. Needham DM, Davidson J, Cohen H, Hopkins RO, Weinert C, Wunsch H, et al. Improving long-term outcomes after discharge from intensive care unit. Crit Care Med. 2012;40(2):502-9.

Rehabilitación temprana del cardiópata en la UCI

12

Daniel Lago Borges
Mayara Gabrielle Barbosa Borges
Natália Pereira dos Santos

INTRODUCCIÓN

Las enfermedades cardiovasculares (ECV) forman parte de un grupo de morbilidades que involucran los vasos sanguíneos y el corazón, como la enfermedad de las arterias coronarias (EAC), el accidente cerebrovascular (ACV), la insuficiencia cardíaca (IC) y la enfermedad arterial obstructiva periférica (EAOP). En Brasil, ocupan el cuarto lugar en términos de causas de ingreso hospitalario y el primero en términos de mortalidad. En 2018 se registraron 6.217.525 hospitalizaciones en personas entre 20 y 59 años, y el 7,1% correspondió a ECV.

Las principales causas están asociadas a varios factores de riesgo, clasificados en (i) no modificables, como la edad, el sexo y la genética, y (ii) modificables, relacionados con el estilo de vida, como el tabaquismo, el alcoholismo y el sedentarismo.

Muchos pacientes con este perfil requieren, en algún momento, ingreso a la unidad de cuidados intensivos (UCI). En este contexto, el fisioterapeuta juega un papel clave, dirigido principalmente a mantener o restaurar la funcionalidad de forma temprana, mediante, por ejemplo, estrategias de movilización y ejercicios terapéuticos.

Este capítulo abarcará desde las causas que influyen en la reducción de la capacidad funcional y pulmonar hasta la actuación fisioterapéutica con diferentes perfiles de pacientes.

CAUSAS DE LA DISMINUCIÓN DE LA CAPACIDAD FUNCIONAL

La capacidad funcional se puede definir como la capacidad que tiene el individuo de realizar actividades que le permitan el autocuidado y la independencia funcional. Su reducción impacta directamente en la funcionalidad y la capacidad para realizar actividades de la vida diaria.

En pacientes con enfermedades cardíacas, la capacidad funcional puede verse reducida debido a una deficiencia central (IC), una deficiencia periférica (vasos sanguíneos) o ambas.

En la deficiencia central, la capacidad cardíaca está deprimida, es decir, el corazón no es capaz de realizar la perfecta función de bombear, acomodar y/o expulsar sangre a la circulación sistémica. En la deficiencia periférica, hay una función reducida en una o más partes del árbol vascular (arterial, capilar o venoso).

Las arterias realizan la función de nutrir los tejidos con un suministro sanguíneo adecuado; los capilares permiten que se produzcan intercambios de gases y nutrientes entre la sangre y los tejidos; y las venas llevan la sangre de regreso al corazón. Cuando hay un cambio en alguna de estas funciones, se produce una disminución en la capacidad del tejido de extraer oxígeno de la sangre, lo que en consecuencia impacta en la capacidad funcional.

La capacidad funcional se puede medir de forma práctica y habitual mediante la capacidad del individuo de realizar un esfuerzo. La *New York Heart Association* (NYHA) clasifica la insuficiencia cardíaca en cuatro etapas:

1. Asintomático.
2. Disnea con esfuerzos moderados, poco por encima de las actividades habituales.
3. Disnea y cansancio con pequeños esfuerzos, como en las actividades de la vida normal.
4. Disnea y cansancio en reposo.

Así, cuanto menor sea la capacidad del corazón de realizar su función, mayor será el deterioro de la capacidad funcional y mayor el impacto en la funcionalidad.

MOBILIZACIÓN Y PRESCRIPCIÓN DE EJERCICIOS EN PACIENTES CON INSUFICIENCIA CARDÍACA

La IC es un síndrome clínico complejo, con alteraciones de la función cardíaca, que resulta en síntomas y signos de bajo gasto cardíaco y/o congestión pulmonar o sistémica, en reposo o durante el esfuerzo.

Las causas de la IC son numerosas, ya que todas las afecciones cardíacas y vasculares, en sus etapas finales, cuando no se controlan, culminan en la IC. En Brasil y en el mundo, la principal causa de IC es la isquémica.

Se la puede clasificar según la disfunción ventricular, determinada por la fracción de eyección del ventrículo izquierdo (FEVI). Se divide, según la actualización de 2021 de la guía brasileña de insuficiencia cardíaca, en: insuficiencia cardíaca con fracción de eyección preservada (ICFEp), ligeramente reducida (ICFElr), mejorada (ICFEm) y reducida (ICFEr). Esta clasificación se utiliza para dirigir el tratamiento clínico.

Además de la clasificación FEVI, la clasificación funcional de la NYHA se utiliza para describir y clasificar la gravedad de los síntomas, según el grado de tolerancia al ejercicio.

La IC también puede clasificarse como aguda o crónica. El término "IC aguda" se refiere a cambios rápidos o graduales en los señales y síntomas que resultan en la necesidad de una terapia urgente, mientras que "IC crónica" refleja la naturaleza progresiva y persistente de la enfermedad. En las UCI hay prevalencia de la insuficiencia cardíaca descompensada aguda o crónica de nueva aparición.

Las principales manifestaciones clínicas de la enfermedad son la disnea y la fatiga, lo que conduce a intolerancia al ejercicio físico y deterioro de la capacidad funcional. En esta fisiopatología intervienen varios factores, entre ellos: hipoperfusión periférica, redistribución del flujo sanguíneo, respuesta vasoconstrictora acentuada, desequilibrio simpatovagal, estrés oxidativo, suministro nutricional deficiente, estado inflamatorio persistente, reclutamiento ventilatorio excesivo y disfunción de los músculos periféricos.

Comprender la fisiopatología es extremadamente importante para una adecuada intervención fisioterapéutica en diferentes perfiles de IC. La reducción de la función ventricular no debe considerarse un riesgo o una contraindicación absoluta para el inicio de ejercicios, sino más bien una fuerte indicación, para evitar un empeoramiento del descondicionamiento y la disfunción muscular.

La prescripción de ejercicio en la rehabilitación cardiovascular fase I debe ser individualizada y deben monitorizarse las señales vitales y los indicios de intolerancia al ejercicio. Las variables evaluadas durante el ejercicio son la frecuencia cardíaca (FC), la presión arterial (PA), el electrocardiograma (ECG) y la saturación periférica de oxígeno (SpO_2), además de la percepción subjetiva del esfuerzo, medida mediante la escala de Borg modificada, ya que presenta una fuerte correlación con las pruebas cardiopulmonares.

La movilización y los ejercicios deben iniciarse inmediatamente después de que el paciente haya sido considerado clínicamente compensado, como resultado del tratamiento clínico y/o intervencionista, ya que la inmovilización puede intensificar el daño a la fisiopatología de la IC, potenciando la liberación de marcadores inflamatorios y aumentando la degradación de proteínas (fibras musculares), lo cual implica un empeoramiento del estado funcional del paciente.

La prescripción debe seguir los conceptos de fisiología del ejercicio, definiendo tipo de ejercicio, volumen, duración, frecuencia, intensidad y progresión (Tabla 1).

Para ajustar la intensidad del ejercicio en la UCI, debido a las condiciones clínicas de los pacientes, además del uso rutinario de betabloqueantes que interfieren con la FC, se recomienda que la intensidad tenga por base la escala de Borg modificada.

En pacientes con IC aún inestable, cuando el ejercicio físico todavía está contraindicado, la estimulación eléctrica neuromuscular (NMES) puede ser una alternativa viable y segura. Los estudios han demostrado que esta práctica promovió mejoras en la actividad neuronal simpática de los músculos, tolerancia al ejercicio, fuerza muscular y calidad de vida.

En pacientes que presentan un alto grado de intolerancia al ejercicio, debido a señales clínicas de disnea y fatiga de los miembros inferiores, se debe considerar la ventilación no invasiva (VNI) como herramienta de apoyo, aumentando la tolerancia al ejercicio al reducir el esfuerzo inspiratorio, sumada a la mejora del inotropismo y la perfusión tisular.

Los pacientes con IC presentan frecuentemente debilidad de los músculos ventilatorios, representada por una reducción de la fuerza y/o resistencia, lo que promueve una reducción de la capacidad funcional y un peor pronóstico. Además del ejercicio aeróbico y de resistencia, se puede realizar entrenamiento de los músculos inspiratorios (IMT), ya que promueve un aumento de la fuerza y resistencia de los músculos ventilatorios, reduce la exacerbación del metaborreflejo del músculo diafragmático y aumenta la capacidad funcional de estos pacientes.

TABLA 1 Propuesta de prescripción del ejercicio

Tipo	Volumen	Duración	Frecuencia	Intensidad	Progresión
Ejercicios aeróbicos: ▪ Caminata y entreno de escaleras ▪ Cicloergometría	En base al TC6M o a otro test funcional	20 a 30 minutos, pudiendo ser intermitente: 3 a 5 minutos de ejercicio y 1 a 2 minutos de descanso	1 a 2 veces al día	▪ Leve a moderada ▪ Mantener escala modificada de Borg entre 4 y 5	▪ Gradual, aumentando la velocidad y distancia recorrida ▪ Incremento de carga
Ejercicios resistidos para grandes grupos musculares (flexores de hombro y de codo, flexores de cadera, extensores de rodilla y flexor plantar)	▪ 1 a 3 series de 8 y 12 repeticiones ▪ 40 a 60% de 1RM ▪ Peso corporal, resistencia elástica o pesos libres (mancuernas)	Hasta 30 minutos	1 vez al día alternando los grupos musculares	▪ Leve a moderada ▪ Mantener escala modificada de Borg entre 4 y 5	Gradual, aumentando serie y carga

1RM: resistencia máxima; TC6M: test de caminata de seis minutos.

MOVILIZACIÓN Y PRESCRIPCIÓN DE EJERCICIOS EN PACIENTES POST INFARTO AGUDO DE MIOCARDIO

El reposo prolongado en cama después de un infarto agudo de miocardio (IAM), especialmente en una unidad coronaria, es común debido al temor a la inestabilidad del paciente. La guía de rehabilitación cardíaca recomienda iniciar la movilización a las 24 horas del evento y realizar ejercicios de baja intensidad durante la fase hospitalaria.

Según Hodgson et al., la movilización fuera de la cama representa un alto riesgo en pacientes con IAM con o sin elevación reciente del segmento ST. Para iniciar la movilización con mayor seguridad en pacientes con enfermedades cardíacas, especialmente después de un IAM, se deben estratificar según el riesgo, según la Asociación Americana de Rehabilitación Cardiovascular y Pulmonar (AACVPR). Esta estratificación se divide en riesgo bajo, moderado y alto (Tabla 2).

A los pacientes identificados como de alto riesgo de complicaciones cardiovasculares se les debe posponer el inicio del ejercicio hasta que se estabilicen sus condiciones.

Tan pronto como el paciente se encuentre en condiciones clínicas adecuadas, la movilización puede seguir un protocolo progresivo, en base a la escala de movilidad IMS (*ICU Mobility Scale*), ampliamente utilizada en las UCI, comenzando con actividades sencillas en la cama y progresando hasta la marcha independiente.

Inicialmente, el fisioterapeuta debe prescribir, supervisar y ayudar a la movilidad en la cama y fuera de la cama, facilitando el sentarse al borde de la cama, estar en pie, estar sentado fuera de la cama, caminar, subir y bajar escaleras, con el fin de garantizar el retorno a las actividades diarias después del infarto de miocardio.

Sin embargo, un programa terapéutico completo debe constar de ejercicios aeróbicos, de resistencia, de equilibrio y de coordinación. Es importante realizar pruebas funcionales para identificar isquemia residual y arritmia de esfuerzo, y prescribir ejercicio adecuado.

TABLA 2 Estratificación de riesgo para cardiópatas

Bajo riesgo	Riesgo moderado	Alto riesgo
FEVE > 50%	FEVE 40-49%	FEVE < 40%
Sin arritmia en reposo ni durante el ejercicio.	Angina con niveles moderados de ejercicios (5 a 6 MET) o durante la fase de recuperación	Sobreviviente de parada cardiorrespiratoria
IAM sin complicaciones; RM; angioplastia, ausencia de IC o de señales/síntomas de isquemia poslesión		Arritmias ventriculares complejas
Hemodinamia inalterada durante el ejercicio o recuperación		IAM o RM complicada y/o señales/síntomas de isquemia después de la lesión
Asintomático; ausencia de angina durante el esfuerzo o la recuperación		Hemodinamia anormal durante el ejercicio
		Angina con bajos niveles de ejercicio (MET < 5) o recuperación
Capacidad funcional > 7 MET		Capacidad funcional < 5 MET
Ausencia de depresión clínica		Depresión clínica significativa

FEVI: fracción de eyección del ventrículo izquierdo; IAM: infarto agudo de miocardio; IC: insuficiencia cardíaca; MET: equivalentes metabólicos; RM: revascularización del miocardio.

El programa debe tener un enfoque individualizado y la elección de los ejercicios debe incluir actividades motoras practicadas a diario, comenzando por entrenar grandes grupos de músculos y progresando hacia grupos más específicos. La progresión debe ocurrir de acuerdo con la capacidad y la tolerancia del individuo.

Para iniciar los ejercicios, el paciente debe considerarse estable desde el punto de vista clínico, hemodinámico y electrocardiográfico. Los ejercicios deben realizarse con el paciente monitorizado, para que se identifiquen eventos cardiovasculares adversos, poniendo atención a los criterios de interrupción del ejercicio si hay alguna señal de intolerancia (Cuadro 1).

CUADRO 1 Criterios para suspender el ejercicio en pacientes después de un IAM

- Presión arterial diastólica ≥ 100 mmHg
- Reducción de la presión arterial sistólica superior a 10 mmHg
- Arritmias ventriculares o auriculares significativas
- Bloqueo cardíaco de 2º o 3er grado
- Angina, disnea intensa y alteración del ECG compatible con isquemia

ECG: electrocardiógrafo; IAM: infarto agudo de miocardio.

Los beneficios de un programa de ejercicio adecuado que se inicia tempranamente incluyen una mejor capacidad funcional, una reducción de los síntomas de isquemia miocárdica y, en consecuencia, una menor mortalidad por enfermedad de las arterias coronarias.

El entrenamiento con intervalos se ha estudiado e indicado como una gran opción para este perfil de pacientes, al ser una modalidad segura y efectiva de mejora del acondicionamiento físico, la función endotelial y la función ventricular izquierda, por encima de los resultados obtenidos con el entrenamiento moderado continuo.

MOVILIZACIÓN Y PRESCRIPCIÓN DE EJERCICIOS EN PACIENTES EN EL POSOPERATORIO DE CIRUGÍA CARDÍACA

La cirugía cardíaca se asocia con complicaciones sistémicas en el posoperatorio, que pueden:

- Aumentar la duración de la ventilación mecánica y la necesidad de sedación.
- Promover la debilidad muscular y reducir la movilidad.
- Ampliar el período de estancia hospitalaria.

Se ha destacado la fisioterapia en el entorno de cuidados intensivos, así como la importancia de que los protocolos de movilización y ejercicio de los pacientes quirúrgicos se consideren seguros y viables. Sin embargo, varios factores pueden restringir la práctica de la movilización, como se muestra en el Cuadro 2.

CUADRO 2 Barreras para la movilización en la unidade de cuidados intensivos
▪ Estado nutricional
▪ Necesidad de sedación
▪ Instabilidad hemodinámica
▪ Uso de drenes, sondas y catéteres
▪ Equipo multiprofesional inadecuado
▪ Falta de equipamientos y dispositivos
▪ Preocupación en relación a la seguridad del paciente

Si el paciente aún está en cama, se deben fomentar los ejercicios asistidos y activos de los miembros superiores e inferiores, progresando a traslados junto a la cama y en sillón, además de caminar. La movilización en esta fase puede ir asociada a ejercicios de respiración.

A pesar de las limitaciones, el paciente sometido a cirugía cardíaca puede ser retirado de la cama tempranamente, desde el primer día del posoperatorio, y recibir asistencia de fisioterapia en posición sentada, incluso con drenajes o recibiendo una infusión de medicamentos vasopresores.

La deambulación temprana y asistida es una opción terapéutica segura, bien tolerada y de bajo costo, que aporta beneficios cardiovasculares y respiratorios, además de reducir los costos y la duración de la estancia hospitalaria.

La realización de ejercicios aeróbicos mediante cicloergómetro se ha generalizado en la práctica clínica en los últimos años, considerándose segura y viable tanto en la UCI, desde el primer día del posoperatorio, como en hospitalización. Las sesiones de ejercicio pueden variar de 5 a 20 minutos, hasta dos veces al día. Los beneficios incluyen la mejora de los parámetros hemodinámicos y la capacidad funcional.

La práctica temprana de ejercicios de resistencia para miembros superiores e inferiores, con mancuernas y pesas (0,5 a 2 kg), en pacientes sometidos a revascularización miocárdica puede promover beneficios en la capacidad funcional en comparación con la fisioterapia convencional.

Otra opción terapéutica consiste en el uso de la realidad virtual a través de juegos interactivos, la cual es capaz de promover aumentos en el rendimiento funcional, los niveles de energía, la distancia recorrida en la prueba de caminata de seis minutos, además de reducir el dolor asociado al ejercicio.

La movilización en estos pacientes, independientemente del protocolo de asistencia y tipo de ejercicio realizado, debe interrumpirse en las condiciones descritas en el Cuadro 3.

CUADRO 3 Criterios para detener la movilización temprana en pacientes sometidos a cirugía cardíaca

- Presión arterial sistólica < 90 mmHg o > 200 mmHg
- Frecuencia cardíaca > 120 lpm
- Saturación de oxígeno periférico < 85%
- Escala Borg > 3
- Angina, síncope o calambres
- Cambios electrocardiográficos

Por lo tanto, la movilización después de una cirugía cardíaca es un procedimiento seguro y debe realizarse con un estricto seguimiento clínico y hemodinámico en el entorno de cuidados intensivos.

La Tabla 3 presenta una propuesta de protocolo de movilización después de la cirugía cardíaca, con actividades divididas por día posoperatorio, realizadas dos veces al día.

TABLA 3 Propuesta de protocolo de movilización tras cirugía cardíaca

1er día de posoperatorio	▪ Cabecera elevada a 45°
	▪ Ejercicios asistidos y/o activos de miembros superiores e inferiores (1 a 3 series de 10 a 15 repeticiones)
	▪ Ejercicios de miembros inferiores con cicloergómetro durante 20 minutos (5 minutos de calentamiento, 10 minutos de ejercicio de intensidad moderada [Borg modificado de 3 a 5] y 5 minutos de recuperación)
2° día de posoperatorio	▪ Ejercicios activos para miembros superiores e inferiores (1 a 3 series de 10 a 15 repeticiones)
	▪ Bipedestación (1 minuto)
	▪ Caminata estacionaria (3 series de 1 minuto con 1 minuto de descanso)
	▪ Ejercicios de miembros inferiores con cicloergómetro durante 20 minutos, como el 1er día

(continúa)

TABLA 3 Propuesta de protocolo de movilización tras cirugía cardíaca (*continuación*)

3er día de posoperatorio	▪ Ejercicios de resistencia para miembros superiores e inferiores (2 a 3 series de 8 a 12 repeticiones, con un 40% de 1RM)
	▪ Caminar durante 7 minutos, con intensidad moderada (Borg modificado de 3 a 5)
	▪ Sentarse en un sillón (30 a 60 minutos)
4º día de posoperatorio	▪ Mismos ejercicios del 3er día de posoperatorio
	▪ Caminar durante 10 minutos, con intensidad moderada (Borg modificado 3 a 5)
	▪ Sentarse en un sillón (30 a 60 minutos)
5º día de posoperatorio	▪ Ejercicios de resistencia para miembros superiores e inferiores (2 a 3 series de 8 a 12 repeticiones, con 50% de 1RM)
	▪ Caminar durante 15 minutos, con intensidad moderada (Borg modificado 3 a 5)
	▪ Sentarse en un sillón (30 a 90 minutos)
6º día de posoperatorio	▪ Los mismos ejercicios del 5º día posoperatorio
	▪ Caminar durante 20 minutos, con intensidad moderada (Borg modificado 3 a 5)
	▪ Entrenamiento de *step* (subir y bajar escalones de 20 cm de altura, 3 series de 1 minuto)
7º día de posoperatorio	▪ Mismos ejercicios del 6º día del posoperatorio
	▪ Deambulación por 20 minutos, con intensidad moderada (Borg modificado 3 a 5)
	▪ Entrenamiento de *step* (subir y bajar escalones de 20 cm de altura, 6 series de 1 minuto)

1RM: máxima carga soportada en una repetición.

Realizar el entrenamiento de los músculos inspiratorios también es una posible estrategia en el contexto del posoperatorio de cirugía cardíaca, presentando beneficios en términos de mantenimiento de la fuerza de los músculos inspiratorios y del flujo espiratorio máximo.

MOVILIZACIÓN TEMPRANA EN PACIENTES SOMETIDOS A PROCEDIMIENTOS PERCUTÁNEOS

Los pacientes sometidos a procedimientos cardíacos percutáneos, como cateterismo cardíaco, angiografía o angioplastia coronaria, a menudo permanecen confinados en cama en posición supina, con movimiento limitado e inmovilización de la extremidad afectada, para reducir la posibilidad de hemorragia o complicaciones vasculares.

La recomendación de restricción de cama varía de 2 a 4 horas. Sin embargo, el reposo prolongado en cama puede provocar molestias urinarias, insatisfacción, dolor en la columna y en el lugar de la punción.

Los cambios intermitentes en la posición del paciente en la cama, como se muestra en la Tabla 4, pueden reducir el dolor de espalda y promover la comodidad física.

TABLA 4 Protocolo de cambio de posición tras procedimientos cardíacos percutáneos.

1ª hora	Posición supina, con la cabeza elevada a 15°
2ª hora	Posición supina, con la cabeza elevada a 30°
3ª hora	Decúbito lateral, en el lado opuesto al sitio de punción
3ª a 6ª horas	Libre para cambiar de posición desde supino a 30° a decúbito lateral

La deambulación temprana después de los procedimientos percutáneos puede reducir significativamente el riesgo de molestias urinarias y dolor de espalda. Además, puede promover una reducción de la duración de la estancia y costes hospitalarios.

Se debe fomentar y realizar la caminata de forma segura entre 2 y 3 horas después del procedimiento o retirada del introductor, sin riesgo de aumento de complicaciones vasculares, como sangrado o hematomas.

MOVILIZACIÓN EN PACIENTES CON DISPOSITIVOS CARDÍACOS IMPLANTABLES

Los diversos tratamientos para las arritmias incluyen dispositivos cardíacos electrónicos implantables (DCEI). La elección del tipo de DCEI depende del tipo de arritmia presentada y del riesgo de muerte súbita. Entre los dispositivos, los más utilizados son el marcapasos (MP), el desfibrilador automático implantable (CDI) y el resincronizador (Tabla 5).

TABLA 5 Principales características de los dispositivos cardíacos electrónicos implantables

Tipo de dispositivo	Indicación	Principal función	Acción
MP	▪ Disfunción del nodo sinusal ▪ Disfunción del nodo auriculoventricular ▪ Bradiarritmias, de forma general	Revertir bradiarritmias	Estimulación/ sensibilidad en la aurícula/ventrículo
CDI	Taquiarritmias o bradiarritmias ventriculares	Revertir fibrilación y taquicardia ventricular	Cardioversión/ desfibrilación
Resincronizador cardíaco	▪ Prevención de muerte súbita ▪ IC avanzada ▪ FE ≤ 35%, QRS alargado (> 120 ms) y con la terapéutica clínica optimizada	Mejorar la función ventricular y la clasificación funcional	Estimulación multisitio (biventricular)

CDI: cardiodesfibrilador implantable; FE: fracción de eyección; IC: insuficiencia cardíaca; MP: marcapaso.

La rehabilitación de los pacientes con DCEI aún está rodeada de divergencias, empezando por definir el momento ideal para iniciar la movilización. Algunos centros de salud sugieren la inmovilización y restricción en cama durante las primeras 24 horas para minimizar el riesgo de desplazamiento del electrodo de estimulación, ofreciendo así una barrera a la movilización de estos pacientes.

Sin embargo, no hay evidencia que apoye esta hipótesis; además, los efectos nocivos del descanso prolongado están bien demostrados en la literatura.

Aunque haya resistencia de parte del equipo sobre la realización de la movilización temprana, es importante destacar el estudio de Budano et al. en el que se pudo concluir que la movilización tres horas después del implante del DCEI es segura y viable y no se asocia a complicaciones, como hematomas y desplazamiento del dispositivo.

Hay dudas sobre qué tipo de ejercicio utilizar, la intensidad, frecuencia y seguimiento, ya que estos pacientes presentan arritmias frecuentes y respuestas cronotrópicas disminuidas. Por este motivo, es importante evaluar cuidadosamente el estado general del paciente, incluyendo principalmente información sobre el dispositivo implantado.

En cuanto al tipo de ejercicio, destacan los de resistencia, que se consideran mejor tolerados por individuos con baja capacidad funcional y fracción de eyección del ventrículo izquierdo. Merece la pena señalar que los ejercicios localizados para pectorales solo se prescriben tras previa aprobación médica, y que la carga no debe exceder el 50% de una repetición máxima. Cargas más altas pueden desplazar el equipo, causando molestias y/o daños al dispositivo.

En cuanto a la intensidad, a pacientes portadores de marcapasos que tengan una FC poco variable o fija, se sugiere utilizar la presión arterial sistólica como indicador y guía de la intensidad de la terapia o la escala de Borg.

En pacientes que utilizan un CDI, es importante respetar el límite de 10 a 15 lpm por debajo de lo programado para desencadenar la descarga del dispositivo y así evitar descargas involuntarias.

MOVILIZACIÓN EN PACIENTES CON DISPOSITIVOS DE ASISTENCIA CIRCULATORIA MECÁNICA

Los dispositivos mecánicos de asistencia circulatoria (DACM) consisten en bombas mecánicas destinadas a ayudar o incluso reemplazar la función derecha, izquierda o biventricular. En cuanto al período de soporte, pueden ser temporales, extra o paracorpóreos, o de larga duración, siendo intracorpóreos.

Los DACM se pueden utilizar según tres indicaciones:

1. Uso temporal, como puente hacia la recuperación del miocardio.
2. Uso a largo plazo, como puente hacia el trasplante de corazón.
3. Uso a largo plazo, permanente, para pacientes que no tienen indicación de trasplante de corazón, llamado terapia de destino.

Cuando está indicado como puente hacia la recuperación miocárdica, solo se utilizan dispositivos extracorpóreos. Por este motivo, duran poco tiempo (menos de treinta días). Ejemplos de dispositivos son: Impella®, Tandem Heart, CentriMag®, Ventricular Assist System, balón de contrapulsación intraaórtico (BIA) y oxigenación por membrana extracorpórea (ECMO).

Por otro lado, los que se utilizan como puente para un trasplante de corazón y como terapia de destino son dispositivos implantables duraderos que generalmente ayudan solo al ventrículo izquierdo. Estos dispositivos permiten un alta segura y los pacientes que los utilizan tienen una mejor tolerancia al ejercicio. Algunos ejemplos son: HeartMate II® y HeartWare Ventricular Assist System.

La Tabla 6 presenta las principales características de los tipos de dispositivos utilizados con mayor frecuencia en Brasil.

TABLA 6 Principales características de los dispositivos de asistencia circulatoria mecánica utilizados en Brasil

	BIA	ECMO	TandemHeart	Impella©	CentriMag©	HeartMate II©
Definición	Técnica de contrapulsación aórtica que aumenta el débito cardíaco a través del aumento de la perfusión coronariana y reducción de la poscarga	Dispositivo utilizado para proveer soporte cardiopulmonar parcial o total para pacientes con choque cardiogénico y/o insuficiencia respiratoria aguda. Puede ser de dos tipos: venoarterial y venovenoso	Dispositivo que bombea sangre de la aurícula izquierda al sistema arterial ileofemoral a través de una bomba centrífuga extracorpórea	Dispositivo compuesto por un pequeño catéter a través de la arteria femoral hacia el ventrículo izquierdo. Ese catéter posee una pequeña bomba motorizada que mueve la sangre del ventrículo izquierdo hacia la aorta	Bomba centrífuga de flujo continuo que utiliza levitación magnética para la rotación	Dispositivo de larga permanencia de 2ª generación que presenta flujo continuo y axial
Vía de acceso	Percutáneo	Percutáneo/a través de toracotomía	Percutáneo	Percutáneo o disección	A través de toracotomía	A través de toracotomía

(continúa)

TABLA 6 Principales características de los dispositivos de asistencia circulatoria mecánica utilizados en Brasil (*continuación*)

	BIA	ECMO	TandemHeart	Impella®	CentriMag®	HeartMate II®
Indicación	Choque cardiogénico post-IAM, complicación mecánica post-IAM con choque cardiogénico, angina refractaria después del tratamiento estándar de SCA, choque cardiogénico en miocardiopatía crónica isquémica o no isquémica, soporte en intervenciones de pacientes de alto riesgo cardíaco	Puente para decisión o recuperación y puente para transplante	Choque cardiogénico post-IAM y soporte en intervenciones de pacientes cardíacos de alto riesgo	Choque cardiogénico post-IAM y soporte en intervenciones de pacientes cardíacos de alto riesgo	Choque cardiogénico refractario con alto riesgo de mortalidad	Puente para transplante, en casos de necesidad de larga espera y como terapia de destino para aquellos que no tienen indicación de transplante cardíaco

BIA: balón intraaórtico; ECMO: oxigenación por membrana extracorpórea; IAM: infarto agudo de miocardio; SCA: síndrome coronario agudo.

CRITERIOS PARA INICIAR Y AVANZAR EN LOS PROTOCOLOS DE MOVILIZACIÓN

Aunque casi todos los pacientes ingresados a UCI son capaces de realizar una movilización pasiva, es necesario realizar una valoración cuidadosa e individualizada antes de iniciarla, como se muestra en el Cuadro 4.

Durante la movilización, el equipo debe ser consciente de la presencia de debilidades y efectos adversos. Si se presenta alguna señal, se debe suspender la terapia hasta que la afección se resuelva. Los principales indicios de intolerancia a la movilización son:

- Disnea.
- $SpO_2 < 90\%$.
- Mareos, diaforesis y palidez.
- Descenso de la presión arterial media, taquicardia o arritmias complejas.
- Dispositivo: cambios en el caudal, velocidad, potencia, tasa de llenado de los ventrículos (solo corazón artificial total).

CUADRO 4 Elementos de evaluación previa a la movilización

▪ Historial del paciente (historial médico, procedimiento quirúrgico actual, nivel de actividad previo, señales vitales y medicamentos)
▪ Estado mental del paciente
▪ Respuesta a estímulos y nivel de sedación
▪ Necesidad de analgesia
▪ Oxigenación. La necesidad de PEEP > 10 cmH_2O y $FiO_2 > 60\%$ puede limitar la participación en protocolos de movilización temprana
▪ Valoración cardiovascular (PA, FC, DC, necesidad de vasopresores). El uso en dosis altas puede limitar la participación

PEEP: presión positiva espiratoria final; FiO_2: fracción inspirada de oxígeno; PA: presión arterial; FC: frecuencia cardíaca; DC: débito cardíaco.

Hay pocos estudios que describan protocolos de rehabilitación en pacientes que utilizan DACM. El uso de estos dispositivos trajo varios desafíos a la fisioterapia, ya que estos pacientes, en la mayoría de los casos, presentan estabilidad hemodinámica, lo que permite la intervención fisioterapéutica. La inmovilidad prolongada afecta drásticamente la capacidad funcional, promoviendo resultados desfavorables posinserción de DACM y aumentando la duración de la estancia en la UCI.

El proceso de rehabilitación de estos pacientes se puede dividir según el tiempo de uso de los dispositivos y las vías de acceso (Tabla 7).

TABLA 7 Consideraciones sobre la rehabilitación de pacientes con DACM

Dispositivos de asistencia circulatoria mecánica (DACM)	Tiempo	Actividades	Consideraciones y equipamientos
Implantados por vía percutánea en la arteria femoral Ejemplos: BIA, Impella® y TandemHeart	Mientras utilice el dispositivo	Restringido a cama, capaz de lateralizarse cada 2 horas y realizar movilización activa y pasiva, excepto en la extremidad de inserción del dispositivo	▪ Antes de movilizarse, verificar que el dispositivo está correctamente fijado. ▪ Inclinación de cabecera hasta 30° ▪ Almohadas y dispositivos de apoyo
Implantados por vía central. Ejemplo: CentriMag®	0 a 12 horas después del implante	Restringido a cama, se le permite lateralizar cada 2 horas	▪ Inclinación de cabecera hasta 30° ▪ Almohadas y dispositivos de apoyo
	12 a 24 horas después del implante	Sentado al lado de la cama con los pies colgando	▪ Faja abdominal para inmovilizar el dispositivo y controlarlo para que no se pueda quitar accidentalmente

(continúa)

TABLA 7 Consideraciones sobre la rehabilitación de pacientes con DACM *(continuación)*

<table>
<tr><th>Dispositivos de asistencia circulatoria mecánica (DACM)</th><th>Tiempo</th><th>Actividades</th><th>Consideraciones y equipamientos</th></tr>
<tr><td rowspan="2">Implantados por vía central.
Ejemplo:
CentriMag®</td><td>24 a 48 horas después del implante</td><td>Transferencia de la cama al sillón y caminar 2 veces/día, si lo tolera</td><td rowspan="2">▪ Asistencia mínima de 2 personas, una para DACM y otra para el paciente
▪ Dispositivo de asistencia para caminar
▪ Oxígeno
▪ Monitor cardíaco portátil
▪ Silla de ruedas
▪ Precaución del esternón</td></tr>
<tr><td>Después de 48 horas</td><td>Transferencia de la cama al sillón de 2 a 3 veces/día y deambulación por el pasillo de 2 a 3 veces/día</td></tr>
<tr><td rowspan="4">Dispositivos implantables a largo plazo.
Ejemplo:
HeartMate II®
Heartware</td><td>0 a 24 horas después de la implantación (tórax abierto)</td><td>Restringido a la cama, pudiendo lateralizar cada 2 horas</td><td>▪ Inclinación de cabecera hasta 30°
▪ Almohadas y dispositivos de apoyo</td></tr>
<tr><td>24 a 48 horas después de la implantación (tórax cerrado)</td><td>Sentarse junto a la cama y trasladarse de la cama a la silla si es posible</td><td rowspan="3">▪ Faja abdominal para inmovilizar el dispositivo y controlarlo para que no se pueda quitar accidentalmente
▪ Asistencia mínima de 2 personas, una para DACM y otra para el paciente
▪ Dispositivo de auxilio a la marcha
▪ Oxígeno
▪ Monitor cardíaco portátil
▪ Silla de ruedas
▪ Precaución del esternón</td></tr>
<tr><td>48 a 72 horas después del implante</td><td>Traslado de cama a silla y deambulación cerca de la cama</td></tr>
<tr><td>Después de 72 horas</td><td>Salir de la cama de 2 a 3 veces/día y caminar por el pasillo 2 a 3 veces/día</td></tr>
</table>

BIBLIOGRAFÍA

1. Adler J, Malone D. Early mobilization in the intensive care unit: a systemic review. Cardiopulm Phys Ther J. 2012;23(1):5-13.
2. Aires M, Paskulin LM, Morais EP. Capacidade funcional de idosos mais velhos: estudo comparativo entre três regiões do rio Grande do Sul. Rev Lat Am Enfermagem. 2010;18(1):11-7.
3. Almeida KS, Novo AFMP, Carneiro SR, Araújo LNQ. Análise das variáveis hemodinâmicas em idosos revascularizados após mobilização precoce no leito. Rev Bras Cardiol. 2014;27(3):165-71.
4. Alvarez P, Hannawi B, Guha A. Exercise and heart failure: advancing knowledge and improving care. Methodist Debakey Cardiovasc J. 2016;12(2):110-5.
5. Alves FMA, Miranda VCR, Pereira WMP, Cusmanish KG, Teodoro ECM. A atuação da fisioterapia na fase I da reabilitação cardíaca após infarto agudo do miocárdio. Fisioter Bras. 2018;19(3):400-13.
6. American Association of Cardiovascular and Pulmonary Rehabilitation. Guidelines for cardiac rehabilitation and secondary prevention programs. 4.ed. Champaign: Human Kinetics; 2004.
7. American College of Sports Medicine. Diretrizes do ACSM para os testes de esforço e sua prescrição. 10.ed. Rio de Janeiro: Guanabara Koogan; 2018.
8. Ayub-Ferreira SM, Souza Neto JD, Almeida DR, Biselli B, Avila MS, Colafranceschi AS, et al. Diretriz de assistência circulatória mecânica da Sociedade Brasileira de Cardiologia. Arq Bras Cardiol. 2016;107(Supl 2):1-33.
9. Bakhshi F, Namjou Z, Andishmand A, Panabadi A, Bagherinasab M, Sarebanhassanabadi M. Effect of positioning on patient outcome after coronary angiography: a single-blind randomized controlled trial. The Journal of Nursing Research. 2014;22(1):45-9.
10. Berg SR, Moons P, Zwisler AD, Winkel P, Pedersen BD, Pedersen PU, et al. Phantom shocks in patients with implantable cardioverter defibrillator: results from a randomized rehabilitation trial (COPE-ICD). Europace. 2013;15(10):1463-7.
11. Bindoff C. Considerations for exercise therapy with short-term and long-term mechanical circulatory support. Medical Sciences. 2011;36:19-23.
12. Bloomfield SA. Changes in musculoskeletal structure and function with prolonged bed rest. Med Sci Sports Exerc. 1997;29:197-206.
13. Bogart MA, Bogart DB, Rigden LB, Jung SC, Liston MJ. A prospective randomized trial of early ambulation following 8 French diagnostic cardiac catheterization. Catheterization and Cardiovascular Interventions. 1999;47(2):175-8.

14. Borges DL, Silva MG, Silva LN, Fortes JV, Costa ET, Assunção EP, et al. Effects of aerobic exercise applied early after coronary artery bypass grafting on pulmonary function, respiratory muscle strength, and functional capacity: a randomized controlled trial. J Phys Act Health. 2016;13(9):946-51.
15. Boztosun B, Günes Y, Yildiz A, Bulut M, Saglam M, Kargin R, et al. Early ambulation after diagnostic heart catheterization. Angiology. 2008;58(6):743-6.
16. Budano C, Garrone P, Castagno D, Bissolino A, Andreis A, Bertolo L, et al. Same-day CIED implantation and discharge: is it possible? The Emotion trial (Early Mobilization after pacemaker implantaTION). Int J Cardiol. 2019;288:82-6.
17. Cacau LAP, Oliveira GU, Maynard LG, Araújo Filho AA, Silva WM, Cerqueria Neto ML, et al. The use of the virtual reality as intervention tool in the postoperative of cardiac surgery. Rev Bras Cir Cardiovasc. 2013;28(2):281-9.
18. Camp SPV, Cantwell JD, Fletcher GF, Smith LK, Thompson PD. American College of Sports Medicine. Exercício para pacientes com doença arterial coronariana. Rev Bras Med Esporte. 1998;4(4):122-6.
19. Carvalho T, Milani M, Ferraz AS, Silveira AD, Herdy AH, Hossri CAC, et al. Diretriz brasileira de reabilitação cardiovascular – 2020. Arq Bras Cardiol. 2020;114(5):943-87.
20. Cassina T, Putzu A, Santambrogio L, Villa M, Licker MJ. Hemodynamic challenge to early mobilization after cardiac surgery: a pilot study. Annals of Cardiac Anaesthesia. 2016;19(3):425-32.
21. Chair SY, Thompson DR, Li SK. The effect of ambulation after cardiac catheterization on patient outcomes. Journal of Clinical Nursing. 2007;16(1):2124.
22. Cordeiro AL, Barbosa AFN, Leitão LP, Araújo PAS, Carvalho S. Efeitos hemodinâmicos do treino em ciclo ergômetro em pacientes no pós-operatório de cirurgia cardíaca. Rev DERC. 2014;20(3):90-3.
23. Cordeiro AL, Silva AA, Santana SC, et al. Impacto hemodinâmico da deambulação nos pacientes submetidos a cirurgia cardíaca. Rev DERC. 2015;21(2):54-7.
24. Cornish AK, Broadbent S, Cheema BS. Interval training for patients with coronary artery disease: a systematic review. Eur J Appl Physiol. 2011;147(1):113-20.
25. Corrà U, Pistono M, Mezzani A, Gnemmi M. Cardiovascular prevention and rehabilitation for patients with ventricular assist device from exercise therapy to long-term therapy part I: exercise therapy. Monaldi Arch Chest Dis. 2011;76:27-32.
26. Devaux M, Lerouge A, Ventelou B, Goryakin Y, Feigl A, Vuik S, et al. Assessing the potential outcomes of achieving the World Health Organization

global non-communicable diseases targets for risk factors by 2025: is there also an economic dividend? Public Health. 2019;169:173-9.

27. Diretrizes brasileiras de dispositivos cardíacos eletrônicos implantáveis (DCEI). Arq Bras Cardiol. 2007;89(6):e210-e237.
28. Dowling K, Todd D, Siskin G, Stainken B, Dolen E, Sansivero G, et al. Early ambulation after diagnostic angiography using 4-F catheters and sheaths: a feasibility study. Journal of Endovascular Therapy. 2002;9(5):618-21.
29. Engel HJ, Needham DM, Morris PE, Gropper MA. ICU early mobilization: from recommendation to implementation at three medical centers. Crit Care Med. 2013;41(9 Suppl 1):S69-S80.
30. Forestieri P, Bolzan DW, Santos VB, Moreira RSL, de Almeida DR, Trimer R, et al. Neuromuscular electrical stimulation improves exercise tolerance in patients with advanced heart failure on continuous intravenous inotropic support userandomized controlled trial. Clin Rehabil. 2018;32(1):66-74.
31. Fortes JVS, Borges MGB, Marques MJS, Oliveira RL, Rocha LR, Castro EM, et al. Effects of inspiratory muscle training using an electronic device on patients undergoing cardiac surgery: a randomized controlled trial. International Journal of Cardiovascular Sciences. 2021;34(1):44-52.
32. Freeman R, Maley K. Mobilization of intensive care cardiac surgery patients on mechanical circulatory support. Crit Care Nurs Q. 2013;36(1):73-88.
33. Gianakos S, Keeling AW, Haines D, Haugh K. Time in bed after electrophysiological procedures (TIBS IV): a pilot study. Am J Crit Care. 2004;13(1):56-8.
34. Godoy M, Bellini AJ, Passaro LC, Mastrocolla LE, Sbissa AS, Araujo CGS, et al. I Consenso Nacional de Reabilitação Cardiovascular (fase crônica). Arq Bras Cardiologia. 1996;69(4):267-91.
35. Griffith KE, Jenkins E, Stulak J, Paugh T, Pagani FD. FD. Long-term use of the CentriMag® ventricular assist system as a right ventricular assist device: a case report. Perfusion. 2011;27(1):65-70.
36. Hiss MDBS, Neves VR, Hiss FC, Silva E, Silva AB, Catai AM. Safety of early physical therapy intervention after acute myocardial infarction. Fisioter Mov. 2012;25(1):153-63.
37. Hodgson CL, Stiller K, Needham DM, Tipping CJ, Harrold M, Baldwin CE, et al. Expert consensus and recommendations on safety criteria for active mobilization of mechanically ventilated critically ill adults. Crit Care. 2014;18:658.
38. Hopkins RO. Early activity in the ICU: beyond safety and feasibility. Respir Care. 2010;55(4):481-4.

39. Kawaguchi YM, Nawa RK, Figueiredo TB, Martins L, Pires-Neto RC. Perme intensive care unit mobility score and ICU mobility scale: translation into Portuguese and cross-cultural adaptation for use in Brazil. J Bras Pneumol. 2016 Nov/Dec;42(6):429-34.
40. Laizo A, Delgado FE, Rocha GM. Complications that increase the time of hospitalization at ICU of patients submitted to cardiac surgery. Rev Bras Cir Cardiovasc. 2010;25(2):166-71.
41. Laoutaris ID, Adamapoulos S, Manginas A, Panagiotakos DB, Cokkinos DV, Dritsas A. Inspiratory work capacity is more severely depressed than inspiratory muscle strength in patients with heart failure: novel applications for inspiratory muscle training. Int J Cardiol. 2016;221:622-26.
42. Leditschke IA, Green M, Irvine J, Bissett B, Mitchell IA. What are the barriers to mobilizing intensive care patients? Cardiopulm Phys Ther J. 2012;23(1):26-9.
43. Levine DA, Davydow DS, Hough CL, Langa KM, Rogers MAM, Iwashyna TJ. Functional disability and cognitive impairment after hospitalization for myocardial infarction and stroke. Circulation: Cardiovascular Quality and Outcomes. 2014 Nov;7(Issue 6).
44. Malta DC, Campos MO, Oliveira MM de, Iser BPM, Bernal RTI, Claro RM, et al. Prevalência de fatores de risco e proteção para doenças crônicas não transmissíveis em adultos residentes em capitais brasileiras, 2013. Epidemiol Serv Saúde. 2015;23(4):387-73.
45. Mann D, Zipes DP, Libby P, Bonow RO. Braunwald: tratado de doenças cardiovasculares. 10.ed. Rio de Janeiro: Elsevier; 2017.
46. Marcondes-Braga FG, Moura LAZ, Issa VS, Vieira JL, Rohde LE, Simões MV, et al. Atualização de tópicos emergentes da diretriz brasileira de insuficiência cardíaca – 2021. Arq Bras Cardiol. 2021;116(6):1174-212.
47. Marcondi NO, Rocco IS, Bolzan DW, Pauletti HO, Begot I, Anjos NR, et al. Noninvasive ventilation after coronary artery bypass grafting in subjects with left-ventricular dysfunction. Respir Care. 2018;63(7):879-85.
48. Ministério da Saúde (MS). Departamento de Informática do SUS – Datasus. Informações de saúde. Epidemiológicas e morbidade. Brasília, 2017. Disponível em: http://datasus.saude.gov.br/epidemiologicas-e-morbidade/; acceso el diciembre de 2021.
49. Mohammady M, Heidari K, Sari AA, Zolfaghari M, Janani L. Early ambulation after diagnostic transfemoral catheterisation: a systematic review and meta-analysis. International Journal of Nursing Studies. 2014;51:39-50.
50. Morrone T, Buck L, Catanese K, Goldsmith RL, Cahalin LP, Oz MC, et al. Early progressive mobilization of patients with left ventricular assist devices

is safe and optimises recovery before heart transplantation. Journal of Heart Lung Transplantation. 1996;15:423-9.

51. Nascimento J. Prescrição clínica de exercício: a visão do novo fisioterapeuta. São Paulo: Fisiointensiva; 2021.
52. Needham DM. Mobilizing patients in the intensive care unit improving neuromuscular weakness and physical function. JAMA. 2008;300(14):1685-90.
53. Nicholson C, Paz J. Total artificial heart and physical therapy management. Cardiopulm Phys Ther J. 2010;21(2):13-21.
54. Oliveira FTO, Petto J, Gardenghi G. Exercício físico em pacientes com dispositivos cardíacos eletrônicos implantáveis. In: Associação Brasileira de Fisioterapia Cardiorrespiratória e Fisioterapia em Terapia Intensiva; Martins JA, Karsten M, dal Corso S (orgs.). Profisio: Programa de Atualização em Fisioterapia Cardiovascular e Respiratória: ciclo 2. Porto Alegre: Artmed Panamericana; 2015. p.33-78 (Sistema de Educação Continuada a Distância, v.1).
55. Papa V, Guizilini S, Bublitz CB, Rocco IS, Bertini C, Xavier VB, et al. Reabilitação cardiovascular baseada em exercício físico na insuficiência cardíaca: fase hospitalar e ambulatorial. Rev Soc Cardiol Estado de São Paulo. 2020;30(2): 264-72.
56. Perme C, Chandrashekar R. Early mobility and walking program for patients in intensive care units: creating a standard of care. Am J Crit Care. 2009;18(3): 212-21.
57. Perme CS, Southard RE, Joyce DL, Noon GP, Loebe M. Early mobilization of LVAD recipients who require prolonged mechanical ventilation. Tex Heart Inst J. 2006;33(2):130-3.
58. Petto J, Gomes VAF, Barbosa TA, Santos LSTA, Oliveira FTO, Magalhães Filho J. Comportamento da lactacemia pós-exercício contínuo e intervalado em indivíduos com cardiomiopatia chagásica sintomáticos e assintomáticos. Rev Soc Cardiol Estado de São Paulo. 2013;23(2 Supl A):19-24.
59. Rezaei-Adaryani M, Ahmadi F, Sghari-Jafarabadi M. The effect of changing position and early ambulation after cardiac catheterization on patients' outcomes: a single-blind randomized controlled trial. International Journal of Nursing Studies. 2009;46(8):1047-53.
60. Rohde LEP, Montera MW, Bocchi EA, Clausell NO, Albuquerque DC, Rassi S, et al. Diretriz brasileira de insuficiência cardíaca crônica e aguda. Arq Bras Cardiol. 2018;111(3):436-59.
61. Roseli E, Dallazen F, Beerbaum A, Cristina J, Windmoller P. Analyses of steps adapted protocol in cardiac rehabilitation in the hospital phase. Braz J Cardiovasc Surg. 2015;30(1):40-8.

62. Silva LN, Marques MJS, Lima RS, Fortes JVS, Silva MGB, Baldez TEP, et al. Early sitting out of bed after cardiac surgery: cardiopulmonary repercussions and effects on peripheral and respiratory muscle strength, functional capacity and pulmonary function. Assobrafir Ciência. 2017;8(2):25-39.
63. Soares GMT, Ferreira DCS, Goncalves MPC, Alves TGS, David FL, Henriques KMC, et al. Prevalence of major postoperative complications in cardiac surgery. Rev Bras Cardiol. 2011;24(3):139-46.
64. Suggs PM, Lewis R, Hart AC, Troutman-Jordan M, Hardin SR. What's your position? Strategies for safely reaching patient comfort goals after cardiac catheterization via femoral approach. Dimensions of Critical Care Nursing. 2017;36(2):87-93.
65. Titoto L, Sansão MS, Marino LHC, Lamari NM. Reabilitação de pacientes submetidos à cirurgia de revascularização do miocárdio: atualização da literatura nacional. Arq Ciênc Saúde. 2005;12(4):216-9.
66. Torres DC, Santos PMR, Reis HJL, Paisani DM, Chiavegato LD. Effectiveness of an early mobilization program on functional capacity after coronary artery bypass surgery: a randomized controlled trial protocol. SAGE Open Medicine. 2017;4(1-8).
67. Trevisan MD, Lopes DGC, Mello RGC, Macagnan FE, Kessler A. Alternative physical therapy protocol using a cycle ergometer during hospital rehabilitation of coronary artery bypass grafting: a clinical trial. Braz J Cardiovasc Surg. 2015;30(6):615-9.
68. Tucker WJ, Haykowsky MJ, Seo Y, Stehling E, Forman DE. Impaired exercise tolerance in heart failure: role of skeletal muscle morphology and function. Curr Heart Fail Rep. 2018;15(6):323-31.
69. Ueno A, Tomizawa Y. Cardiac rehabilitation and artificial heart devices. J Artif Organs. 2009;12:90-7.
70. Winkelman C. Bed rest in health and critical illness: a body systems approach. AACN Adv Crit Care. 2009;20(3):254-66.
71. Winkelmann ER, Dallazen F, Bronzatti ABS, Lorenzoni JCW, Windmöller P. Analysis of steps adapted protocol in cardiac rehabilitation in the hospital phase. Braz J Cardiovasc Surg. 2015;30(1):40-8.
72. Ximenes NPPS, Borges DL, Lima RO, Silva MGB, Silva LN, Costa MAG, et al. Effects of resistance exercise applied early after coronary artery bypass grafting: a randomized controlled trial. Braz J Cardiovasc Surg. 2015;30(6):620-5.
73. Zomorodi M, Topley D, McAnaw M. Developing a mobility protocol for early mobilization of patients in a surgical/trauma ICU. Crit Care Res Pract. 2012;201(4):964547.

Movilización temprana en el paciente con alteración neurológica en la UCI

13

José Aires de Araújo Neto
Fernando Viegas do Monte

INTRODUCCIÓN

La inmovilidad en la cama es una condición común en la unidad de cuidados intensivos (UCI) y puede provocar complicaciones para la salud del paciente. Los sobrevivientes de enfermedades críticas suelen verse afectados por un deterioro cognitivo, neuromuscular, psicológico y funcional conocido como síndrome post cuidados intensivos.

La movilización temprana en la UCI reduce la frecuencia y duración del *delirium*, el tiempo de ventilación mecánica, el riesgo de infecciones nosocomiales, la duración de la estancia en la UCI y la duración total de la estancia hospitalaria, además de proporcionar al paciente un mejor estado funcional en el momento del alta hospitalaria.

La movilización temprana es una estrategia importante para prevenir estas complicaciones en pacientes críticos. Sin embargo, en pacientes con lesiones neurológicas agudas, como accidentes cerebrovasculares isquémicos, hemorragias subaracnoideas aneurismáticas, hemorragias intracerebrales y neurotraumatismos, llevar a cabo la planificación de la movilización sigue siendo un desafío. Los efectos de los cambios posicionales, el ejercicio, el tiempo entre el inicio de los síntomas y el inicio de la movilización temprana, así como la intensidad del ejercicio prescrito, deben tenerse en cuenta al desarrollar un programa de movilidad para pacientes con cambios neurológicos en la UCI.

CRITERIOS DE SEGURIDAD Y ELEGIBILIDAD PARA LA MOVILIZACIÓN TEMPRANA EN PACIENTES NEUROLÓGICOS

Implementar un programa de movilización temprana en pacientes neurológicos puede ser todo un desafío. Sin embargo, la posibilidad de adoptar estrategias como la retirada diaria de sedación, pruebas de respiración espontánea, control y evaluación del riesgo de *delirium*, además de optimizar la funcionalidad de estos pacientes, puede ofrecer un escenario favorable para iniciar un programa de movilización.

El manejo de la sedación del paciente neurológico grave tiene sus particularidades e indicaciones específicas en lesiones agudas. La sedación puede estar indicada para reducir la demanda metabólica cerebral y el riesgo de isquemia, controlar las convulsiones, mantener la temperatura y controlar la presión intracraneal (PIC). Estas indicaciones "neuroespecíficas" de sedación pueden representar una barrera para las interrupciones diarias y el despertar del paciente y, en consecuencia, para el inicio de una movilización temprana eficaz. Las discusiones diarias con el equipo multidisciplinar (médico intensivista, neurólogos, fisioterapeutas, enfermeros) se vuelven aún más importantes para evitar un aumento de las lesiones y un empeoramiento del pronóstico.

Los criterios de seguridad y elegibilidad son fundamentales para la movilización temprana de pacientes neurocríticos agudos. En algunos casos, el inicio de la movilización puede no estar indicado debido a la inestabilidad fisiológica y hemodinámica de estos pacientes. De esta manera, es válida la aplicación de un *checklist* para verificar criterios de inclusión o contraindicación en el programa de movilización temprana.

Es importante resaltar que se debe evaluar y controlar un seguimiento específico durante las actividades con pacientes neurológicos, como la PIC, la presión de perfusión cerebral (PPC), la presión arterial media (PAM), la frecuencia cardíaca (FC) y la saturación periférica de oxígeno (SpO_2).

A medida que los programas de movilidad se vuelven más comunes, es imperativo que el equipo de atención sea consciente del daño potencial de la movilización en pacientes con este tipo de lesiones. Es

TABLA 1 *Checklist* para la movilización temprana de pacientes neurológicos críticos

Sí	No	N/A	Criterios de inclusión
( )	( )	( )	Si hay un DVE, ¿puede estar cerrado y ser seguro para la movilización?
( )	( )	( )	¿Se controló bien la PIC durante 24 horas sin administración de manitol o solución salina hipertónica?
( )	( )	( )	¿No hay titulación activa de vasopresores o antihipertensivos parenterales?
( )	( )	( )	¿CAM-ICU es negativo para el *delirium*?
( )	( )	( )	¿El paciente tiene un examen neurológico estable?
( )	( )	( )	Si el paciente tuvo un ACVi, ¿fue a las 24 horas del inicio de los síntomas?
( )	( )	( )	Si el paciente tiene una HSAa, ¿se ha tratado el aneurisma?
( )	( )	( )	Si el paciente tiene HIC espontánea, ¿el volumen de sangrado permanecerá estable por 24 horas?

Si todas las preguntas se responden sí o N/A, proceda con la movilización temprana.
DVE: derivación ventricular externa; PIC: presión intracraniana; CAM-ICU: método de evaluación de confusión/*delirium*; AVCi: accidente vascular cerebral isquémico: HSAa: hemorragia subaracnoidea aneurismática; HIC: hemorragia intracerebral.
Fuente: adaptada de Neurocrit Care. 2017;27:141-50.

necesario considerar cuidadosamente el diagnóstico, el momento de inicio de la actividad, el efecto de los cambios posturales y el ejercicio.

Una vez iniciadas las actividades, es importante tener en cuenta que los ejercicios no deberían provocar un aumento significativo de la PIC. En muchos casos, incluso con ejercicios pasivos (cicloergómetro, por ejemplo), puede producirse un ligero aumento de la PAM y la consiguiente mejora de la PPC.

MOVILIZACIÓN TEMPRANA BAJO LAS PRINCIPALES CONDICIONES NEUROLÓGICAS EN LA UCI

Accidente vascular isquémico (ACV)

Las principales guías para el tratamiento de pacientes con accidente cerebrovascular (ACV) recomiendan la movilización temprana de los pacientes menos críticos para prevenir complicaciones. Sin embargo, aún no está muy definido el momento en el que debería comenzar. Lo cierto es que, de forma segura, lo ideal es comenzar con actividades más ligeras e ir aumentando la intensidad poco a poco.

La primera etapa es la elevación pasiva de la cabecera de la cama como una forma de asegurar que los pacientes logren estabilidad hemodinámica y fisiológica en posiciones erguidas antes de poder realizar actividades fuera de la cama. Debe ser gradual, especialmente en las primeras 24 horas, ya que la posición más alta del cabecero puede reducir el flujo sanguíneo cerebral en el hemisferio cerebral afectado, disminuyendo la perfusión cerebral y aumentando el área de la lesión. La movilización más efectiva, en el periodo inicial de las primeras 24 horas, debe realizarse con cautela y caso por caso, con un seguimiento cuidadoso de la presentación neurológica y de la respuesta hemodinámica y fisiológica.

Es importante recordar que la estabilización de la lesión es un criterio fundamental para el inicio de una movilización más efectiva, como sentarse, pararse y caminar.

La movilización después de las 24 horas iniciales es más segura. Sin embargo, no se debe reducir la atención de seguimiento.

Accidente vascular cerebral hemorrágico (ACVh)

Otro evento constante y muy importante presente en los ingresos a unidades intensivas es la hemorragia intracerebral espontánea o ictus hemorrágico (ACVh). La movilización temprana dentro de las primeras 48 horas de hospitalización con enfoque en actividades fuera de la cama y entrenamiento en actividades de la vida diaria tiene mayor correlación con la sobrevivencia a los seis meses del alta de la UCI, menor tiempo de hospitalización, mayor calidad de vida y mayor independencia funcional al regresar a la comunidad.

Merece la pena mencionar que los pacientes con ACVh requieren criterios mejor definidos para iniciar la movilización temprana, especialmente la evaluación de la estabilidad del sangrado.

Algunas precauciones son esenciales para garantizar la movilización segura de pacientes con ACVh:

- La movilización no debe iniciarse hasta que el volumen de la hemorragia se haya estabilizado durante al menos 24 horas.
- Se debe controlar el volumen de la hemorragia y mantener la presión arterial sistólica (PAS) inferior a 140 mmHg.
- Debido a la fluctuación provocada por el ejercicio y la verticalización del paciente, la monitorización de la presión arterial debe realizarse antes, durante y después de la movilización.
- Elevar la cabecera de la cama y hacer ejercicio activo en la cama puede incluso reducir la PIC (a los pacientes con este tipo de monitorización generalmente no se les permite realizar actividades fuera de la cama).
- La movilización no debe iniciarse en pacientes con PIC superior a 20 mmHg.

Hemorragia subaracnoidea aneurismática (HSAa)

Otro evento neurológico que se observa con frecuencia en la UCI es la hemorragia subaracnoidea por aneurisma (HSAa). Presenta un riesgo significativo y potencial de inmovilidad, deterioro cognitivo, neuromuscular, psicológico y funcional.

Para estos pacientes, el enderezamiento mediante elevación de la cabecera se puede iniciar después de las primeras 24 horas de tratamiento del aneurisma, mientras que las actividades fuera de la cama deben esperar hasta el segundo día posterior al tratamiento, excepto en aquellos pacientes con un grado más leve de hemorragia y control de lesiones. Algunos criterios se describen como barreras para la progresión de la movilización, como la PIC elevada (> 15 a 20 mmHg), la PAM insuficiente (< 80 mmHg) y la evidencia de vasoespasmo. En estos casos, se debe monitorizar al paciente con catéteres específicos para estas mediciones.

El vasoespasmo cerebral y la isquemia cerebral retardada son complicaciones que pueden ocurrir en este tipo de pacientes, y la movilización temprana aún puede considerarse un factor desencadenante. Sin embargo, un protocolo de movilidad, bien aplicado, no provoca un aumento de la PIC ni una reducción de la PPC. Por el contrario, la posición de la cabeza, la elevación del cabecero, así como la kinesioterapia pasiva no alteran la hemodinámica cerebrovascular. La movilización temprana, asociada con el drenaje del líquido cefalorraquídeo, puede actuar para favorecer una menor sedimentación de los productos sanguíneos, permitiendo una menor carga de coágulos y menos vasoespasmo, lo que contribuye a un menor riesgo.

Lesión medular aguda y traumatismo craneoencefálico

Los pacientes politraumatizados con lesión aguda de la médula espinal y lesión cerebral traumática (TCE) son muy comunes en la rutina diaria de las UCI.

Las directrices para el tratamiento agudo de pacientes con lesión de la médula espinal recomiendan una rehabilitación temprana. Sin embargo, su efecto aún no se conoce del todo. Algunos de los beneficios percibidos incluyen una reducción de las complicaciones asociadas con la inmovilidad, como neumonía, úlceras de decúbito, tromboembolismo venoso y reingresos hospitalarios.

La rehabilitación temprana y la participación del paciente en actividades fuera de la cama, tan pronto como se logra la estabilidad de la lesión, demuestran mejores pronósticos, especialmente en preparación para la rehabilitación post hospitalaria.

La movilización temprana después de una lesión aguda de la médula espinal puede ser un desafío debido a la hipotensión ortostática, ya que los pacientes a menudo experimentan estas señales durante los traslados y en una posición erguida sostenida. La hipotensión ortostática puede ser causada por la pérdida del tono vascular mediada por el sistema simpático, la función barorrefleja alterada, la falta de actividad de bombeo del músculo esquelético, el desacondicionamiento cardiovascular y/o la alteración del equilibrio hídrico y salino.

Algunas intervenciones no farmacológicas, incluido el uso de medias de compresión graduada para los miembros inferiores y fajas abdominales, pueden ser estrategias para reducir los riesgos de hipotensión ortostática. La estimulación eléctrica funcional ha reducido la aparición de hipotensión ortostática.

Al igual que en los pacientes con hemorragia intracerebral espontánea, el tratamiento del TCE incluye la monitorización de la PIC y el estado neurológico con la posibilidad de descompresión quirúrgica en casos graves. La movilización de pacientes con TCE grave tarda más en comenzar que en pacientes con ACV agudo. Además, inicialmente se utiliza una posición erguida más pasiva (plancha ortostática) debido a una alteración de la conciencia o la incapacidad del paciente de seguir órdenes. En este punto, la evaluación del beneficio de la movilización temprana en pacientes después de un TCE grave aún es incierta.

Complicaciones neurológicas en pacientes con Covid-19

Las manifestaciones del sistema nervioso central (SNC) y del sistema nervioso periférico (SNP) pueden ocurrir durante y después de la enfermedad por coronavirus 2019 (Covid-19), pero los mecanismos subyacentes, la semiología y la frecuencia de estas complicaciones no se comprenden completamente.

Cada vez se reconoce más que la infección por coronavirus-2 (SARS-CoV-2), síndrome respiratorio agudo grave, puede provocar secuelas neurológicas agudas y a largo plazo. Además de las consecuencias neurológicas de la enfermedad grave en sí, los mecanismos propuestos de complicaciones neurológicas asociadas con el SARS-CoV-2 incluyen neuroinvasión directa y mecanismos indirectos de origen vascular e inflamatorio/autoinmune. La identificación y el diagnóstico de estas complicaciones neurológicas son un desafío, particularmente en el contexto de sistemas médicos sobrecargados, en los que un reconocimiento insuficiente de las manifestaciones neurológicas puede contribuir a un aumento de las complicaciones agudas y a largo plazo y a los malos resultados. Además, hay una alta incidencia de enfermedades generales por complicaciones de cuidados críticos, por ejemplo, hipoxia, trastornos metabólicos, inflamación general y toxicidad/efectos secundarios de los medicamentos, lo que puede dificultar la atribución adecuada de la enfermedad por coronavirus 2019 (Covid-19).

Movilidad temprana

La movilización temprana debe ser una parte integral del programa de rehabilitación de un paciente neurológico. Este programa comienza con el posicionamiento y elevación de la cabecera, pasa por la verticalización y actividades fuera de la cama, siempre centrándose en la funcionalidad. En su fase hospitalaria debe finalizar con la planificación del alta, la transición a la rehabilitación ambulatoria y la reintegración a la comunidad. Sin embargo, hay otros factores importantes para la calidad y seguridad de la atención a estos pacientes. Las úlceras por presión causadas por contracturas articulares y musculares se pueden prevenir con la movilización. A su vez, se debe considerar la prevención de caídas con la implementación de programas de entrenamiento del equilibrio, entrenamiento de transferencia y caminata asistida.

Independientemente de los cambios o diagnósticos concretos, la rehabilitación de los pacientes neurológicos en la fase hospitalaria debe finalizar con la planificación del alta y el paso a la rehabilitación ambulatoria, y la reinserción en la sociedad.

La comunicación efectiva entre diferentes sectores y entre profesionales es de suma importancia para la seguridad del paciente y la continuidad del tratamiento iniciado en la UCI, evitando así una atención desigual.

Aún siguiendo todas las recomendaciones para cada tipo de paciente neurológico (Tabla 2), incluso en el ámbito hospitalario ya podemos observar secuelas motoras definitivas, como patrones espásticos, hemiplejías, paraplejías, afasias, déficits cognitivos, entre otras.

La formación y adaptación del individuo, a su nueva condición, debe ocurrir de forma progresiva y con objetivos específicos a corto y medio plazo. Es extremadamente importante una evaluación cuidadosa del nivel de actividad actual y del pronóstico funcional.

Para una evaluación más cuidadosa, la definición de una escala de progresión de la movilidad, asociada a la evaluación de la fuerza muscular, ayuda a definir el pronóstico funcional de estos individuos.

Por lo tanto, la asociación del nivel de actividad actual con la fuerza muscular ayuda a definir la planificación terapéutica durante la estancia hospitalaria y la continuidad del tratamiento en el domicilio.

TABLA2 Recomendaciones y consideraciones para la movilización temprana en pacientes neurológicos críticos

Diagnóstico	Inicio de la movilización temprana	Intensidad	Nivel de evidencia	Consideraciones	Solución
AVCi	24 horas de inicio de los síntomas	La movilización en dosis elevada entre las 24 y 48 horas no demonstró beneficio	2	Elevación de cabecera en las primeras 24 horas después del inicio de síntomas Mantener presión arterial más elevada	Nuevos estudios para determinar los resultados de elevación de la cabecera Monitoramiento de la PA antes, durante y después de la movilización. Considerarla movilización si el paciente estuviera estable
Hemorragia subaracnoidea aneurismática	24 a 48 horas tras el tratamiento del aneurisma	Después del tratamiento del aneurisma debe realizarse elevación gradual de la cabecera entre 24 y 48 horas y la movilización fuera de la cama después de las 48 horas	3	Drenaje ventricular externo Vasoespasmo asintomático Pico único de presión intracraneana	Garantizar que la DVE sea manipulada de forma segura y los niveles de PIC permanezcan abajo de 20 mmHg Si el examen neurológico estuviera estable, no debe impedir la movilización El pico de PIC relacionado a una razón aceptable no debe impedir la movilización

(continúa)

TABLA 2 Recomendaciones y consideraciones para la movilización temprana en pacientes neurológicos críticos *(continuación)*

Diagnóstico	Inicio de la movilización temprana	Intensidad	Nivel de evidencia	Consideraciones	Solución
Hemorragia intracerebral espontánea	24 horas después de la estabilización del volumen de la hemorragia	Desconocida	3	Fluctuaciones de la presión arterial Pico único de la presión intracraneana	Garantizar el control adecuado de la PA con medicamentos orales o continuos antes de la movilización El pico de PIC relacionado a una razón aceptable no debe impedir la movilización
Lesión medular	24 horas después de la estabilización de la coluna vertebral	Desconocida	5	Hipotensión ortostática	Monitoreo de la PA antes, durante y después de la movilización. Considerarla movilización si el paciente estuviera estable
Traumatismo craneoencefálico	24 horas después de la estabilización del volumen de la hemorragia	Desconocida	5	Pico único de la presión intracraneana	El pico de PIC relacionado a una razón aceptable no debe impedir la movilización

The Oxford 2011 Levels of Evidence. www.cebm.net/ocebm-levels-of-ividence. Oxford Center for Evidence-Based Medicine Levels of Evidence Working Group.
AVCi: accidente vascular cerebral isquémico: PA: presión arterial; DVE: derivación ventricular externa; PIC: presión intracraniana.
Fuente: adaptada de Neurocrit Care. 2017;27:141-50.

Hay varias escalas que podemos utilizar para evaluar la funcionalidad de los pacientes: *Barthel Index*; *Funcional Independence Measure* (FIM), *Functional Status Score for the ICU* (FSS-ICU), *Physical Function ICU Test* (PFIT), entre otras.

Tras definir el diagnóstico funcional y determinar los objetivos terapéuticos a alcanzar, la fisioterapia siempre tiene como objetivo conseguir la mayor funcionalidad posible para la realización de las actividades diarias, siguiendo la progresión de la movilidad (levantarse, ponerse en pie, realizar traslados independientes, etc.).

El mayor desafío del fisioterapeuta es lograr que los pacientes puedan regresar a la comunidad, realizando sus actividades cotidianas, prácticas y laborales. Aproximadamente el 27% de las personas que adquirieron debilidad muscular de paciente crítico en la UCI informan una disminución de la productividad en sus actividades laborales. Cuando sumamos cambios con trastornos neurológicos, es cierto que este número aumenta considerablemente.

Una vez que se determina el alta hospitalaria, es importante garantizar que el tratamiento continúe. El plan de alta es una herramienta importante para definir las prioridades asistenciales y promover la comunicación entre los profesionales y los servicios de salud. El principal objetivo de esta planificación es definir la funcionalidad en el momento del alta, el nivel de atención posalta (domiciliaria o ambulatoria), minimizar la ocurrencia de reingresos y brindar orientación importante a los pacientes y familiares.

La transición de la atención hospitalaria a la atención domiciliaria después de un accidente cerebrovascular puede resultar difícil para los pacientes y los cuidadores. Los pacientes que requieren atención continua después del alta deben seguir siendo monitoreados, siempre que sea posible, por un equipo de atención con experiencia en rehabilitación.

Para los pacientes que han sufrido daño neurológico y son dados de alta de cuidados intensivos, la planificación debe incluir al fisioterapeuta como profesional de la rehabilitación, con el objetivo de identificar necesidades a largo plazo y ayudar a organizar la prestación de estos servicios.

BIBLIOGRAFÍA

1. Bartolo M, Bargellesi S, Castioni CA, Bonaiuti D; Intensive Care and Neuroreabilitation Italian Study Group; Antenucci R, et al. Early rehabilitation for severe acquired brain injury in intensive care unit: multicenter observational study. Eur J Phis Rehabil Med. 2016;52:90-100.
2. Bernhardt J, English C, Johnson L, Cumming TB. Early mobilization after stroke: early adoption but limited evidence. Stroke. 2015;46:1141-6.
3. Bernhardt J, Langhorne P, Lindley RI, et al. Efficacy and safety of very early mobilisation within 24 h of stroke onset (Avert): a randomised controlled trial. Lancet. 2015;386:46-55.
4. Christakou A, Papadopoulos E, Patsaki I, Sidiras G. Functional assessment scales in a general intensive care unit: a review. Hospital Chronicles. 2013;8(4):164-70.
5. Huang M, Chan KS, Zanni JM, Parry SM, GB Neto S-C, AA Neto J, et al. Functional status score for the ICU: an international clinimetric analysis of validity, responsiveness, and minimal important difference. Crit Care Med. 2016;44(12):e1155-64.
6. Intiso D, Di Rienzo F, Fontana A, Tolfa M, Bartolo M, Copetti M. Functional outcome of critical illness polyneuropathy in patients affected by severe brain injury. Eur J Phys Rehabil Med. 2017;53:910-9.
7. Intiso D, Fontana A, Maruzzi G, Tolfa M, Copetti M, Di Rienzo F. Readmission to the acute care unit and functional outcomes in patients with severe brain injury during rehabilitation. Eur J Phys Rehabil Med. 2017;53:268-76.
8. Karic T, Roe C, Nordenmark TH, Becker F, Sorteberg W, Sorteberg A. Effect of early mobilization and rehabilitation on complications in aneurysmal subarachnoid hemorrhage. J Neurosurg. 2017;126:518-26.
9. Karic T, Roe C, Nordenmark TH, Becker F, Sorteberg A. Impact of early mobilization and rehabilitation on global functional outcome one year after aneurysmal subarachnoid haemorrage. J Rehabil Med. 2016;48:676-82.
10. Kumble S, Zink EK, Burch M, Deluzio S, Stevens RD, Bahouth MN. Physiological effects of early incremental mobilization of a patient with acute intra-

cerebral and intraventricular hemorrhage requiring dual external ventricular drainage. Neurocrit Care. 2017;27:115-19.

11. Muhl L, Kulin J, Dagonnier M, Churilov L, Dewy H, Lindén T, et al. Mobilization after thrombolysis (rtPA) within 24 hours of acute stroke: what factors influence inclusion of patients in a very early rehabilitation trial (Avert)? BMC Neurology. 2014;14:163-66.
12. Olkowski BF, Shah SO. Early mobilization in the neuro-ICU: how far can we go? Neurocrit Care. 2017;27:141-50.
13. Parry SM, Denehy L, Beach LJ, Berney S, Williamson HC, Granger CL. Functional outcomes in ICU: what should we be using? An observational study. Critical Care. 2015;19:127.
14. Rocca A, Pignat JM, Berney L, Jöhr J, Van de Ville D, Daniel RT, et al. Sympathetic activity and early mobilization in patients in intensive and intermediate care with severe brain injuries: a preliminary prospective randomized study. BMC Neurology. 2016;16:169-78.
15. Silva VZM, Neto JAA, Cipriano Jr G, Pinedo M, Needham DM, Zanni JM, et al. Brazilian version of the functional status score for the ICU: translation and cross-cultural adaptation. Rev Bras Ter Intensiva. 2017;29(1):34-8.
16. Sonneville R, Dangayach NS, Newcombe VFJ. Neurological complications of Covid-19. Intensive Care Med. 2021;47:1021-3.
17. Thellandersson A, Nellgard B, Ricksten SE, Cider Å. Effects of early bedside cycle exercise on intracranial pressure and systemic hemodynamics in critically Ill patients in a neurointensive care unit. Neurocrit Care. 2016;25:434-39.
18. Winstein CJ, Stein J, Arena R, Cherney LR, Cramer SC, Deruyter F, et al. Guidelines for adult stroke rehabilitation and recovery: a guideline for healthcare professionals from the American Heart Association / American Stroke Association. Stroke. 2016;47:e98-e169.

Movilización temprana en el paciente con alteración obstructiva en la UCI

14

Audrey Borghi-Silva
Flávia C. Rossi Caruso
Murillo Frazão de Lima e Costa

INTRODUCCIÓN

La enfermedad pulmonar obstructiva crónica (EPOC) progresa con el empeoramiento de la enfermedad y las exacerbaciones frecuentes culminan en hospitalizaciones y necesidad de ventilación mecánica.

El período prolongado de asistencia ventilatoria mecánica y hospitalización culmina con daño estructural muscular, pérdida de fuerza y marcada atrofia muscular, debilidad muscular y astenia. Además, los síntomas de disnea son más pronunciados y prolongados y provocan un mayor aumento del trabajo ventilatorio para una tarea determinada.

La valoración de los pacientes con EPOC ingresados a una unidad de cuidados intensivos (UCI) debe consistir en una evaluación cuidadosa de la función pulmonar, la fuerza de los músculos respiratorios y periféricos, la capacidad de ejercicio y los síntomas en reposo y durante el esfuerzo físico.

La realización temprana de ejercicios físicos aeróbicos y de resistencia asociados con recursos complementarios en la terapia de cabecera es importante para mitigar los efectos nocivos sobre los músculos ventilatorios y periféricos, así como sobre la capacidad de ejercicio. Sin embargo, aunque este campo de investigación se ha desarrollado rápidamente solo en los últimos años, todavía hay una gran cantidad de investigaciones en ensayos mal descritos, tamaños de muestra pequeños y deficiencias metodológicas que impiden recomendaciones consistentes.

En este sentido, son importantes estudios futuros más sólidos, con una muestra consistente y un diseño experimental detallado, cegamiento de los sujetos y evaluadores para que se puedan hacer recomendaciones sobre los posibles resultados en esta población de pacientes, especialmente en lo que respecta a la duración de la estancia en la UCI, el tiempo total de hospitalización y mortalidad.

LA ENFERMEDAD PULMONAR OBSTRUCTIVA CRÓNICA, LA EXACERBACIÓN Y SU IMPACTO EN EL DETERIORO FUNCIONAL

Durante la progresión de la EPOC se producen episodios de inestabilidad de la enfermedad, que pueden definirse como exacerbaciones.[1] La exacerbación puede definirse como "un evento en el curso natural de la enfermedad caracterizado por un aumento de la disnea, la tos y/o la expectoración más allá de las variaciones normales diarias. Sin embargo, puede resultar en un cambio en la medicación habitual y/u hospitalización".[1]

Combinadas con las agudizaciones, las comorbilidades que normalmente se confunden con la EPOC (síndrome de apnea obstructiva del sueño, enfermedades cardiovasculares y actualmente el virus SARS-CoV-2, entre otras) también pueden ser factores de confusión a la hora de estratificar la agudización, ya que pueden provocar síntomas respiratorios e influir en la relación entre la EPOC y la calidad de vida relacionada con la salud.[2-5] Las causas más comunes de exacerbaciones agudas pueden ser la neumonía, la insuficiencia cardíaca y la embolia pulmonar,[5] que culminan en numerosas consecuencias negativas, que se enumeran en el Cuadro 1 a continuación.

CUADRO 1 Consecuencias negativas de la exacerbación

- Reducción de la fuerza de los músculos periféricos, la fuerza respiratoria y el desacondicionamiento físico.
- Ingresos hospitalarios frecuentes
- Aumento de los síntomas
- Disminución de la capacidad funcional y calidad de vida
- Ansiedad y depresión
- Aumento de costos financieros y cambio de rutina

La exacerbación con hospitalización puede considerarse un evento crítico por los efectos deletéreos que provoca, especialmente en pacientes ancianos y con la presencia de factores de riesgo para la disminución de la capacidad funcional asociada a la hospitalización.[6] La reducción de la fuerza muscular combinada con algunos factores, por ejemplo, el tratamiento con esteroides, los cambios metabólicos y nutricionales y el estado inflamatorio que suele presentarse en los pacientes ingresados a la UCI, provoca inactividad y/o inmovilidad, lo que repercute negativamente en el destete de la asistencia ventilatoria mecánica y, en consecuencia, compromete la capacidad funcional del paciente, la movilización precoz y, finalmente, prolonga la estancia hospitalaria.[7]

Estudios en este contexto han demostrado que las exacerbaciones con períodos prolongados de hospitalización pueden tener un impacto negativo en la población anciana. Sin embargo, este impacto puede ser aún más evidente en pacientes con EPOC.[8,9] Un estudio realizado por Spruit et al. demostró una reducción significativa de la fuerza muscular en pacientes hospitalizados con EPOC exacerbada en comparación con pacientes con EPOC estable.[8] Curiosamente, se observó una reducción de la fuerza del músculo cuádriceps durante la estancia hospitalaria, que solo se recuperó parcialmente después de tres meses del alta hospitalaria. Por lo tanto, la exacerbación puede afectar el deterioro físico y la capacidad funcional en personas con EPOC.[8]

LA DISFUNCIÓN MUSCULAR ESQUELÉTICA PERIFÉRICA EN LA EPOC EXACERBADA EN UCI

La causa de la disfunción de los músculos periféricos durante la exacerbación puede ser de origen multifactorial y variar en cada paciente y según la gravedad de la enfermedad. Para mantener la masa muscular se establece un equilibrio entre el anabolismo y el catabolismo muscular. Sin embargo, los períodos de exacerbaciones pueden deteriorar la función muscular, inhibiendo el anabolismo debido al agotamiento del estado nutricional, combinado con la dificultad en la realimentación.[10,11] Además, el uso de corticosteroides, la inflamación sistémica y el aumento del estrés oxidativo contribuyen a empeorar el catabolismo, comprometiendo aún más este balance[10,11] (Figura 1).

La disfunción de los músculos periféricos que se observa comúnmente durante el período de exacerbación de la EPOC puede provocar una disminución de la capacidad para el ejercicio físico y un aumento de la morbilidad y la mortalidad. Evidencia reciente ha demostrado que, en la vida diaria de los pacientes con EPOC, la reducción de la fuerza muscular es más evidente en las extremidades inferiores en comparación con las superiores. La posible explicación a esta predisposición está relacionada con el hecho de que los pacientes con EPOC frecuentemente reducen la actividad de caminar y, por el contrario, pasan más tiempo sentados y acostados.[8-11] Además, gran parte de los músculos de la cintura escapular, encargados de la elevación de los miembros superiores, participa fuertemente en la respiración accesoria. Por lo tanto, en casos de hospitalización, la pérdida de fuerza muscular, especialmente en los miembros inferiores, se acentúa con la inmovilidad.[8-11]

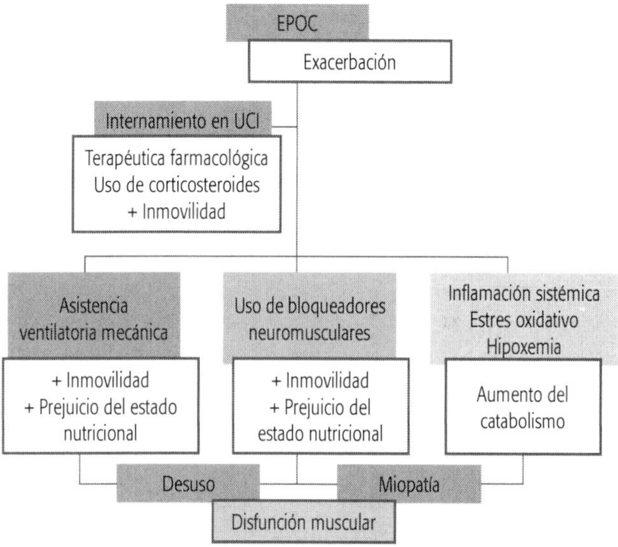

FIGURA 1 La disfunción muscular periférica en el paciente exacerbado en UCI.
EPOC: enfermedad pulmonar obstructiva crônica; UCI: unidad de cuidados intensivos.

Se cree que los cambios musculares observados en la exacerbación de la EPOC tienen múltiples orígenes; sin embargo, el tratamiento con el uso de esteroides y los cambios inflamatorios (locales y sistémicos) durante el período de hospitalización, combinados con las disfunciones metabólicas que ocurren debido al uso de numerosos medicamentos y debido al aumento del estrés oxidativo, contribuyen a una reducción significativa de la fuerza muscular.[10,11]

El factor de crecimiento similar a la insulina I (IGF-I) y los marcadores inflamatorios también contribuyen a la debilidad de los músculos periféricos. Además, en estos pacientes se pueden encontrar bajas concentraciones de aminoácidos como glutamato y glutamina, que juegan un papel importante en la gluconeogénesis, es decir, son importantes en la nutrición de leucocitos y fibroblastos y en las reacciones de transaminación[8]. Por lo tanto, la disfunción muscular periférica es una de las principales manifestaciones extrapulmonares de la EPOC. Aunque esta disfunción tiene una causa multifactorial, es el principal factor de cambios musculares durante la estancia en UCI.[8,9]

Finalmente, la asistencia ventilatoria prolongada, el destete difícil, que normalmente ocurre en esta población, y el uso de bloqueadores neuromusculares agravan la disfunción muscular, tanto ventilatoria como periférica, y extienden el tiempo de hospitalización y los costos totales del tratamiento, aumentando la discapacidad y la mortalidad.[12]

EVALUACIÓN DEL PACIENTE CON EPOC HOSPITALIZADO BAJO CUIDADOS CRÍTICOS

Para trazar la línea terapéutica más adecuada para los pacientes con EPOC exacerbada, determinar su pronóstico y cuantificar la eficacia terapéutica, es necesario medir el impacto de la enfermedad (y de la exacerbación) en los principales sistemas fisiológicos. Objetivamente, la evaluación funcional de este paciente debe incluir pruebas de función pulmonar, evaluación de síntomas en reposo y durante el esfuerzo, determinación de la fuerza de los músculos respiratorios y periféricos, y evaluación de la aptitud cardiorrespiratoria, así como síntomas en reposo y durante el esfuerzo físico.

Prueba de función pulmonar

El estándar de oro para evaluar la función pulmonar es la espirometría. Actualmente, los dispositivos portátiles y de alto rendimiento permiten una evaluación práctica y precisa al lado de la cama. La espirometría es una prueba no invasiva que mide los volúmenes pulmonares en función del tiempo. El paciente debe realizar una inspiración máxima (cercana a la capacidad pulmonar total) seguida de una espiración forzada máxima (cercana al volumen residual). En general, la interpretación de la espirometría se realiza analizando los valores de capacidad vital forzada (FVC), volumen espiratorio forzado en el primer segundo (FEV_1) y el cociente FEV_1/FVC, además del flujo espiratorio máximo (PEF).[13] La EPOC exacerbada conduce a una reducción adicional del flujo de aire durante la espiración, disminuyendo aún más los volúmenes y flujos descritos anteriormente, incluso después del uso de un broncodilatador.

Determinación de la fuerza muscular respiratoria

La fuerza de los músculos respiratorios se puede determinar mediante evaluaciones estáticas o dinámicas. La fuerza de los músculos respiratorios se puede determinar en función de la presión, en cmH_2O, generada en las vías respiratorias. La prueba que se realiza en forma estática es la manovacuometría. Para determinar la fuerza de los músculos inspiratorios, se mide la presión inspiratoria máxima ($PI_{máx}$). El paciente debe realizar una exhalación máxima (próxima al volumen residual), acoplar la boca a la boquilla del dispositivo de manovacuometría y luego realizar una inspiración máxima.[14]

La determinación de la presión inspiratoria dinámica (S-Index) se realiza mediante un dispositivo específico (POWERBreathe Kinetic Series®), en el que las señales de flujo y presión se procesan a 500 Hz, lo que permite la visualización de la presión inspiratoria en tiempo real durante la variación completa del volumen pulmonar.[15] Para la medición, se debe pedir al paciente que realice una espiración máxima (cerca del volumen residual) lentamente, seguida de una inspiración máxima (cerca de la capacidad pulmonar total) de manera explosiva.

La EPOC promueve cambios en el trofismo de los músculos respiratorios, y la hiperinflación pulmonar promueve el descenso de las cúpulas diafragmáticas y el acortamiento de los músculos respiratorios, factores que reducen la capacidad de generar fuerza. Estos cambios se demuestran a través de la reducción de los valores de $PI_{máx}$ y S-Index.

Determinación de la fuerza muscular periférica

La fuerza de los músculos periféricos se puede evaluar mediante pruebas de función muscular o dinamometría. La prueba de función muscular es una prueba manual de fuerza muscular que utiliza la puntuación establecida por el *Medical Research Council* (MRC). La puntuación MRC utiliza variables categóricas ordinales que van de 0 (ausencia de contracción) a 5 (fuerza muscular normal contra resistencia) para cada grupo muscular, evaluando doce grupos musculares (abductores de hombro, flexores de codo, extensores de muñeca, flexores de cadera, extensores de rodilla y dorsiflexores, evaluado bilateralmente). La puntuación total oscila entre 0 y 60 puntos.

La evaluación de la fuerza muscular mediante dinamometría es un método más preciso. Los dos tipos de dinamómetros más utilizados en la UCI son los de máxima contracción contra el dinamómetro (*handheld)* y los de prensión palmar (*handgrip*). Para utilizar el dispositivo *handheld*, se describen dos métodos:

- En el método *make test*, la técnica requiere que el paciente realice una contracción isométrica máxima mientras el examinador sostiene el dinamómetro en una posición fija.
- En el método *brake*, el paciente también tendrá que realizar el máximo esfuerzo, pero produciendo fuerza muscular excéntrica.

El dinamómetro de mango también es sensible para detectar debilidad muscular. Esta es una técnica rápida y sencilla, una alternativa sencilla al MRC. A pesar de evaluar únicamente la fuerza de prensión manual, esta medida está relacionada con la fuerza muscular global.[16]

La EPOC también promueve cambios en el metabolismo y el trofismo de los músculos periféricos (como se describió anteriormente), factores que reducen la capacidad de generar fuerza. Estos cambios se demuestran a través de la reducción de los valores de MRC y dinamometría.

Evaluación de aptitud cardiorrespiratoria

La aptitud cardiorrespiratoria debe medirse mediante una prueba de capacidad física. Debido a algunas limitaciones de implementación en el entorno de la UCI, las pruebas clásicas (como la prueba de caminata de seis minutos) pueden ser sustituidas por pruebas prácticas que no requieren grandes espacios para su realización. Ante este escenario, la prueba escalonada se puede aplicar como una forma de evaluación cardiorrespiratoria, y la prueba escalonada incremental de síntomas limitados[17] se puede realizar fácilmente. El paciente debe subir y bajar en un escalón de 20 cm de altura, comenzando con una cadencia de 10 pasos/minuto e incrementando la cadencia en 1 paso cada 30 segundos, hasta el límite de tolerancia (cuanto mayor sea el número de pasos completados, mejorará la función cardiorrespiratoria). La prueba de sentarse y levantarse también puede evaluar la aptitud cardiorrespiratoria, además de valorar el desempeño en las actividades de la vida diaria.

La EPOC reduce la capacidad ventilatoria, el rendimiento cardiovascular y altera la capacidad metabólica muscular, reduciendo la capacidad de consumo de oxígeno. Estos cambios se reflejan en menos pasos completados por el paciente.

MOVILIDAD TEMPRANA: EVIDENCIAS CIENTÍFICAS

Las exacerbaciones de la EPOC contribuyen a la progresión de la enfermedad, con un impacto significativo en la disfunción multisistémica. Por lo general, la función pulmonar se ve gravemente afectada durante la exacerbación, al igual que el rendimiento muscular y cardiovascular. Los pacientes que son hospitalizados con una exacerbación aguda de la EPOC reducen enormemente su nivel de actividad física y pasan la mayor parte del tiempo sentados. Estos pacientes no regresan a su nivel inicial de actividad incluso después de un mes del alta.[9]

Dado el papel del entrenamiento físico en la mejora de la capacidad de ejercicio, el nivel de actividad, la función del músculo esquelético y la calidad de vida relacionada con la salud en pacientes estables, parece lógico considerar el entrenamiento físico (movilización temprana) en el contexto de la EPOC con exacerbación aguda (EPOCA) e ingreso hospitalario.[18] Aunque se ve dificultado por la limitación ventilatoria, el entrenamiento aeróbico durante la EPOC es de gran valor. Incluso una simple caminata de intensidad elegida por uno mismo puede mejorar la capacidad física[19], con un mayor consumo de oxígeno, un mejor rendimiento ventilatorio y una reducción de la acumulación de ácido láctico[20] en pacientes hospitalizados. La mejora de la capacidad oxidativa conduce a menores requisitos de ventilación para una carga de trabajo determinada y puede reducir la hiperinflación dinámica y la disnea de esfuerzo.

Considerado la piedra angular de la rehabilitación pulmonar, el entrenamiento físico es el mejor medio disponible para mejorar la función muscular en la EPOC. Incluso aquellos pacientes con EPOC grave pueden soportar la intensidad y duración del entrenamiento necesario para que se produzcan adaptaciones del músculo esquelético. El entrenamiento de los músculos de las extremidades inferiores durante la hospitalización por EPOC es bien tolerado, seguro y mejora la función muscular. El entrenamiento de resistencia promueve un aumento de la fuerza y el anabolismo muscular, sin aumentar el proceso inflamatorio desencadenado por la exacerbación.[21] El entrenamiento de resistencia es seguro, puede contrarrestar exitosamente la disfunción del músculo esquelético durante las exacerbaciones agudas de la EPOC y puede regular positivamente el ambiente anabólico en el músculo esquelético, evitando grandes pérdidas de masa muscular.

La estimulación eléctrica neuromuscular también es un método de entrenamiento alternativo seguro y eficaz que puede prevenir la disminución de la función muscular y acelerar la recuperación de la movilidad en personas hospitalizadas, en particular en pacientes con ventilación mecánica. El uso de la estimulación eléctrica puede aumentar la fuerza muscular y mejorar la capacidad física, secundariamente al cambiar el patrón ventilatorio y reducir la disnea.[22,23] Las mejoras en la función del músculo esquelético después del entrenamiento físico conducen a ganancias en la capacidad de ejercicio, a pesar de la ausencia de cambios en la función pulmonar.

En cuanto a la intensidad del entrenamiento físico, aparentemente no hay diferencias en la mejora de la capacidad física en programas de baja intensidad respecto a programas de intensidad moderada a alta, siendo ambos de fácil aplicación y seguros[24]. Sin embargo, dada la escasez de estudios sobre numerosos protocolos de entrenamiento en pacientes hospitalizados y el poder de muestreo limitado de la mayoría de los estudios, aún no está claro qué terapia se elegiría para estos pacientes en el entorno hospitalario.[25]

La Tabla 1 presenta un resumen de los principales estudios de movilización temprana en pacientes con EPOCA.

TABLA 1 Resumen de los principales estudios de movilización temprana en pacientes con EPOC

Estudio	Sujetos	Intensidad y componentes de intervención	Duración del programa	Resultados
Kirsten et al., 1998[26]	29 EPOC (VEF_1 = 36%)	5 sesiones diarias de caminata en pasillo con velocidad autoelegida	10 días	Aumento del VO_2, VE y reducción del ácido láctico

(continúa)

TABLA 1 Resumen de los principales estudios de movilización temprana en pacientes con EPOC (*continuación*)

Estudio	Sujetos	Intensidad y componentes de intervención	Duración del programa	Resultados
Nava, 1998[27]	80 EPOC (78% en ventilación mecánica (VEF_1= ?)	Movilización pasiva, deambulación, entrenamiento muscular respiratorio, entrenamiento resistido para miembros inferiores	Durante toda la hospitalización en UCI	Aumento en la distancia TC6M, aumento de la $PI_{máx}$ y reducción de disnea
Behnke et al., 2000[19]	46 EPOC (VEF_1 = 36%)	5 sesiones diarias de caminata en pasillo a velocidad autoelegida	10 días	Aumento en la distancia de TC6M
Zanotti et al., 2003[22]	24 EPOC en ventilación mecánica (VEF_1= ?)	Movilización activa de extremidades y estimulación eléctrica neuromuscular	Durante toda la estancia en UCI	Aumento de la fuerza muscular, reducción de la frecuencia respiratoria y reducción del número de días para transferencia de cama a silla
Troosters et al., 2010[21]	40 EPOC (VEF_1 = 49%)	Entrenamiento de resistencia para cuádriceps al 70% de 1 RM (3 series de 8 repeticiones)	Durante toda la estancia hospitalaria	Aumento de fuerza y del anabolismo muscular

(continúa)

TABLA 1 Resumen de los principales estudios de movilización temprana en pacientes con EPOC (*continuación*)

Estudio	Sujetos	Intensidad y componentes de intervención	Duración del programa	Resultados
Greening et al., 2014[23]	389 pacientes (78% EPOC) (VEF_1 = 57%)	Entrenamiento aeróbico, resistido y electroestimulación neuromuscular	48 horas después de la admisión hospitalaria	Aumento de la distancia del *shuttle walking test*, aumento de fuerza muscular de cuadríceps

EPOC: enfermedad pulmonar obstructiva crónica; VEF_1: volumen espiratorio forzado en el primer segundo; RM: repetición máxima; VO_2: consumo de oxígeno; VE: capacidad ventilatoria; TC6M: test de caminata de 6 minutos; UCI: unidad de cuidados intensivos; $PI_{máx}$: presión inspiratoria máxima.

NUEVOS ABORDAJES TERAPÉUTICOS PARA LA MOVILIZACIÓN TEMPRANA: ¿QUÉ ASOCIAR PARA POTENCIALIZAR LOS EFECTOS?

Los pacientes con EPOC durante el período de hospitalización experimentan síntomas excesivos de disnea, debilidad y fatiga muscular[28]. La inmovilización afecta progresivamente la capacidad de ejercicio y la fuerza muscular, produciendo cambios estructurales y funcionales perjudiciales al ejercicio físico.[29]

El uso de oxigenoterapia puede aliviar los síntomas y el trabajo respiratorio durante el ejercicio, y es la terapia de elección en la insuficiencia respiratoria aguda[30]. Su asociación durante el ejercicio en pacientes hospitalizados, por lo tanto, es imperativa. Además, la ventilación no invasiva también tiene importantes efectos beneficiosos durante el ejercicio en pacientes hospitalizados, ya que permite mantener niveles adecuados de oxigenación y puede reducir el trabajo ventilatorio durante el ejercicio.[31,32] Un importante estudio demostró que, en pacientes con EPOC con hipercapnia persistente, después de un episodio agudo de exacerbación de la enfermedad, la adición de ventilación no invasiva asociada a la oxigenoterapia domiciliaria prolongó en doce meses el tiempo hasta el reingreso o la muerte.[33] Por lo tanto, son necesarios estudios que evalúen los efectos del entrenamiento físico temprano en estos pacientes hospitalizados. Un estudio anterior demostró que la VNI asociada a la oxigenoterapia reducía la hipoxia al caminar en pacientes con EPOC grave y exacerbada.[34]

La movilización pasiva temprana parece tener pocos efectos beneficiosos en términos de reducción de la pérdida de masa y la consiguiente atrofia muscular[35], así como de la capacidad de ejercicio, provocada por largos períodos de hospitalización y desuso en pacientes con EPOC[36]. Por ello, parece haber consenso en que la activación muscular juega un papel importante a la hora de mitigar el daño causado por la inmovilidad en estos pacientes. En este sentido, se debe investigar la asociación de recursos potenciales que puedan favorecer el mantenimiento de la masa y la fuerza muscular, asociados a ejercicios tradicionales pasivos o activos asistidos.

En este contexto, estudios previos que utilizan recursos como el ciclismo de cama han despertado el interés por su implementación en unidades de cuidados intensivos.[37] Dos estudios previos demostraron, en poblaciones heterogéneas, que incluían pacientes de UCI, incluidos pacientes con EPOC aguda, que la movilización temprana y uso de un cicloergómetro en cama resultó en una mejora en la fuerza muscular y la capacidad de ejercicio, además de ser un método seguro y viable.[38]

Otra terapia prometedora en pacientes con EPOC ha sido el uso de estimulación eléctrica neuromuscular, especialmente en aquellos pacientes en los que la movilización o la salida de la cama es imposible. Un estudio demostró que la estimulación eléctrica en pacientes críticos con EPOC resultó en una mejora en la fuerza muscular y la capacidad de ejercicio físico, demostrando ser efectiva y segura en estos pacientes.[22]

CONCLUSIÓN Y FUTURAS DIRECCIONES PARA LA PRÁCTICA CLÍNICA

La EPOC se presenta con frecuentes exacerbaciones, especialmente en pacientes más graves. La disfunción de los músculos periféricos es una de las consecuencias de las exacerbaciones y reingresos en estos pacientes, culminando con una marcada debilidad muscular y más síntomas ante el esfuerzo físico. Además, los pacientes con EPOC tienen un alto riesgo de contraer Covid-19, además de presentar mayor gravedad, requiriendo ventilación mecánica y conllevando un alto riesgo de debilidad muscular e intolerancia al ejercicio.[39] Estos pacientes, además, demandan terapia de rehabilitación temprana, desde la fase aguda de la enfermedad hasta el período post alta hospitalaria, con el objetivo de recuperar la función física.

El ejercicio físico y la deambulación temprana pueden reducir los efectos nocivos de la inmovilidad y la disfunción de los músculos periféricos causados por hospitalizaciones extendidas y el uso de ventilación mecánica prolongada. En este contexto, un nuevo enfoque para el tratamiento de pacientes con ventilación mecánica incluye reducir la sedación profunda y aumentar la terapia de rehabilitación, que implica la movilización poco después del ingreso a la UCI.[40] Los ejercicios físicos aeróbicos y de resistencia, combinados con oxigenoterapia y ventilación no invasiva, pueden ayudar a contrarrestar los efectos nocivos de la inmovilidad y la disfunción de los músculos periféricos provocados por las exacerbaciones, tanto en el entorno hospitalario como en la UCI. La estimulación eléctrica también puede ser un recurso interesante, especialmente en aquellos pacientes que tienen dificultades en realizar los ejercicios de forma voluntaria.

Sin embargo, se deben realizar estudios futuros para investigar si la movilización temprana puede tener un impacto positivo en la reducción de los reingresos y la morbilidad y mortalidad en el seguimiento posterior al alta. Desafortunadamente, la literatura actual presenta muestras pequeñas, lo que dificulta concluir con precisión sobre los efectos potenciales reales de la movilización temprana en pacientes con EPOC ingresados a cuidados intensivos. Según una revisión reciente, el pequeño tamaño de la muestra, la falta de cegamiento de los participantes y del terapeuta y las numerosas variaciones en las intervenciones dificultan la realización de un análisis más sólido para proporcionar recomendaciones.[25] Sin embargo, las investigaciones emergentes en este campo ya proporcionan evidencia preliminar que respalda la seguridad, viabilidad y beneficios potenciales de la movilización temprana. En ensayos futuros merecen ser investigados más estudios que intenten abordar estas lagunas y limitaciones, con un tamaño de muestra más sólido, cegamiento de los sujetos y examinadores, así como protocolos bien descritos.

REFERENCIAS BIBLIOGRÁFICAS

1. Global Initiative for Chronic Obstructive Lung Disease, Global strategy for the diagnosis, management, and prevention of chronic obstructive pulmonary disease (2020 report). Disponible en: https://goldcopd.org/wp-content/uploads/2019/11/GOLD-2020-REPORT-ver1.0wms.pdf; acceso el 6 de diciembre de 2019.
2. Shen E, Lee JS, Mularski RA, Crawford P, Go AS, Sung SH, et al. COPD Comorbidity profiles and 2-year trajectory of acute and postacute care use. Chest. 2021 Jun;159(6):2233-43.
3. Rogliani P, Ritondo BL, Laitano R, Chetta A, Calzetta L. Advances in understanding of mechanisms related to increased cardiovascular risk in COPD. Expert Rev Respir Med. 2021 Jan;15(1):59-70.
4. Hashimoto N, Wakahara K, Sakamoto K. The importance of appropriate diagnosis in the practical management of chronic obstructive pulmonary disease. Diagnostics (Basel). 2021 Mar 30;11(4):618.

5. Halpin DMG, Criner GJ, Papi A, Singh D, Anzueto A, Martinez FJ, et al. Global Initiative for the Diagnosis, Management, and Prevention of Chronic Obstructive Lung Disease. The 2020 GOLD Science Committee Report on Covid-19 and Chronic Obstructive Pulmonary Disease. Am J Respir Crit Care Med. 2021 Jan 1;203(1):24-36.
6. Naval E, González MC, Giraldós S, Calatayud J, Jornet M, Lluch I, et al. Frailty assessment in a stable COPD cohort: is there a COPD-frail phenotype? COPD. 2021 Oct;18(5):525-32.
7. Camp PG, Benari O, Dechman G, Kirkham A, Campbell K, Black A, et al. Implementation of an acute care COPD exacerbation patient mobilization tool: a mixed-methods study. ATS Sch. 2021 May 4;2(2):249-64.
8. Spruit MA, Gosselink R, Troosters T, Kasran A, Gayan-Ramirez G, Bogaerts P, et al. Muscle force during an acute exacerbation in hospitalized patients with COPD and its relationship with CXCL8 and IGF-I. Thorax. 2003 Sep;58(9):752-6.
9. Pitta F, Troosters T, Probst VS, Spruit MA, Decramer M, Gosselik R, et al. Physical activity and hospitalization for exacerbation of COPD. Chest. 2006 Mar;129(3):536-4.
10. Mason SE, Rafael Moreta-Martinez R, Labaki WW, Strand M, Baraghosi D, Regan EA, et al. Respiratory exacerbations are associated with muscle loss in current and former smokers. Thorax. 2021 Jun;76(6):554-60.
11. Jaitovich A, Barreiro E. Skeletal muscle dysfunction in chronic obstructive pulmonary disease: what we know and can do for our patients? Am J Respir Crit Care Med. 2018;198:175-86.
12. Keogh E, Williams EM. Managing malnutrition in COPD: a review. Respir Red. 2021 Jan;176:106248.
13. Silva PE, Frazão M, Cipriano GFB, et al. Espirometria: um exame genuinamente funcional. In: Associação Brasileira de Fisioterapia Cardiorrespiratória e Fisioterapia em Terapia Intensiva; Martins JA, Karsten M, Dal Corso S (orgs.). Profisio: Programa de Atualização em Fisioterapia Cardiovascular e Respiratória: Ciclo 4. Porto Alegre: Artmed Panamericana; 2018. p.119-68 (Sistema de Educação Continuada a Distância, v.2).
14. American Thoracic Society/European Respiratory Society. ATS/ERS Statement on respiratory muscle testing. Am J Respir Crit Care Med. 2002 Aug 15;166(4):518-624.
15. Langer D, Jacome C, Charususin N, Scheers H, McConnell A, Decramer M, et al. Measurement validity of an electronic inspiratory loading device during

a loaded breathing task in patients with COPD. Respir Med. 2013 Apr;107(4):633-5.

16. Martinez BP, Alves GAA. Avaliação muscular em terapia intensiva. In: Associação Brasileira de Fisioterapia Cardiorrespiratória e Fisioterapia em Terapia Intensiva; Martins JA, Andrade FMD, Beraldo MA (orgs.). Profisio: Programa de Atualização em Fisioterapia em Terapia Intensiva Adulto: Ciclo 7. Porto Alegre: Artmed Panamericana; 2017. p.51-79 (Sistema de Educação Continuada a Distância, v.3).
17. Dal Corso S, De Camargo AA, Izbicki M, Malagutti C, Nery LE. A symptom-limited incremental step test determines maximum physiological responses in patients with chronic obstructive pulmonary disease. Respir Med. 2013;107(12):1993-9.
18. Spruit MA, Singh SJ, Garvey C, ZuWallack R, Nici L, Rochester C, et al. An official American Thoracic Society/European Respiratory Society Statement: key concepts and advances in pulmonary rehabilitation. Am J Respir Crit Care Med. 2013 Oct 15;188(8):e13-64.
19. Behnke M, Taube C, Kirsten D, Lehnigk B, Jörres RA, Magnuessen H. Home-based exercise is capable of preserving hospital-based improvements in severe chronic obstructive pulmonary disease. Respir Med. 2000;94(12):1184-91.
20. Eaton T, Young P, Fergusson W, Moodie L, Zeng I, O'Kane F, Good N, et al. Does early pulmonary rehabilitation reduce acute health-care utilization in COPD patients admitted with an exacerbation? A randomized controlled study. Respirology. 2009;230-8.
21. Troosters T, Probst VS, Crul T, Pitta F, Gayan-Ramirez G, Decramer M, et al. Resistance training prevents deterioration in quadriceps muscle function during acute exacerbations of chronic obstructive pulmonary disease. Am J Respir Crit Care Med. 2010 May15;181(10):1072-7.
22. Zanotti E, Felicetti G, Maini M, Fracchia C. Peripheral muscle strength training in bed bound patients with COPD receiving mechanical ventilation: effect of electrical stimulation. Chest. 2003;124:292-6.
23. Greening NJ, Williams JE, Hussain SF, Harvey-Dunstan T, Bankart MJ, Chaplin EJ, et al. An early rehabilitation intervention to enhance recovery during hospital admission for an exacerbation of chronic respiratory disease: randomised controlled trial. BMJ. 2014 Jul 8;349:g4315.
24. Tang CY, Blackstock FC, Clarence M, Taylor NF. Early rehabilitation exercise program for inpatients during an acute exacerbation of chronic obstructive pulmonary disease: a randomized controlled trial. Journal of Cardiopulmonary Rehabilitation and Prevention. 2012;(32):163-9.

25. Doiron KA, Hoffmann TC, Beller EM. Early intervention (mobilization or active exercise) for critically ill adults in the intensive care unit. Cochrane Database Syst Rev. 2018 Mar 27;3:CD010754.
26. Kirsten DK, Taube C, Lehnigk B, Jörres RA, Magnussen H. Exercise training improves recovery in patients with COPD after an acute exacerbation. Respir Med. 1998 Oct;92(10):1191-8.
27. Nava S. Rehabilitation of patients admitted to a respiratory intensive care unit. Arch Phys Med Rehabil. 1998;79(7):849-54.
28. Burtin C, Decramer M, Gosselink R, Janssens W, Troosters T. Rehabilitation and acute exacerbations. Eur Respir J. 2011 Sep;38(3):702-12.
29. Vermeeren MA, Schols AM, Wouters EF. Effects of an acute exacerbation on nutritional, metabolic profile of patients with COPD. Eur Respir J. 1997;10:2264-9.
30. Rodriguez-Roisin R. COPD exacerbations. 5: Management. Thorax. 2006;61:53544.
31. Viniol C, Vogelmeier CF. Exacerbations of COPD. Eur Respir Rev. 2018 Mar 14;27(147).
32. Borghi-Silva A, Mendes RG, Toledo AC, Malosá Sampaio LM, da Silva TP, Kunikushita LN, et al. Adjuncts to physical training of patients with severe COPD: oxygen or noninvasive ventilation? Respir Care. 2010 Jul;55(7):885-94.
33. Murphy PB, Rehal S, Arbane G, Bourke S, Calverley PMA, Crook AM, et al. Effect of home noninvasive ventilation with oxygen therapy vs oxygen therapy alone on hospital readmission or death after an acute COPD exacerbation: a randomized clinical trial. JAMA. 2017 Jun 6;317(21):2177-86.
34. Dreher M, Storre JH, Windisch W. Noninvasive ventilation during walking in patients with severe COPD: a randomised cross-over trial. Eur Respir J. 2007;29:930-6.
35. Amidei C, Sole ML. Physiological responses to passive exercise in adults receiving mechanical ventilation. Am J Crit Care. 2013;22(4):337-48.
36. Kress JP, Hall JB. ICU-acquired weakness and recovery from critical illness. N Engl J Med. 2014;371(3):287-8.
37. Ringdal M, Warren Stomberg M, Egnell K, Wennberg E, Zätterman R, Rylander Cl. In-bed cycling in the ICU; patient safety and recollections with motivational effects. Acta Anaesthesiol Scand. 2018 Jan 18.
38. Burtin C, Clerckx B, Robbeets C, Ferdinande P, Langer D, Troosters T, et al. Early exercise in critically ill patients enhances short-term functional recovery. Crit Care Med. 2009;37(9):2499-505.
39. Kinoshita T, Kouda K, Umemoto Y, Yasuoka Y, Minoshima Y, Mikami Y, et al. Case report: a rehabilitation practice report during ICU management for

a patient with multiple disabilities due to Covid-19 pneumonia and COPD. Front Med (Lausanne). 2021 Jun 28;8:692898.

40. Needham DM. Mobilizing patients in the intensive care unit: improving neuromuscular weakness and physical function. JAMA. 2008 Oct 8;300(14):1685-90.

Alteraciones hemodinámicas asociadas a la movilización temprana en la UCI

15

André Luiz Lisboa Cordeiro
Giulliano Gardenghi
Pollyana Barbosa de Lima
Thiago Araújo de Melo

INTRODUCCIÓN

Este capítulo tiene como objetivo presentar y discutir las principales repercusiones hemodinámicas asociadas a la movilización de pacientes críticos, sus formas de monitorización y seguimiento, así como los factores que deben considerarse para la adecuada formulación de la planificación terapéutica y la prescripción de ejercicio para promover la recuperación del paciente y minimizar la aparición de eventos indeseables.

MONITORIZACIÓN HEMODINÁMICA DURANTE LA MOVILIZACIÓN DEL PACIENTE CRÍTICO

El monitoreo hemodinámico es actualmente parte fundamental en el abordaje del paciente crítico, tanto para favorecer el proceso de elaboración del diagnóstico fisioterapéutico como para apoyar la institución y seguimiento de los elementos terapéuticos.

La movilización temprana, a su vez, es un elemento indispensable para la recuperación funcional de los pacientes ingresados en unidades críticas, ya sea por diferentes condiciones clínicas o posoperatorias. Estudios recientes[1-4] se han dedicado cada vez más a investigar el comportamiento de las variables hemodinámicas durante la movilización, con el fin de determinar la viabilidad clínica de esta terapia y su relación con resultados clínicos como duración de la estancia hospitalaria, recuperación posoperatoria y mortalidad, siendo hoy el conjunto de variables más mencionadas en estudios clínicos relacionados con la movilización en la unidad de cuidados intensivos (UCI).

Stiller et al.[5] fueron pioneros en discutir el impacto de la movilización en el sistema cardiovascular, sugiriendo el desarrollo de una justificación específica durante su aplicación, que comienza con la valoración de la presencia de suficiente *reserva cardiovascular* para la movilización (Figura 1). La evaluación de la reserva cardiovascular debe incluir las variables: frecuencia cardíaca en reposo (FC), presión arterial sistólica (PAS), actividad diastólica, media y actividad electrocardiográfica.

Se deben tener en consideración complementariamente los antecedentes sobre la existencia de deterioro morfológico, vascular y funcional a nivel cardíaco, así como el uso de fármacos para mantener el estado hemodinámico y el uso de dispositivos mecánicos invasivos. Cabe mencionar que la determinación de la reserva cardiovascular ayuda a comprender el impacto de la enfermedad cardíaca en su función y, por lo tanto, apoya la composición del diagnóstico fisioterapéutico. Más adelante en este capítulo se analizarán los detalles a considerar respecto de la presión arterial, las arritmias cardíacas y el uso de dispositivos de monitorización invasivos antes de la movilización.

Después de realizar un triaje específico para determinar la existencia de reserva cardiovascular suficiente para la movilización y considerar los elementos adicionales mencionados anteriormente, se debe dirigir la atención a la prescripción de los ejercicios y al seguimiento del paciente durante la ejecución. La monitorización debe incluir los mismos aspectos relacionados con la determinación de

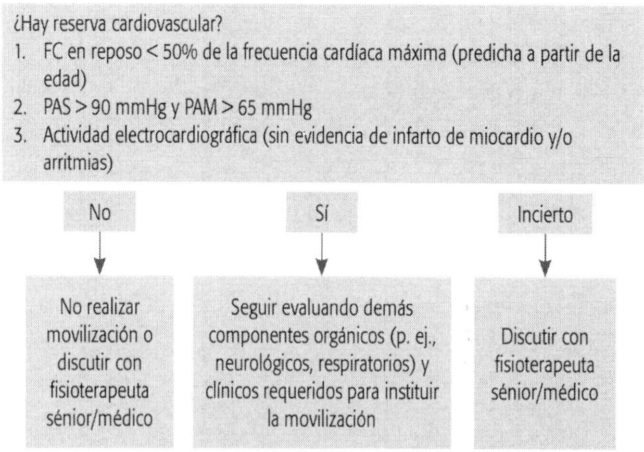

FIGURA 1 Diagrama de flujo para la evaluación de la reserva cardiovascular.
PAM: presióm arterial media; PAS: presión arterial sistólica.
Fuente: adaptada de Stiller et al., 2004.[5]

reservas: FC, PAS, presión arterial diastólica (PAD), presión arterial media (PAM) y actividad electrocardiográfica.

Se sugiere agregar el monitoreo de estas variables a las variables de la función respiratoria, como la frecuencia respiratoria, la saturación de oxígeno (SPO_2) y la percepción subjetiva del esfuerzo en base a la escala de Borg, ya que estas también están directamente relacionadas con el estrés cardiovascular.

Durante el seguimiento se deben respetar los valores sugeridos en la literatura para seguir con el ejercicio o incluso interrumpirlo. Dichos criterios también pueden fundamentar la consideración de una posible progresión (volumen o intensidad) en el régimen de ejercicio. En la Tabla 1 presentamos los valores de las variables hemodinámicas que sugieren la interrupción inmediata del protocolo de ejercicio.

TABLA 1 Criterios hemodinámicos para interrumpir la sesión de movilización

Frecuencia cardíaca	▪ 70% de la $FC_{máx}$ (predicha a partir de la edad)
	▪ Elevación > 20% de la FC en reposo
	▪ FC < 40 lpm o > 130 lpm
	▪ Presencia de arritmias
	▪ Introducción de una nueva terapia con medicamentos antiarrítmicos
	▪ Desarrollo de un nuevo IAM demostrado por cambios en el ECG/ enzimas cardíacas
Presión arterial	▪ PAS > 180 mmHg y PAD > 110 mmHg
	▪ PAM < 65 mmHg
	▪ > 20% de caída en la PAS o la PAD/desarrollo de hipotensión ortostática
	▪ Institución médica de nuevo fármaco vasopresor o escalada

FC: frecuencia cardíaca; lpm: latidos por minuto; IAM: infarto agudo de miocardio; ECG: electrocardiograma; PAS: presión arterial sistólica; PD: presión arterial diastólica; PAM: presión arteial media.
Fuente: adaptada de Adler y Malone, 2012.[6]

En cuanto a los recursos de monitorización, entre los más utilizados actualmente se encuentran los monitores multiparamétricos convencionales para UCI, que permiten evaluar los parámetros hemodinámicos de forma más completa y simultánea además de permitir obtener datos más precisos al combinarlos con recursos invasivos, siendo hoy considerado un instrumento esencial para el seguimiento durante la movilización.

También podemos mencionar el uso de dispositivos portátiles como pulsioxímetros, oxímetros de dedo y monitores de frecuencia cardíaca. Los monitores portátiles, normalmente acoplados a la muñeca de los pacientes, además de permitir la monitorización de la FC, brindan la posibilidad de evaluación durante actividades dinámicas como caminar y pruebas físicas, además de permitir el registro de datos (Figura 2). Otro aspecto positivo se refiere a la posibilidad de evaluar otras variables relacionadas con la función cardíaca, como la FC máxima, la FC promedio durante una actividad y la variabilidad de la frecuencia cardíaca (VFC).

En cuanto a la monitorización de la FC, los oxímetros de pulso portátiles o de dedo, por su parte, no son recomendables para su uso durante actividades dinámicas como el ejercicio, ya que sufren amplias variaciones en su lectura debido a factores como la luz ambiental, interferencias eléctricas, movimiento excesivo, baja perfusión y señal débil, que causan interferencias.[7]

RIESGO AL EJERCICIO ASOCIADO AL USO DE DROGAS VASOACTIVAS

Al considerar el riesgo asociado a la movilización temprana, específicamente en lo que respecta a los parámetros cardiovasculares, no hay consenso entre los expertos respecto al nivel de riesgo para el ejercicio asociado a la dosis de uso de fármacos vasoactivos (DVA)

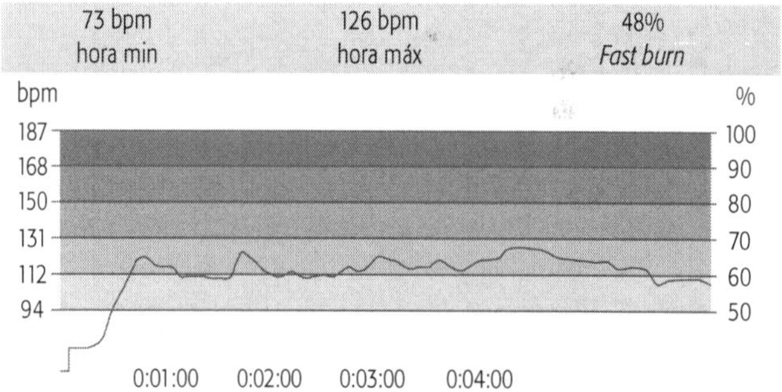

FIGURA 2 Registro gráfico de la frecuencia cardíaca adquirida mediante un monitor de frecuencia cardíaca portátil durante el ejercicio.

(y la combinación de estos medicamentos) que permitiría una movilización segura en UCI.[8] Actualmente se cree que la administración de DVA, por sí sola, no es una contraindicación absoluta para la movilización, debiendo considerarse que hay una influencia directa de la dosis absoluta o del cambio en la dosis de DVA sobre el nivel de movilización temprana adoptado.[8] En una reunión que buscaba consenso sobre los riesgos y barreras para la movilización temprana, en la que participaron 23 expertos mundialmente reconocidos en movilización temprana en la UCI, no se pudo llegar a un consenso sobre una dosis umbral de medicamentos vasoactivos por debajo del cual era aceptable movilizar a los pacientes, la tasa de cambio de dosis y los criterios de alteración de la perfusión y choque. Por lo tanto, se acordó que los médicos de la UCI deberían discutir caso por caso las dosis seguras y las combinaciones de fármacos vasoactivos que permitan la movilización. Estas discusiones deberían involucrar a todo el equipo de la UCI.[8]

En una revisión sistemática reciente que comprende dos estudios prospectivos y tres estudios de cohortes retrospectivos, que incluyeron a 528 participantes, sobre la movilización temprana y el uso de fármacos vasoactivos en la UCI, los autores observaron que la movilización de pacientes críticamente enfermos y hemodinámicamente estables utilizando DVA se puede realizar de forma segura sin eventos adversos graves. Sin embargo, la relación entre la dosis de DVA y el nivel de movilidad alcanzado no se documentó de manera consistente en los estudios incluidos en la revisión. Toca mencionar que entre los participantes incluidos en la revisión se encontraban pacientes ventilados mecánicamente, utilizando oxigenación por membrana extracorpórea (ECMO) y terapia de reemplazo renal. El estudio también señaló que, aunque la mayoría de los profesionales de la salud están bien informados y conocen los beneficios de la movilización temprana, muchos profesionales no estaban de acuerdo acerca de movilizar a los pacientes con DVA. Para los autores, la decisión de movilizar a los pacientes mediante DVA debe depender del estado clínico del paciente, de la progresión o regresión de la dosis infundida en las últimas horas, así como de la planificación del tiempo y la intensidad de la movilización. Un enfoque cauteloso y progresivo de la movilización puede ayudar a lograr mayores niveles de movilidad incluso con dosis más altas de DVA.[9]

Ejemplo: Los individuos dependientes de DVA en un patrón de dosis crecientes a lo largo del tiempo darían lugar a precaución o contraindicación para la movilización temprana. Los individuos que, independientemente de la dosis administrada, tienen una perfusión deficiente también estarían contraindicados para la movilización, según señales clínicas como el aumento del ácido láctico en sangre, el aumento de la diferencia arteriovenosa, la hipotensión arterial con PAS inferior a 90 mmHg o PAM inferior a 65 mmHg.

Gardenghi et al.[10] estudiaron a pacientes sometidos a cirugía cardíaca y sometidos a cicloergómetro de miembros superiores, en sesiones de cinco minutos, el primer día del posoperatorio. Se realizó un ensayo clínico en el que se analizó el comportamiento cardiovascular y la incidencia de pérdida del catéter de monitorización de la presión arterial invasiva (insertado en la arteria humeral). La Figura 3 ejemplifica el posicionamiento del paciente al realizar el cicloergómetro para miembros superiores. Se instruyó a los pacientes para que mantuvieran de 50 a 60 rotaciones por minuto en el cicloergómetro, clasificándose el esfuerzo subjetivo percibido como moderado, según la escala de Borg. Uno de los grupos estudiados recibió DVA en dosis bajas, según informó el equipo médico responsable. Como resultado, no se observaron eventos adversos en las respuestas cardiovasculares, que se comportaron de manera fisiológica ante el estímulo del ejercicio, incluso en individuos que usaban DVA. No hubo eventos de pérdida del catéter arterial braquial. Por lo tanto, se ha demostrado que el uso precoz del cicloergómetro para miembros superiores

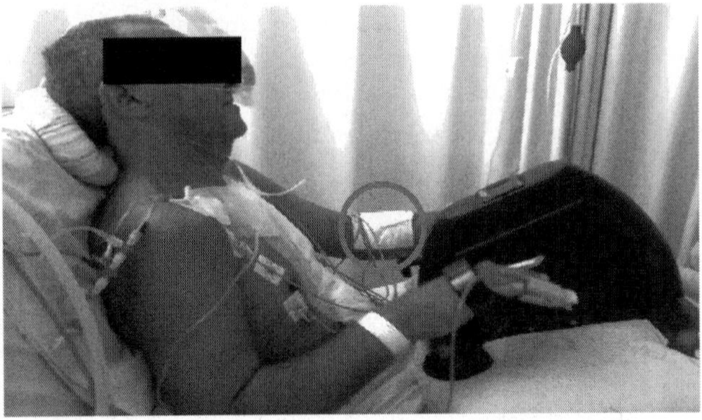

FIGURA 3 Paciente sometido a cicloergómetro de miembro superior el primer día posoperatorio de cirugía cardíaca. El resaltado (círculo) muestra el punto de inserción del catéter de presión arterial invasivo, en la arteria humeral.
Fuente: archivo personal de Giulliano Gardenghi.

después de una cirugía cardíaca es seguro y debe fomentarse, minimizando las repercusiones negativas de la inmovilidad en la cama.[11]

Para evaluar el nivel de actividad y movilización de los pacientes mediante la deambulación y el traslado activo de pacientes que reciben dosis bajas de norepinefrina, un promedio de 0,05 mcg/kg por minuto, investigadores norteamericanos llevaron a cabo un estudio retrospectivo con 47 pacientes posoperados de cirugía torácica en las primeras 24 a 72 horas posteriores a la operación.

La mayoría de los pacientes evaluados (56%) pudieron caminar 15 metros o más y no hubo diferencia significativa entre la dosis de noradrenalina y el nivel de actividad realizada por el paciente. Según los autores, el nivel de movilidad alcanzado puede estar relacionado con otros factores, como otras comorbilidades y la condición física inicial. Vale mencionar que los pacientes evaluados en este estudio no requirieron ventilación mecánica ni fármacos sedantes, lo que puede contribuir a un mayor estado funcional al momento de la evaluación. Los autores no informaron eventos adversos significativos durante la movilización de pacientes usando DVA.[12]

RIESGO PARA LA MOVILIZACIÓN DE PACIENTES EN UCI BAJO USO DE DVA Y VENTILACIÓN MECÁNICA

Muchos pacientes que requieren ventilación mecánica durante su estancia en la UCI requieren el uso de DVA. Katsukawa et al.,[13] en un estudio retrospectivo multicéntrico, buscaron identificar la incidencia de eventos adversos relacionados con la seguridad del paciente en ventilación mecánica durante la movilización activa, incluyendo sentarse en el borde de la cama, ponerse y estar en pie, y caminar. Los autores observaron una baja tasa de incidencia de eventos adversos, con 10 eventos para 87 pacientes evaluados (11,5%) y solo 13 eventos en 198 sesiones. La inestabilidad de la presión arterial fue el evento principal, representando el 62% de los eventos ocurridos. Al observar la tasa de eventos adversos por nivel de movilización, la bipedestación presentó la tasa más alta (8 en 39 sesiones, un 20,5%), demostrando una correlación entre un mayor nivel de actividad y la aparición de eventos relacionados con el paciente. De los pacientes que experimentaron eventos adversos, el 46% recibió vasopresores antes de la movilización, un porcentaje significativamente mayor que el grupo que no experimentó efectos adversos (18%). Sin embargo, no se observaron diferencias significativas en la aparición de eventos adversos relacionados con la seguridad en pacientes que utilizaron vasopresores durante la movilización (*odds ratio* 2,46, p: 0,59).[14]

La evaluación de la seguridad en la movilización activa temprana en pacientes apoyados por ventilación mecánica también fue objeto de un estudio de revisión sistemática realizado por Yang et al.[15] en 2020. Los autores observaron que las dosis bajas y medias de fármacos vasoactivos no se asociaron con riesgos de movilización; por el contrario, pueden mantener la estabilidad circulatoria y prevenir efectos adversos como la hipotensión durante la movilización de pacientes con ventilación mecánica. Los criterios de seguridad enumerados por los autores para la realización de una movilización activa temprana dentro de las 48 a 72 horas posteriores al ingreso a la UCI fueron PAM de 65 a 110 mmHg y PAS de 90 a 200 mmHg, con una variación reciente inferior al 20% y una baja o media de nivel de medicación vasoactiva única, sin aumento en las últimas dos horas anteriores a la movilización activa.[16]

SEGURIDAD PARA MOVILIZACIÓN TEMPRANA CONSIDERANDO ASPECTOS CARDIOVASCULARES/HEMODINÁMICOS

Nydahl et al.,[17] en 2017, publicaron una elegante revisión sistemática con metaanálisis en la que investigaron varios aspectos relacionados con la seguridad de la movilización temprana en pacientes críticos. En el aspecto cardiovascular/hemodinámico encontraron 27 publicaciones, que en conjunto sumaron 6.082 pacientes estudiados. Encontraron una incidencia de eventos adversos de 3,8 episodios por cada mil sesiones de movilización. Entre los eventos cardiovasculares descritos, los aumentos de la FC (considerando valores superiores a 125 a 140 lpm) estuvieron presentes con una incidencia de 1,9 episodios por cada mil sesiones de movilización. Las caídas de PAM (valores inferiores a 55 a 70 mmHg) tuvieron una incidencia de 4,3 episodios por cada mil sesiones de movilización. Se informaron caídas de la PAS (a valores por debajo de 80 a 90 mmHg) con una incidencia de 1,8 episodios por cada mil sesiones de movilización. Aún considerando la presión arterial, también se estudiaron los aumentos de esta. En PAM considerando valores superiores a 100 a 140 mmHg como aumentados, se reportó una incidencia de 3,9 episodios por cada mil sesiones de movilización. La PAS aumentó en una incidencia de 0,3 episodios por cada mil sesiones de movilización, considerándose aumentados valores superiores a 180 a 200 mmHg.

La misma revisión también informó cómo se abordaron los eventos cardiovasculares/hemodinámicos que ocurrieron durante las primeras sesiones de movilización (34 eventos). En cuatro ocasiones los pacientes fueron reposicionados de sentados a acostados en la cama con remisión de los síntomas. En ocho ocasiones los pacientes tuvieron que volver a la cama. En otras ocho situaciones, fue necesario reiniciar la DVA o aumentar sus dosis, o se administraron fluidos para la reanimación con líquidos. Otros catorce eventos se abordaron únicamente con pausas o interrupciones temporales de las sesiones de fisioterapia. La aparición de mareos y dolor en el pecho también se menciona como motivos para volver a la cama.[17]

Estudio de cohorte retrospectivo realizado en un centro médico australiano con camas en UCI quirúrgica y traumatológica, con la participación de 119 pacientes que utilizaban terapia vasoactiva, observó que los pacientes que utilizaban dosis bajas y moderadas de DVA se asociaban con una mayor probabilidad de movilización en comparación con los que utilizaban dosis altas de DVA. Los pacientes con niveles bajos de DVA tenían cinco veces más probabilidades de ser movilizados que aquellos que usaban dosis altas, mientras que los pacientes que recibían dosis moderadas tenían el doble de probabilidades de ser movilizados en comparación con aquellos que recibían dosis altas. La estratificación de la dosis de agentes vasoactivos tuvo por base la clasificación de los principales agentes vasopresores e inotrópicos en dosis altas, moderadas y bajas. Los principales agentes vasoactivos incluyeron noradrenalina, dobutamina, vasopresina y epinefrina administradas solas o en combinación mediante infusión intravenosa, como se muestra en la Tabla 2.[18]

Al evaluar la intensidad de la movilización mediante la escala IMS (ICU *Mobility Scale*), los autores observaron que el nivel máxi-

TABLA 2 Estratificación de agentes vasoactivos y sus dosis

Clase	Agente vasoactivo	Bajo	Moderado	Alto
Vasopresor	Noradrenalina	< 15 mcg/minuto	15-30 mcg/minuto	> 30 mcg/minuto
	Metaraminol	0,5 mcg/kg/minuto	1-5 mcg/kg/minuto	> 5 mcg/kg/minuto
	Vasopresina	< 0,03 unidad/minuto	0,03 unidad/minuto	> 0,03 unidad/minuto
	Adrenalina	< 15 mcg/minuto	15-30 mcg/minuto	> 30 mcg/minuto
Inotrópico	Dobutamina	< 5 mcg/kg/minuto	5-10 mcg/kg/minuto	> 10 mcg/kg/minuto
	Milrinona	0,5 mcg/kg/minuto	2,5 mcg/kg/minuto	5 mcg/kg/minuto
	Adrenalina	< 15 mcg/minuto	15-30 mcg/minuto	> 0,5 mcg/kg/minuto
	Levosimedan	0,05 mcg/kg/minuto	0,1 mcg/kg/minuto	0,2 mcg/kg/minuto

Fuente: adaptada de Rebel et al., 2019.[18]

mo de movilización alcanzado por día fue: bajo (IMS = 1 a 2) en el 31% (n = 43), moderado (IMS = 3 a 5) en el 51% (n = 71) y alto (IMS = 6 a 10) en el 18% (n = 25) de los días de uso de drogas vasoactivas. Los autores observaron que el principal motivo informado para la no realización de ejercicios por pacientes que utilizaban DVA fue la inestabilidad hemodinámica (25%) o la inestabilidad cardiovascular (21%). Cabe señalar que en el 24% de los casos se desconocía el motivo de la no realización de la movilización durante el uso de DVA, al no existir en la historia clínica documentación específica que justificara la contraindicación del equipo para la movilización.[18]

En cuanto a los efectos adversos observados por los autores, la interrupción de la movilización se produjo por episodios de desaturación, hipotensión, bradicardia, náuseas y vómitos, así como cambios posicionales en el equipo medidor de presión. Los pacientes que tenían más probabilidades de experimentar efectos adversos fueron aquellos con una PAM más baja durante el ejercicio en comparación con aquellos con una PAM más alta (promedio del grupo 60 mmHg × 72 mmHg, respectivamente). Los autores enfatizan que la terapia vasoactiva no representa una contraindicación absoluta para la movilización de pacientes en la UCI y que el nivel de soporte vasoactivo puede no ser un indicador absoluto de seguridad al movilizar a estos pacientes.[18]

Otro estudio que se centró en la movilización temprana durante las primeras 24 horas de ingreso a la UCI, en el que participaron 171 pacientes ingresados por un período de dos meses, reportó una incidencia del 0,8% de eventos hemodinámicos que llevaron a la interrupción de la sesión de fisioterapia, principalmente por hipotensión o cambios en la frecuencia cardíaca resultantes del ejercicio.[19]

Un estudio científico realizado en Suiza que incluyó a 53 pacientes demostró que la movilización temprana (entre 12 y 24 horas tras la operación) en pacientes de cirugía cardíaca es un procedimiento seguro en un ambiente de cuidados intensivos, con pocos eventos adversos, incluso si dicha intervención puede estar asociada con importantes cambios hemodinámicos. Todos los pacientes completaron con éxito el protocolo de movilización sin experimentar isquemia miocárdica u otras complicaciones importantes. Dieciocho pacientes mostraron una disminución significativa de la PAM, pero solo nueve de ellos requirieron tratamiento, siete recibieron líquidos intravenosos adicionales (aproximadamente 500 ml) y dos recibieron vasopresores (infusión de noradrenalina en dosis bajas). Siete pacientes se quejaron de náuseas autolimitadas y uno de ellos informó mareos transitorios. Tres pacientes presentaron arritmias autolimitadas (dos taquicardias sinusales y una arritmia supraventricular paroxística).[20] En su conclusión, los autores también sugieren que, debido al deterioro del sistema cardiovascular después de la cirugía cardíaca, la movilización debe realizarse bajo monitorización clínica y hemodinámica estricta en ambiente intensivo, con especial atención al lactato sanguíneo y la saturación venosa central.[20] Considerando la adopción de un protocolo de movilización temprana en situaciones en las que los pacientes estaban sometidos a ECMO, a menudo asociada con casos de síndrome de dificultad respiratoria aguda, Munshi et al.[21] observaron a 50 pacientes y demostraron que el 39% (n = 18) alcanzaron un nivel de actividad 2 o más (ejercicios activos en cama) y el 17% (n = 8) alcanzaron un nivel de actividad 4 o más (sentados activamente en el costado de la cama). En un análisis exploratorio, el desempeño del equipo de fisioterapia de la UCI se asoció con una reducción de la mortalidad (*odds ratio*, 0,19; intervalo de confianza del 95%, 0,04-0,98). Los autores concluyeron que la fisioterapia durante la ECMO es viable y segura cuando la realiza un equipo experimentado y se ejecuta en etapas, aunque dejan claro que se necesitan investigaciones futuras para identificar barreras potenciales, la intensidad ideal del ejercicio y el perfil de seguridad óptimo.

INTOLERANCIA ORTOSTÁTICA Y RIESGO DE SÍNCOPES RELACIONADAS AL USO DE FÁRMACOS Y A LA INMOVILIDAD EN LA CAMA

La disfunción autonómica es común en pacientes que permanecen en cama por largos períodos, factor común entre los pacientes hospitalizados, que terminan sufriendo los efectos de la inmovilidad (caquexia, infecciones oportunistas, debilidad muscular generalizada, entre otras). Se sabe que condiciones como estas llevan al paciente al deterioro funcional, cambios fisiológicos y pérdida de independencia en las actividades diarias. Las consecuencias del decúbito prolongado también pueden provocar cambios cardiocirculatorios y posteriormente cambios hemodinámicos y, por lo tanto, disfunción ortostática[22]. En pacientes con estas características se observó la presencia de disfunción autonómica parasimpática (aumento de la FC en reposo y disminución de la variabilidad de la FC).[22] Es importante resaltar que los individuos que tienen menor exposición al estrés ortostático, es decir, gradiente gravitacional reducido, situación similar a la restricción de cama o exposición a la microgravedad, presentan cambios cardiocirculatorios, incluyendo hipovolemia, reducción de la sensibilidad barorrefleja y aumento de la acumulación de sangre en las regiones periféricas del cuerpo. Estos cambios pueden considerarse un desacondicionamiento cardiovascular, que puede conducir a una intolerancia ortostática.[22] La Figura 4 resume el impacto de la inmovilidad en la cama sobre el sistema cardiovascular.

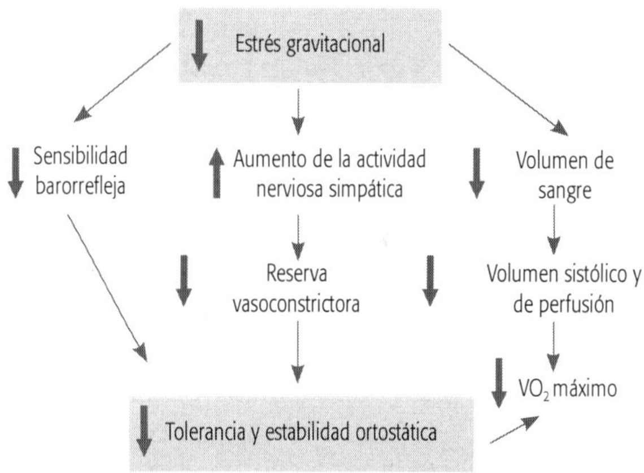

FIGURA 4 Impacto en el sistema cardiovascular de la inmovilidad en la cama y reducción del estrés gravitacional por la ausencia de cambios posturales.
VO_2 máximo: consumo máximo de oxígeno.
Fuente: archivo personal de Giulliano Gardenghi; adaptada de Vollman, 2013.[23]

Los pacientes con VIH/SIDA usan medicamentos en combinación. Entre estos fármacos se encuentran los inhibidores de la proteasa (IP), que pueden causar disfunción endotelial, cuya fisiopatología aún no se comprende completamente, y disminución de la capacidad vasodilatadora.[23]

Estudio realizado en São Paulo, coordinado por uno de los autores de este capítulo (Gardenghi G)., analizó la tolerancia ortostática y la variabilidad de la frecuencia cardíaca (VFC) en individuos portadores de HIV/SIDA, incluyendo a 21 pacientes (edad: 37 ± 10 años) que fueron sometidos al test de inclinación (TI) después de siete días de hospitalización, todavía en la enfermería del hospital. Los pacientes permanecieron en cama durante 19 ± 2 horas/día antes de realizar el TI. Se sabe que el decúbito prolongado conduce a una disfunción barorrefleja, generando cambios en el flujo sanguíneo sistémico y cerebral. Como resultado, siete pacientes (el 33% de la muestra) mostraron TI positivo (TI+) a los 25 ± 8 minutos de inclinación. Los pacientes con TI+ mostraron un mayor predominio simpático en reposo y durante la inclinación en bipedestación en comparación con los pacientes con TI negativo. El aumento del componente simpático en el grupo TI+ puede desencadenar bradicardia y vasodilatación refleja (reflejo de Bezold-Jarisch), lo que podría justificar la pérdida de conciencia en la población estudiada.[22]

Las enfermedades sistémicas como la insuficiencia renal y el cáncer también pueden provocar hipotensión y síncope. También se ha demostrado una relación entre la hipotensión ortostática y la enfermedad de Alzheimer.[8] Es importante recordar el gran número de fármacos con acción cardiovascular que pueden empeorar o provocar hipotensión ortostática, como los inhibidores de la enzima convertidora de angiotensina, los bloqueadores de los receptores alfa, el calcio, los betabloqueadores, diuréticos, hidralazina, agentes bloqueantes de ganglios, nitratos, citrato de sildenafil y otros.[23]

Además, se ha observado una mayor frecuencia de síncope debido a disautonomía en pacientes con insuficiencia cardíaca congestiva. En este grupo, la combinación de bajo gasto cardíaco y depleción volumétrica (debido al uso de diuréticos y terapia vasodilatadora) puede interferir con los mecanismos normales de adaptación a la posición ortostática.[23]

Los fármacos de acción central, como los opioides y los antidepresivos tricíclicos, la reserpina y la metildopa, también pueden exacerbar la hipotensión previamente moderada y desencadenar el síncope.[23]

Liu et al.,[24] en 2018 estudiaron un total de 232 pacientes que se sometieron a 587 sesiones de rehabilitación. Hubo 13 eventos adversos (2,2%) y no fue necesario ningún tratamiento específico. No hubo casos de destrucción/pérdida u obstrucción de dispositivos médicos, tubos o accesos arteriales o venosos. La incidencia de eventos adversos asociados con la ventilación mecánica o ECMO fue del 2,4 y el 3,6%, respectivamente. De 587 sesiones, 387 (el 66%) se realizaron en el nivel de rehabilitación activa, incluidas sesiones fuera de la cama, transferencia activa a una silla, bipedestación, marcha estacionaria o caminar por la UCI. Los médicos de la UCI participaron en más del 95% de estas sesiones de rehabilitación activa. De todos los pacientes, 143 (el 62%) se levantaron de la cama en dos días. Los eventos adversos incluyeron siete episodios de intolerancia del paciente, que requirieron la interrupción de la sesión de rehabilitación, y seis episodios de hipotensión ortostática con síntomas.

Teniendo en cuenta los aspectos de seguridad, Hodgson et al.,[8] en el consenso de expertos mencionado anteriormente en este capítulo, propusieron un esquema muy esclarecedor para identificar y escalar los riesgos de la movilización temprana en un entorno de cuidados intensivos. Las Tablas 3 a 6 resumen los aspectos que se deben evaluar, abordando específicamente los parámetros cardiovasculares/hemodinámicos, para realizar una movilización temprana:

- Tabla 3: puntos de evaluación en relación con la presión arterial;
- Tabla 4: resumen referente a las arritmias cardíacas;
- Tabla 5: consideración de dispositivos mecánicos invasivos para soporte o monitorización hemodinámica;
- Tabla 6: otros aspectos cardiovasculares relevantes.

TABLA 3 Presión arterial

	Ejercicios en la cama	Ejercicios fuera de la cama
Terapia antihipertensiva intravenosa para emergencia hipertensiva	■	■
Presión arterial media por debajo del objetivo deseado y que causa síntomas	▲	■
Presión arterial media por debajo del objetivo deseado a pesar del soporte DVA o soporte mecánico	▲	■
Presión arterial media en la zona terapéutica* sin ningún soporte hemodinámico o incluso mantenida a expensas de dosis bajas de DVA	●	●
Presión arterial media en la zona terapéutica* mantenida a expensas de dosis moderadas de DVA	●	▲
Presión arterial media en la zona terapéutica* mantenida a expensas de dosis altas de DVA	▲	■
Hipertensión pulmonar reconocida o sospechada	▲	▲

DVA: drogas vasoactivas; ■ : riesgo potencial de eventos adversos con consecuencias graves; ▲ : la movilización conlleva riesgos, pero los beneficios que se obtienen superan los riesgos siempre que el equipo esté calificado y capacitado en los procesos; ● : bajo riesgo de eventos adversos.

* Zona terapéutica deseada superior a 65 mmHg considerando la presión arterial media.

Fuente: adaptada de Hodgson et al., 2014.[8]

TABLA 4 Arritmias cardíacas

	Ejercicios en la cama	Ejercicios fuera de la cama
Bradicardia que requiere intervención farmacológica o en espera de implantación de marcapasos de emergencia	■	■
Bradicardia que no requiere intervención farmacológica o que no requiere implantación de marcapasos de emergencia	▲	▲
Presencia de un marcapasos transvenoso o epicardio dependiente del ritmo	▲	■
Presencia de marcapasos transvenoso o epicardio con ritmo de base estable (no dependiente del marcapasos)	●	●
Taquiarritmia estable con frecuencia ventricular superior a 150 lpm	▲	■
Taquiarritmia estable con frecuencia ventricular entre 120 y 150 lpm	▲	▲
Cualquier taquiarritmia con una frecuencia ventricular inferior a 120 lpm	●	●

lpm: latidos por minuto; ■ : riesgo potencial de eventos adversos con consecuencias graves; ▲ : hay riesgos para movilización, pero los beneficios que se derivan de ello superan los riesgos, siempre y cuando el equipo esté calificado y capacitado en los procesos; ● : bajo riesgo de eventos adversos.

Fuente: adaptada de Hodgson et al., 2014.[8]

TABLA 5 Dispositivos mecánicos invasivos para soporte o monitorización hemodinámica

	Ejercicios en la cama	Ejercicios fuera de la cama
Presencia de balón intraaórtico*	●	■
Dispositivos de asistencia ventricular*	●	●
Catéter de arteria pulmonar o cualquier otro dispositivo para monitorizar el gasto cardíaco	●	▲
ECMO con canulación de vena central (bicaval)	●	▲
ECMO con canulación de la arteria femoral o subclavia*	●	■

ECMO: oxigenación por membrana extracorpórea; ■ : riesgo potencial de eventos adversos con consecuencias graves; ▲ : la movilización conlleva riesgos, pero los beneficios que se obtienen superan los riesgos siempre que el equipo esté calificado y capacitado en los procesos; ● : bajo riesgo de eventos adversos.

* La flexión de cadera está contraindicada en el miembro inferior en el que se insertó el dispositivo.

Fuente: adaptada de Hodgson et al., 2014.[8]

TABLA 6 Otros aspectos cardiovasculares relevantes

	Ejercicios en la cama	Ejercicios fuera de la cama
Estado de *shock* diagnosticado o lactato sérico ≥ 4 mmol/L	▲	▲
Tromboembolismo venoso sospechado o confirmado*	▲	▲
Estenosis aórtica grave sospechada o confirmada	●	▲
Isquemia cardíaca con dolor torácico continuo o cambios en el ECG	▲	■

mmol/L: milimol por litro; ECG: electrocardiograma; ■ : riesgo potencial de eventos adversos con consecuencias graves; ▲ : la movilización tiene riesgos, pero los beneficios resultantes superan los riesgos, siempre y cuando el equipo esté calificado y capacitado en los procesos; ● : bajo riesgo de eventos adversos.
* El tromboembolismo venoso implica trombosis venosa profunda y embolia pulmonar.
Fuente: adaptada de Hodgson et al., 2014.[8]

REFERENCIAS BIBLIOGRÁFICAS

1. Sommers J, Engelbert RH, Dettling-Ihnenfeldt D, Gosselink R, Spronk PE, Nollet F, et al. Physiotherapy in the intensive care unit: an evidence-based, expert driven, practical statement and rehabilitation recommendations. Clinical Rehabilitation. 2015;29(11):1051-63.
2. Brummel NE, Jackson JC, Girard TD, Pandharipande PP, Schiro E, Work B, et al. A combined early cognitive and physical rehabilitation program for people who are critically ill: the activity and cognitive therapy in the intensive care unit (ACT-ICU) trial. Phys Ther. 2012;92(12):1580-92.
3. Perme C, Nalty T, Winkelman C, Kenji Nawa R, Masud F. Safety and efficacy of mobility interventions in patients with femoral catheters in the ICU: a prospective observational study. Cardiopulm Phys Ther J. 2013;24(2):12-7.
4. Hopkins RO, Miller RR 3rd, Rodriguez L, Spuhler V, Thomsen GE. Physical therapy on the wards after early physical activity and mobility in the intensive care unit. Phys Ther. 2012;92(12):1518-23.

5. Stiller K, Phillips AC, Lambert P. The safety of mobilisation and its effects on haemodynamic and respiratory status of intensive care patients. Physio Theory Pract. 2004;20:175-85.
6. Adler J, Malone D. Early mobilization in the intensive care unit: a systematic review. Cardiopulmonary Physical Therapy Journal. 2012;23(1):5-13.
7. Carrara D, Avelar A, Kusahara D, Pedreira M. Oximetria de pulso. Disponible en: https://portal.coren-sp.gov.br/sites/default/files/oximetria%2022-12.pdf; acceso el: 10 de marzo de 2022.
8. Hodgson CL, Stiller K, Needham DM, Tipping CJ, Harrold M, Baldwin CE, et al. Expert consensus and recommendations on safety criteria for active mobilization of mechanically ventilated critically ill adults. Critical Care. 2014;18(6):658.
9. Gardenghi G, Balestra LF. Fisiopatologia da hipotensão postural e intolerância ortostática. Revista Pesquisa em Fisioterapia. 2017 Fev;7(1):115-24.
10. Gardenghi G, Kushida CL, Cruz JB, Souza AH, Prudente ML, Moraes Junior A, et al. Avaliação da segurança no uso de cicloergômetro para membros superiores no pós-operatório de cirurgia cardíaca. Revista do DERC. 2017;23(4):123.
11. Parry SM, Puthucheary ZA. The impact of extended bed rest on the musculoskeletal system in the critical care environment. Extrem Physiol Med. 2015;4:16.
12. Nievera RA, Fick A, Harris HK. Effects of ambulation and nondependent transfers on vital signs in patients receiving norepinephrine. Am J Crit Care. 2017 Dec;26(1):31-6.
13. Katsukawa H, Ota K, Liu K, Morita Y, Watanabe S, Sato K, et al. Risk factors of patient-related safety events during active mobilization for intubated patients in intensive care units: a multi-center retrospective observational study. J Clin Med. 2021 Jun 13;10(12):2607.
14. Jacob P, Surendran PJ, Muhamed AEM, Papasavvas T. Early mobilization of patients receiving vasoactive drugs in critical care units: a systematic review. Journal of Acute Care Physical Therapy. 2021;12(1):37-48.
15. Yang R, Zheng Q, Zuo D, Zhang C, Gan X. Safety assessment criteria for early active mobilization in mechanically ventilated ICU subjects. Respir Care. 2021 Feb;66(2):307-15.
16. Hickmann CE, Castanares-Zapatero D, Bialais E, Dugernier J, Tordeur A, Colmant L, et al. Teamwork enables high level of early mobilization in critically ill patients. Annals of Intensive Care. 2016;6(1):80.

17. Nydahl P, Sricharoenchai T, Chandra S, Kundt FS, Huang M, Fischill M, et al. Safety of patient mobilization and rehabilitation in the intensive care unit. systematic review with meta-analysis. Ann Am Thorac Soc. 2017 May;14(5):766-77.
18. Rebel A, Marzano V, Green M, Johnston K, Wang J, Neeman T, et al. Mobilisation is feasible in intensive care patients receiving vasoactive therapy: an observational study. Aust Crit Care. 2019 Mar;32(2):139-46.
19. Genc A, Ozyurek S, Koca U, Gunerli A. Respiratory and hemodynamic responses to mobilization of critically ill obese patients. Cardiopulmonary Physical Therapy Journal. 2012;23(1):14-8.
20. Cassina T, Putzu A, Santambrogio L, Villa M, Licker MJ. Hemodynamic challenge to early mobilization after cardiac surgery: a pilot study. Annals of Cardiac Anaesthesia. 2016;19(3):425-32.
21. Munshi L, Kobayashi T, DeBacker J, Doobay R, Telesnicki T, Lo V, et al. Intensive care physiotherapy during extracorporeal membrane oxygenation for acute respiratory distress syndrome. Ann Am Thorac Soc. 2017 Feb;14(2):246-53.
22. Justino CF, Santos DS, Vicentim TK, et al. Análise da tolerância ortostática e da variabilidade da frequência cardíaca em indivíduos portadores de HIV/AIDS. Rev Soc Cardiol Estado de São Paulo. 2010;20(3 Supl A):26-30.
23. Vollman KM. Understanding critically ill patients hemodynamic response to mobilization: using the evidence to make it safe and feasible. Crit Care Nurs Q. 2013;36(1):17-27.
24. Liu K, Ogura T, Takahashi K, Nakamura M, Ohtake H, Fujiduka K, et al. The safety of a novel early mobilization protocol conducted by ICU physicians: a prospective observational study. Journal of Intensive Care. 2018;6:10.

16 Fisioterapia motora en el paciente con trastorno ventilatorio restrictivo

Francisco Tiago Oliveira de Oliveira

INTRODUCCIÓN

Las enfermedades respiratorias restrictivas se definen como un grupo de enfermedades en las que se produce una reducción proporcional de la capacidad vital forzada (FVC) y del volumen espiratorio en un segundo (FEV1). Como resultado, la relación FEV1/FVC permanece normal o aumenta.[1,2]

Muchas enfermedades pulmonares pueden encajar en esta clasificación funcional ventilatoria, pero con diferente fisiopatología, pronóstico y objetivos de tratamiento farmacológico y rehabilitación muy diferentes. Sin embargo, una característica común de las enfermedades restrictivas es la reducción de la distensibilidad pulmonar y/o torácica, con o sin afectación del parénquima pulmonar.[2]

Muchos escenarios clínicos constituyen trastornos de ventilación restrictiva. Podemos destacar las enfermedades pulmonares intersticiales (EPI), el edema agudo de pulmón, la congestión pulmonar, la neumonía viral por coronavirus o H1N1, las enfermedades profesionales, la fibrosis quística, la displasia broncopulmonar, entre otras. Se pueden incluir en este grupo enfermedades que no afectan directamente al parénquima, como las enfermedades neuromusculares (esclerosis lateral amiotrófica, miopatías, distrofias, entre otras), enfermedades reumáticas, como la espondilitis anquilosante, además de los trastornos del movimiento, como la enfermedad de Parkinson.[1]

Aunque el término enfermedad pulmonar intersticial es ampliamente utilizado en la práctica clínica, el término *enfermedad difusa parenquimatosa pulmonar* (EDPM) es más apropiado, ya que, en estas condiciones, además de la afectación intersticial, hay afectación de los capilares pulmonares, alvéolos y vías aéreas terminales. La fibrosis pulmonar idiopática (FPI) es el principal representante de este grupo de enfermedades, y esta condición es la más discutida en este capítulo y en la literatura en general. La Figura 1 describe las clasificaciones de las EDPM.

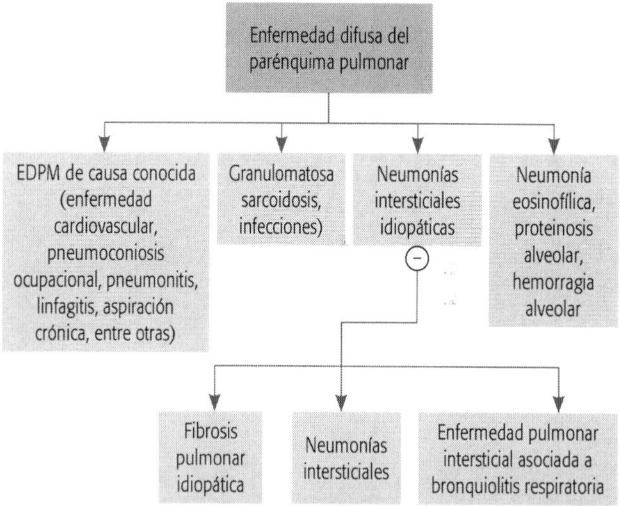

FIGURA 1 Clasificación de enfermedades difusas del parénquima pulmonar (EDPM).

Fuente: adaptada de Ali et al.[2]

FISIOPATOLOGÍA Y ALTERACIONES FUNCIONALES DE LAS ENFERMEDADES DIFUSAS DEL PARÉNQUIMA PULMONAR

Las EDPM son un grupo heterogéneo de enfermedades que promueven la afectación difusa de los pulmones, asociada con un proceso inflamatorio crónico y una respuesta cicatrizal exacerbada, iniciando un ciclo de lesión y reparación tisular que culminará en un deterioro progresivo de la función pulmonar. Los cambios funcionales y sistémicos se resumen en la Tabla 1.[2,3]

TABLA 1 Cambios funcionales y sistémicos en las enfermedades pulmonares intersticiales

Deficiencias en el sistema respiratorio	Deficiencias sistémicas
1. Aumento de la elastancia pulmonar	1. Reducción del consumo máximo de O_2
2. Engrosamiento de la barrera alveolar-capilar	2. Cambios de fibras tipo I a tipo II
3. Hipoxemia	3. Pérdida de masa muscular
4. Reducción de los volúmenes y capacidades pulmonares	4. Reducción de la calidad de vida
5. Aumento del consumo de O_2 por los músculos ventilatorios	5. Reducción de la sobrevida
6. Aumento del espacio muerto debido a la obliteración de los capilares pulmonares	6. Disnea a los esfuerzos
7. Reducción de la ventilación voluntaria máxima	7. Fatiga crónica
8. Capacidad de difusión reducida	8. Aumento de la poscarga cardíaca
	9. Cor pulmonale

La fibrosis pulmonar idiopática es la EDPM más prevalente, caracterizada por una enfermedad fibrótica progresiva que aparece entre la sexta y séptima década de la vida. Desde el diagnóstico, la sobrevivencia mediana es de 2,9 años; sin embargo, debido a la gran diversidad de la historia natural de la enfermedad, no es posible establecer pronósticos precisos de esperanza de vida.[3]

En cuanto al tratamiento farmacológico de la FPI, todavía no hay un tratamiento curativo, y en la última directriz brasileña[4] solo hay dos fármacos (nintedanib y pirfenidona) que muestran evidencia de promover una reducción del deterioro de la función pulmonar en ese grupo de pacientes. Por lo tanto, la rehabilitación pulmonar y la fisioterapia motora son fundamentales para mantener la capacidad física y la calidad de vida de estos pacientes.

EVALUACIÓN DE LA APTITUD FÍSICA EN LAS EDPM

La evaluación de la condición física es fundamental en pacientes con EDPM, ya que la limitación funcional en estos pacientes es un marcador importante de sobrevivencia, riesgo de ingreso hospitalario, además de proporcionar parámetros para prescribir ejercicio terapéutico y evaluar la respuesta tras el período de rehabilitación pulmonar.

La velocidad de la marcha es una prueba funcional fácil y segura para pacientes con FPI y otras EDPM. Una cohorte publicada en 2018 siguió a 130 pacientes diagnosticados con FPI durante aproximadamente un año y demostró que los pacientes con una velocidad de marcha inferior a 0,8 m/s tenían un mayor riesgo de muerte e ingreso hospitalario en un año. Por lo tanto, los autores sugieren que esta prueba se utilice como una forma de estratificar a los pacientes más graves.[5]

La prueba de caminata de seis minutos (T6CM) es una prueba funcional muy importante utilizada en la práctica en pacientes con

FPI y otras EDPM, ya que es sensible para determinar factores pronósticos, parámetros de prescripción de ejercicios aeróbicos, además de evaluar el grado de deterioro o estabilidad del paciente[6]. En el Cuadro 1 se describen los principales hallazgos de la TC6M que son indicadores de peor pronóstico.

CUADRO 1 Marcadores de gravedad obtenidos en la prueba de caminata de seis minutos en pacientes con fibrosis pulmonar idiopática (FPI)

Marcadores de peor pronóstico obtenido en el TC6M
1. Distancia recorrida < 250 m.[7]
2. $SpO_2 \leq 88\%$[8] reduce la sobrevivencia de los pacientes con FPI a la mitad.[8]
3. Reducir 50 m en la distancia recorrida en 6 meses aumenta 3 veces el riesgo de muerte.[6-7]
4. Reducción de la sobrevivencia en pacientes con una ganancia inferior a 30 m en la distancia recorrida en 6 minutos después de la rehabilitación pulmonar.[9]

El *incremental shuttle walk test* también ha demostrado ser interesante en pacientes con EPI y permite evaluar la capacidad máxima del paciente, la respuesta de SpO_2 durante el esfuerzo, además de proporcionar datos para la prescripción de ejercicios de marcha.[6,10]

Además, como método de referencia para evaluar la capacidad funcional máxima y estratificar el pronóstico, el test cardiopulmonar (TCP) proporciona información relevante y confiable en esta población. Sin embargo, al ser un examen que requiere de un laboratorio de evaluación y profesionales especializados, menos pacientes tienen acceso a este tipo de examen.[6]

El impacto sobre el intercambio de gases en pacientes con FPI y otras EDPM se asocia con la destrucción de los capilares pulmonares, así como con el engrosamiento del intersticio y la pared alveolar. El TCP puede evaluar este deterioro directamente, basándose en el equivalente de CO_2 (VE/VCO_2), con valores superiores a 45 como punto de corte para peores resultados. Otra señal de gravedad comúnmente observada es el umbral anaeróbico temprano.[6]

Los pacientes que viven con enfermedades respiratorias crónicas, especialmente enfermedades restrictivas, tienen un mayor riesgo de sarcopenia y debilidad muscular,[6] por lo cual las pruebas para evaluar la fuerza y potencia muscular son esenciales en este grupo.

Según el último grupo de trabajo europeo para el diagnóstico y tratamiento de la sarcopenia,[11] todos los pacientes con enfermedades crónicas que tienen riesgo de desarrollar sarcopenia deben someterse a pruebas de fuerza muscular, como el *handgrip* y el test de sentarse y levantarse cinco veces (TSL 5x). Para el *handgrip*, el punto de corte de sarcopenia es < 16 kg para mujeres y < 27 kg para hombres. En el TSL 5x el punto de corte es inferior a 15 segundos.

REHABILITACIÓN PULMONAR

La rehabilitación pulmonar (RP) es un programa integral y multidisciplinario que utiliza una combinación de intervenciones, asesoramiento y modificación de la conducta para mejorar el autocuidado, reducir los síntomas, optimizar la capacidad funcional y aumentar la participación de personas con enfermedades crónicas en actividades sociales y físicas.[12]

Varios metaanálisis han evaluado los resultados obtenidos con la rehabilitación pulmonar (RP) en pacientes con EPI, observándose un aumento del VO_2pico (1,24 ~ 1,3 mL.kg.min), un aumento de la distancia recorrida en el test de caminata de seis minutos (31 a 48 m), reducción de la sensación de disnea y mejora de la calidad de vida (reducción de 4 a 7 puntos en el cuestionario Saint George).[13-16]

Es importante señalar que, si bien este capítulo está dedicado a intervenciones relacionadas con el ejercicio físico y la fisioterapia motora, la rehabilitación pulmonar contiene estrategias dirigidas a la educación, el abandono del hábito tabáquico, el control nutricional y la reducción del sedentarismo. Los resultados, estrategias e intervenciones de la RP en EPI se resumen en la Figura 2.

PRESCRIPCIÓN DE EJERCICIOS CÍCLICOS AERÓBICOS

El entrenamiento de *resistencia* es la piedra angular de la rehabilitación pulmonar de pacientes con enfermedades respiratorias crónicas como la FPI y otras que componen el grupo de las EDPM.

Los efectos del entrenamiento físico aeróbico (EFA) traen adaptaciones positivas como el aumento del VO_2máx, el aumento de la fuerza muscular y el rendimiento en pruebas de campo. En la función pulmonar, algunos estudios observaron que el entrenamiento

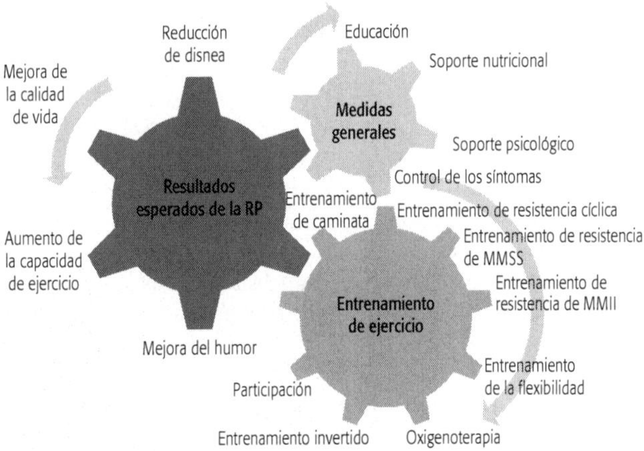

FIGURA 2 Objetivos de la rehabilitación pulmonar en enfermedades difusas del parénquima pulmonar.

MMII: miembros inferiores; MMSS: miembros superiores; RP: rehabilitación pulmonar.

Fuente: adaptada de Nakazawa et al.[6]

aeróbico fue capaz de reducir la disminución de la función pulmonar, aumentar la capacidad vital forzada y la ventilación máxima durante el ejercicio.[6,17]

A pesar de los numerosos beneficios científicamente comprobados, en la práctica clínica no es sencillo prescribir el entrenamiento físico aeróbico debido a la baja motivación, la disnea de mínimos esfuerzos, la reducción de la saturación inducida por el esfuerzo y el escaso acceso de los pacientes a profesionales especializados en el área.

Por lo tanto, es necesario realizar ajustes al prescribir EFA a estos pacientes. Varios estudios y el autor de este capítulo sugieren dividir el ejercicio en series de 2 a 8 minutos de ejercicios, intercalados con 1 a 3 minutos de descanso pasivo. El número de series debe incluir al menos 15 a 30 minutos de ejercicio aeróbico y aumentar según la tolerancia.

Un ensayo clínico publicado en 2014[17] dividió el programa de ejercicio aeróbico en dos fases de seis semanas cada una. En la primera fase, los pacientes realizaron 30 minutos de ejercicio aeróbico intercalados en series de 5 minutos. Cada semana se fue incrementando 1 minuto en cada serie, hasta llegar a dos series de 15 minutos. La intensidad del ejercicio en esta fase fue del 50 al 60% de la potencia máxima obtenida en el TCP o del 70 al 80% de la velocidad promedio en el TC6M.

En la segunda fase, de 6 semanas de duración, se realizaron 20 minutos de ejercicio aeróbico (caminata o cicloergómetro) y se añadió entrenamiento escalonado. Tras doce semanas de este protocolo, los autores observaron un aumento del VO_2pico, la ventilación máxima voluntaria, la capacidad vital forzada, un aumento de la potencia máxima en el test cardiopulmonar, un aumento de la distancia en el TC6M, una reducción de la disnea y una mejora de la calidad de vida.[17] En esta fase la intensidad se incrementó del 60 al 70% de la potencia máxima y del 80 al 90% de la velocidad promedio del TC6M.

TABLA 2 Parámetros para prescribir ejercicio aeróbico cíclico en pacientes con EDPM

Prescripción de ejercicios aeróbicos en las EDPM	
Frecuencia	2 a 5 veces por semana
Intensidad	▪ 80% de la velocidad promedia del TC6M ▪ 40 a 60% de VO_2máx ▪ Del 40 al 60% de Wpico en el test máximo progresivo en cicloergómetro ▪ 60 a 80% de la $FC_{máx}$ ▪ 3 a 5 en la escala de Borg
Tiempo	15 a 30 minutos Se recomienda dividir este tiempo en bloques de 2 a 8 minutos de ejercicio con un descanso de 1 a 3 minutos, según la tolerancia del paciente
Tipo	Caminar, paso a paso, cinta de correr, máquinas de remo, cicloergómetro, elíptica
Progresión	Progreso en el tiempo de la serie y posteriormente en la intensidad del ejercicio

EDPM: enfermedades difusas del parénquima pulmonar; $FC_{máx}$: frecuencia cardíaca máxima; VO_2máx: volume de oxigênio máximo; Wpico: prueba de esfuerzo.

Un factor que se debe tener en cuenta durante el entrenamiento es la suplementación de O_2 a lo largo del ejercicio. A pesar de la falta de estudios rigurosos que demuestren los beneficios de la suplementación durante el ejercicio terapéutico, se recomienda su uso para reducir el riesgo de eventos adversos, aumentar la tolerancia y reducir la disnea. El flujo utilizado durante la terapia es muy variado y debe ser suficiente para mantener una $SpO_2 \geq 88\%$.[3]

PRESCRIPCIÓN DE EJERCICIOS RESISTIDOS NEUROMUSCULARES

Ya se han descrito las repercusiones sobre el sistema muscular de las EDPM, y se ha observado que los pacientes con FPI tienen una fuerza del cuádriceps en torno al 65% del valor previsto. La debilidad de este músculo se asocia con una limitación del ejercicio y función pulmonar reducida.[18]

Como se describió anteriormente en este capítulo, además de la reducción de la fuerza muscular, estudios reportan que este grupo de pacientes presenta trastornos bioenergéticos, resistencia muscular reducida y atrofia más pronunciada en fibras del tipo I.[16,19]

Un factor de riesgo relevante de miopatía en enfermedades respiratorias crónicas es el uso prolongado e indiscriminado de corticosteroides. Según la última actualización brasileña para el tratamiento farmacológico de la FPI, no hay beneficio del uso de corticosteroides en este grupo de pacientes[4]. Sin embargo, en la práctica clínica, los corticosteroides se utilizan ampliamente durante un período prolongado.

Un estudio ruso evaluó a 36 pacientes con enfermedades respiratorias crónicas y observó que el uso de corticosteroides durante más de un año provocaba un peor rendimiento físico y señales de miopatía periférica. Según un hallazgo relevante de este estudio, el uso de medicamentos inhalados no redujo el riesgo de disfunciones musculares encontradas en los pacientes.[20]

El autor de este capítulo desconoce estudios que hayan comparado el efecto de un programa de fortalecimiento muscular aislado; sin embargo, la mayoría de los estudios que probaron el efecto de la rehabilitación pulmonar en la FPI y otras EDPM utilizaron protocolos de ejercicio combinados con entrenamiento de resistencia y ejercicios neuromusculares.[17,21-24]

En cuanto a la intensidad del ejercicio neuromuscular, la American College of Sports Medicine (ACSM)[24] recomienda que, para personas mayores que buscan aumentar la fuerza muscular, el entrenamiento con una carga entre el 60 y el 80% de una repetición máxima (1RM) es adecuado para principiantes e intermedios. Sin embargo, los pacientes con enfermedad avanzada y deterioro muscular severo pueden beneficiarse de ejercicios de contrarresistencia con cargas entre el 40 y el 60% de 1RM. En la Tabla 3 se presentan otras pautas sobre la prescripción de ejercicios neuromusculares.

TABLA 3 Parámetros para prescribir ejercicio aeróbico cíclico a pacientes con EDPM

Prescripción de ejercicios neuromusculares a portadores de EDPM	
Frecuencia	2 a 3 veces por semana
Intensidad	50 a 80% de 1RM 4 a 6 en la escala OMNI-RES 11 a 13 en la escala de Borg
Número de series	6 a 10 series por sesión y 2 a 3 por movimiento
Número de repeticiones	8 a 12 repeticiones
Intervalo entre las series	1 a 3 minutos o de acuerdo con el tiempo de retorno de la SpO_2 a los valores aceptables (> 88%)
Tipo	Pesos libres, elásticos, resortes y peso corporal

1RM: una repetición máxima; EDPM: enfermedades difusas del parénquima pulmonar; Escala OMNI-RES: intensidad del entrenamiento de la fuerza; SpO_2: saturación de oxígenio.

SUPLEMENTACIÓN DE O_2

La hipoxemia es una afección muy común en la EDPM, especialmente en la FPI, y muchos pacientes necesitarán suplementos de O_2 durante el curso de la enfermedad. Aunque no hay estudios controlados y aleatorizados que demuestren claramente el papel de la oxigenoterapia, la última actualización brasileña sobre FPI recomienda el uso de O_2 en las siguientes situaciones:[3]

- $PaO_2 \leq 55$ mmHg y/o $SpO_2 \leq 88\%$ en reposo.
- $PaO_2 = 56$ a 59 mmHg y/o $SpO_2 = 89\%$, en reposo, evidencia de hipertensión pulmonar y/o hematocrito > 55%.
- $SpO_2 \leq 88\%$ durante el esfuerzo o durante el sueño.

La mayoría de los ensayos clínicos utilizados para preparar este capítulo sugieren la suplementación con O_2 para mantener una SpO_2 $\geq 88\%$ durante los ejercicios terapéuticos.

CONCLUSIÓN

Las enfermedades difusas del parénquima pulmonar tienen como principal representante la fibrosis pulmonar idiopática. Este grupo de enfermedades tiene un carácter evolutivo, sin tratamiento curativo hasta la fecha, favoreciendo la pérdida progresiva de la función física y respiratoria. La rehabilitación pulmonar mediante fisioterapia motora promueve la reducción de los síntomas, el aumento de la capacidad funcional y la calidad de vida. Por lo tanto, la intervención física es fundamental en el manejo de estos pacientes.

REFERENCIAS BIBLIOGRÁFICAS

1. Meyer KC. Diagnosis and management of interstitial lung disease. Meyer Translational Respiratory Medicine. 2014;2:4. Disponible en: http://www.transrespmed.com/content/2/1/4.
2. Ali J, Summer W, Levitzky M. Fisiopatologia pulmonar: uma abordagem clínica. 3.ed. Barueri: Manole; 2011.
3. Baddini-Martinez J, Baldi BG, Costa CH, Jezler S, Lima MS, Rufino R. Atualização no diagnóstico e tratamento da fibrose pulmonar idiopática. J Bras Pneumol. 2015;41(5):454-66.
4. Baddini-Martinez J, Ferreira J, Tanni S, Alves LR, Cabral Jr BF, Carvalho CRR, et al. Diretrizes brasileiras para o tratamento farmacológico da fibrose pulmonar idiopática. Documento oficial da Sociedade Brasileira de Pneumologia e Tisiologia baseado na metodologia GRADE. J Bras Pneumol. 2020;46(2):e20190423.
5. Nolan CM, Maddocks M, Maher TM, Banya W, Patel S, Barker RE, et al. Gait speed and prognosis in patients with idiopathic pulmonary fibrosis: a prospective cohort study. Eur Respir J. 2018.
6. Nakazawa A, Cox NS, Holland AE. Current best practice in rehabilitation in interstitial lung disease. Ther Adv Respir Dis. 2017;11(2):115-28.

7. du Bois RM, Albera C, Bradford WZ, Costabel U, Leff JA, Noble PW, et al. 6-minute walk distance is an independent predictor of mortality in patients with idiopathic pulmonary fibrosis. Eur Respir J. 2014 May;43(5):1421-9.
8. Flaherty KR, Andrei AC, Murray S, Fraley C, Colby TV, Travis WD, et al. Idiopathic pulmonary fibrosis: prognostic value of changes in physiology and six-minute-walk test. Am J Respir Crit Care Med. 2006 Oct 1;174(7):803-9.
9. Guler SA, Hur SA, Stickland MK, Brun P, Bovet L, Holland AE, et al. Change in 6-Minute Walk Distance During in- and Outpatient Pulmonary Rehabilitation Is Associated with Improved Survival in Patients with Fibrotic Interstitial Lung Disease. Am J Respir Crit Care Med. 2020;201:A2502.
10. Johnson-Warrington V, Sewell L, Morgan M, Sing S. Do we need a practice incremental shuttle walk test for patients with interstitial lung disease referred for pulmonary rehabilitation? Respirology. 2015;20:434-8.
11. Cruz-Jentoft AJ. Sarcopenia: revised European consensus on definition and diagnosis. Age and Ageing. 2019;48:16-31.
12. Swigris JJ, Fairclough DL, Morrison M, Make B, Kozora E, Brown KK, et al. Benefits of pulmonary rehabilitation in idiopathic pulmonary fibrosis. Respiratory Care. 2011 Jun;56(6).
13. Yu X, Li X, Wang L, Liu R, Xie Y, Li S, et al. Pulmonary rehabilitation for exercise tolerance and quality of life in IPF patients: a systematic review and meta-analysis. BioMed Research International. 2019. Disponível em: https://doi.org/10.1155/2019/8498603.
14. Gomes-Neto M, Silva CM, Ezequiel D, Conceição DS, Saquetto M, Machado AS. Impact of pulmonary rehabilitation on exercise tolerance and quality of life in patients with idiopathic pulmonary fibrosis: a systematic review and meta-analysis. Journal of Cardiopulmonary Rehabilitation and Prevention. 2018;38:273-8.
15. Reina-Gutierrez S, Torres-Costoso A, Martínez-Vizcaíno V, Arenas-Arroyo SN, Fernández-Rodríguez R, Pozuelo-Carrascosa DP. Effectiveness of pulmonary rehabilitation in interstitial lung disease including coronavirus diseases: a systematic review and meta-analysis. Archives of Physical Medicine and Rehabilitation. 2021. Disponible en: https://doi.org/10.1016/j.apmr.2021.03.035.
16. Dowman L, Hill CJ, Holland AE. Pulmonary rehabilitation for interstitial lung disease. Cochrane Database of Systematic Reviews. 2014;(Issue 10). Art. No.: CD006322.
17. Vainshelboim B, Oliveira J, Yehoshua L, Weiss I, Fox BD, Fruchter O, Kramer MR. Exercise training-based pulmonary rehabilitation program is clinically beneficial for idiopathic pulmonary fibrosis. Respiration. 2014;88:378-88.

18. Nishiyama O, Taniguchi H, Kondoh Y, Kimura T, Ogawa T, Watanabe F, et al. Quadriceps weakness is related to exercise capacity in idiopathic pulmonary fibrosis. Chest. 2005;127:2028-33.
19. Mendes P, Wickerson L, Helm D, Janaudis-Ferreira T, Brooks D, Singer LG, et al. Skeletal muscle atrophy in advanced interstitial lung disease. Respirology. 2015;20:953-9. doi:10.1111/resp.12571.
20. Levin OS, Polunina AG, Demyanova MA, Isaev FV. Steroid myopathy in patients with chronic respiratory diseases. Journal of the Neurological Sciences. 2014;338(1-2):96-101.
21. Holland AE, Hill CJ, Conron M, Munro P, McDonald CF. Short term improvement in exercise capacity and symptoms following exercise training in interstitial lung disease. Thorax. 2008 Jun;63(6):549-54.
22. Nishiyama O, Kondoh Y, Kimura T, Kato K, Kataoka K, Ogawa T, et al. Effects of pulmonary rehabilitation in patients with idiopathic pulmonary fibrosis. Respirology. 2008 May;13(3):394-9.
23. Jackson RM, Gomez-Marin OW, Ramos CF, Sol CM, Cohen MI, Gaunaurd IA, et al. Exercise limitation in IPF patients: a randomized trial of pulmonary rehabilitation. Lung. 2014.
24. ACSM. ACSM's guidelines for exercise testing and prescription. Lippincott Wiliams & Wilkins; 2014.

17 Movilización como asistente en el proceso de ventilación mecánica

Flávio Maciel Dias de Andrade
Daniel Lago Borges
Marcelo Farani López

DEBILIDAD ADQUIRIDA EN LA UCI *VERSUS* DEBILIDAD DIAFRAGMÁTICA

La debilidad muscular se define como el deterioro de la capacidad del músculo de generar fuerza, que puede afectar las extremidades y los músculos ventilatorios y es extremadamente común en pacientes críticamente enfermos. Los principales mecanismos de lesión muscular incluyen polineuromiopatía de enfermedades críticas, sepsis, exposición a fármacos, trastornos metabólicos, carga muscular excesiva y reposo.[1]

La debilidad de los músculos ventilatorios prolonga la dependencia del ventilador, lo que predispone a complicaciones que incluyen debilidad de los músculos de las extremidades y muerte.[1] Los mecanismos del miotrauma diafragmático en cuidados intensivos son:

- Atrofia por desuso.
- Miotrauma excéntrico.
- Miotrauma concéntrico.
- Atrofia longitudinal.

Se estima que alrededor del 80% de los pacientes críticos desarrollan debilidad de los músculos ventilatorios en algún momento de su estancia en la unidad de cuidados intensivos (UCI). En pacientes capaces de desconectarse de la ventilación mecánica (VM), la prevalencia de debilidad diafragmática varía entre un 63 y un 80% y está fuertemente asociada con la duración de la VM, el riesgo de un destete difícil o prolongado de la VM, la reintubación, la necesidad de traqueostomía y el aumento de la estancia en la UCI. La presencia de debilidad de los músculos ventilatorios al alta de la UCI apunta a un mayor riesgo de muerte y reingreso a la UCI u hospital.[2-5]

En el 25 al 55% de los pacientes ventilados mecánicamente se produce debilidad muscular grave de las extremidades. La prevalencia y gravedad de esta debilidad aumentan significativamente con el tiempo en VM. La mayoría de los pacientes sometidos a VM prolongada (> 7 días) presentan debilidad muscular marcada en las extremidades, y los estudios electrofisiológicos han demostrado anomalías neuromusculares difusas en más del 50% de los pacientes críticos después de 5 a 7 días de ventilación mecánica.[6-11]

Los estudios indican que el desarrollo de debilidad de los músculos de las extremidades se asocia con una VM prolongada, mayores costos hospitalarios y riesgo de muerte después del alta hospitalaria. La debilidad de los músculos de las extremidades persiste durante meses después del alta de cuidados intensivos y resulta en un peor estado funcional y calidad de vida a largo plazo.[6-11]

El diagnóstico tardío de debilidad muscular adquirida en la UCI genera incertidumbre sobre la relación de causa y efecto entre la debilidad de los músculos de las extremidades y la VM prolongada. ¿La debilidad de los músculos de las extremidades provoca una VM prolongada o lo contrario? El estudio de Dres et al. demostró que la presencia de debilidad de los músculos de las extremidades en la primera prueba de respiración espontánea no se asoció con una VM prolongada, a diferencia de la debilidad de los músculos ventilatorios.[12] Este hallazgo sugiere que la debilidad de los músculos ventilatorios conduce a una VM prolongada, lo que a su vez aumenta el riesgo de desarrollo de debilidad persistente de los músculos de las extremidades y disfunción a largo plazo.

Por lo tanto, prevenir la debilidad de los músculos ventilatorios y acelerar el destete de la VM puede, de hecho, prevenir la debilidad de los músculos de las extremidades y la morbilidad asociada.

BENEFICIOS DE LA MOVILIZACIÓN EN EL PACIENTE SOMETIDO A VENTILACIÓN MECÁNICA

La suspensión de la VM implica diferentes pasos, que van desde la resolución de la enfermedad hasta la optimización de la nutrición y el equilibrio hidroelectrolítico y el control de infecciones, con el fin de evitar complicaciones como la lesión pulmonar inducida por el ventilador y la sedación excesiva. También es parte de estos pasos prevenir la disfunción diafragmática inducida por el ventilador y la debilidad adquirida en la unidad de cuidados intensivos (DAUCI),[13] que se asocia con una mayor duración de la VM y de la estancia en la UCI y en el hospital.[14,15]

Uno de los principales enfoques utilizados para la recuperación de los músculos periféricos y respiratorios en pacientes críticos es la movilización, preferentemente realizada de manera temprana.[14] Los beneficios ya demostrados incluyen:

- Reducción de la atrofia muscular.[16]
- Aumento de la fuerza muscular periférica.[17]
- Aumento de los días libres de VM.[18]
- Reducción de ocurrencia de *delirium*.[18]
- Reducción del tiempo de internamiento.[19,20]
- Menor frecuencia de readmisiones.[21]
- Reducción de la mortalidad.[19]

Los protocolos aplicados en estos estudios se basan en una movilización realizada de forma progresiva, desde actividades pasivas hasta la deambulación independiente, dependiendo del estado clínico y la capacidad funcional del paciente. La movilización se consideró segura y viable, y se asoció con varios beneficios importantes para la recuperación funcional de pacientes críticos.

Sistematizar las actuaciones combinadas en la UCI con el objetivo de conseguir la máxima actividad posible del paciente en cuidados intensivos facilita la planificación terapéutica diaria. El *Bundle* ABCDE, un paquete de acciones, es una estrategia incorporada al despertar diario y estimulación del "despertar" diafragmático, seguimiento/manejo del delirio (*delirium*) y ejercicio/movilidad temprana. Fue propuesto por Vasilevskis et al. en 2010, con el objetivo de mejorar el pronóstico de los pacientes ventilados mecánicamente en la UCI, previniendo el delirio y la DAUCI. La aplicación de todas las etapas, de la A a la E, favorece la movilización temprana en los niveles de actividad voluntaria. La implementación del *Bundle* ABCDE reduce el tiempo dedicado al destete ventilatorio, reduce la incidencia de delirio y aumenta la tasa de práctica de movilización ambulatoria.[22]

Varios estudios recientes sugieren que la movilización temprana de pacientes con ventilación mecánica en la UCI es segura y eficaz. Sin embargo, en estos estudios, pocos pacientes alcanzaron niveles altos de movilización activa y el estándar de atención en todos los estudios ha sido inconsistente, lo que requiere nueva evidencia sobre niveles más intensos de movilidad y nivel de seguridad.[23]

Las diferencias en las intervenciones impuestas en algunos estudios científicos interfirieron en los resultados (tiempo en VM, duración de la estancia en la UCI y en el hospital y estado funcional) y pueden explicar efectos insignificantes de la movilización temprana. En muchos de estos estudios, la movilización temprana tardó mucho en iniciarse. En uno de ellos las intervenciones comenzaron después de ocho días de VM y no se especifica la intensidad de la movilización.[24-26]

Algunos eventos adversos están descritos en la literatura y tienen una incidencia entre 0,16 y 16%, siendo el más frecuentemente descrito:[26]

- Reducción de la $SpO_2 < 90\%$.
- Caídas.
- Alteración de la presión arterial sistólica (PAS): < 90 o > 180 mmHg.
- Aumento > 20% en la presión arterial diastólica.
- Asincronía paciente-ventilador.
- Aumento > 20% en la frecuencia cardíaca.
- Extubación accidental o no planeada.
- Síncope.
- Hipotensión ortostática.
- Pérdida de catéter venoso y arterial, sonda vesical y nasogástrica.

MOVILIZACIÓN Y DESTETE DE LA VENTILACIÓN MECÁNICA

Como se vio anteriormente, la movilización de pacientes ventilados mecánicamente puede influir en el proceso de liberación del soporte ventilatorio.

Las actividades de movilización progresiva, realizadas por el equipo multidisciplinario bajo la coordinación de fisioterapia y con la ayuda de la familia, iniciadas dentro de las 72 horas posteriores a la instalación de la VM, lograron reducir la duración del soporte ventilatorio en un 34,6% (promedio de 2,6 días), con la consiguiente reducción de la estancia en UCI (32,3%) y hospitalaria (44,5%).[20] El protocolo utilizado consistió en actividades pasivas en la cama (nivel 1) hasta el traslado activo al sillón (nivel 4), en sesiones realizadas dos veces al día, cinco veces por semana, con una duración de treinta minutos.

Alrededor del 25% de los pacientes en VM prolongada, es decir, que requieren soporte ventilatorio por más de seis horas diarias durante 21 días consecutivos, padecen debilidad muscular[27]. Sin embargo, aquellos que alcanzan un mayor nivel funcional durante el proceso de rehabilitación (transferencia activa al sillón y caminar) tienen 2,7 veces más probabilidades de tener éxito en el destete.[28]

La movilización progresiva realizada por fisioterapeutas y terapeutas ocupacionales en pacientes en VM durante al menos 72 horas, sometidos a un protocolo diario de interrupción de la sedación, demostró ser una estrategia segura y bien tolerada, resultando en mejores resultados funcionales al alta hospitalaria, menor duración del *delirium*, además de un menor tiempo de VM (44,2%) en comparación con el tratamiento estándar realizado solo después de la solicitud del equipo.[28]

Un protocolo de movilización guiado por objetivos funcionales basado en la escala *ICU Mobility Scale* (IMS), que incluía actividades como caminar, ponerse en pie, sentarse y darse vuelta en la cama, logró reducir la duración de la VM en un 22,8% (media de 1,6 día) y aumentar el número de extubaciones dentro de los primeros cinco días de iniciadas las actividades (48% versus 24%), en comparación con el protocolo comúnmente utilizado, que incluía básicamente movilizaciones pasivas de 5 a 10 minutos en pacientes en VM.[29]

En una revisión sistemática con un metaanálisis reciente, los autores concluyeron, basándose en cuatro ensayos clínicos aleatorios con bajo riesgo de sesgo, que la movilización temprana en pacientes adultos con ventilación mecánica en UCI probablemente reduce la duración de la VM y la estancia en la UCI.[30]

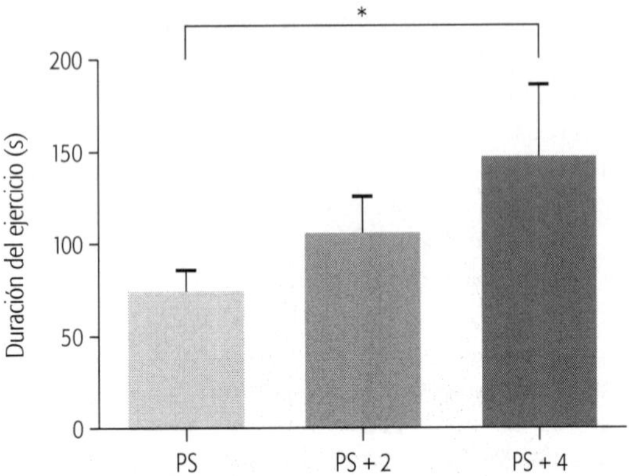

FIGURA 1 Efectos de distintos niveles de presión de soporte (PS) sobre la duración del ejercicio en pacientes con ventilación mecánica prolongada (*$p < 0,05$), comparación entre los niveles basales de PS y PS+ 4. Los pacientes hacen ejercicio con ventilación con nivel de presión de soporte (PSV) en su nivel basal de PS (PD); pacientes con ejercicio PS+ 2 con un nivel de PS 2 cmH_2O superior a su nivel inicial de PS; los pacientes con PS+ 4 hacen ejercicio a un nivel de PS de 4 cmH_2O por encima del nivel inicial de PS.

Fuente: adaptada de Chen et al., 2015.[31]

COMO EL VENTILADOR MECÁNICO PUEDE OPTIMIZAR EL DESEMPEÑO DURANTE EL PROTOCOLO DE MOVILIZACIÓN

Movilizar a un paciente en VM exige gasto energético, mayor consumo de oxígeno, aumento de la frecuencia cardíaca, aumento de la presión arterial y aumento del volumen minuto, por lo que requiere monitorización continua, en ocasiones aumentando la fracción de oxígeno inspirado (FiO_2), ajuste de los parámetros de analgesia y ventilación.

Chen et al. realizaron un estudio con quince pacientes en VM prolongada y describieron la necesidad de aumentar la presión de soporte (PS) en 4 cmH_2O para que los pacientes caminaran, obteniendo un aumento en el tiempo de ejercicio. Todos los pacientes participaron en la actividad con PS basal, PS con un aumento de 2 cmH_2O y con un aumento de PS de 4 cmH_2O.[31]

Además de ajustar los parámetros de ventilación, otro estudio probó qué modo de ventilación sincroniza mejor la ventilación durante la actividad de movilización temprana. Se probaron los modos de presión de soporte (PSV), el modo de ventilación espontánea denominado *proportional assist ventilation* (PAV+), presente en el ventilador Puritan-Bennett 840 (Covidien, Mansfield, MA, EE. UU.), y el modo denominado *neurally adjusted ventilatory assist* (NAVA), disponible en el ventilador Servo-i (Maquet, Solna, Suecia) durante el uso del cicloergómetro en pacientes críticos.[32]

En este pequeño grupo de pacientes críticamente enfermos, la ventilación PSV se asoció con un aumento significativo en el consumo de oxígeno, mientras que los modos proporcionales (PAV+ y NAVA) no produjeron un cambio en el consumo de oxígeno entre el descanso y el ejercicio, lo que sugiere una menor eficiencia laboral durante el modo PSV. Los resultados de este estudio preliminar sugieren que, en pacientes con ventilación mecánica, los modos proporcionales PAV+ y NAVA podrían aumentar el efecto del entrenamiento y facilitar la rehabilitación, en comparación con el modo PSV.[32]

Recientemente se realizó una revisión con el objetivo de mapear los ajustes ventilatorios y el seguimiento realizados en pacientes en VM sometidos a movilización temprana. Se incluyeron 35 estudios en el análisis y había poca información disponible sobre los ajustes de la ventilación y la monitorización de las variables metabólicas y respiratorias durante la movilización de pacientes con ventilación mecánica.[33]

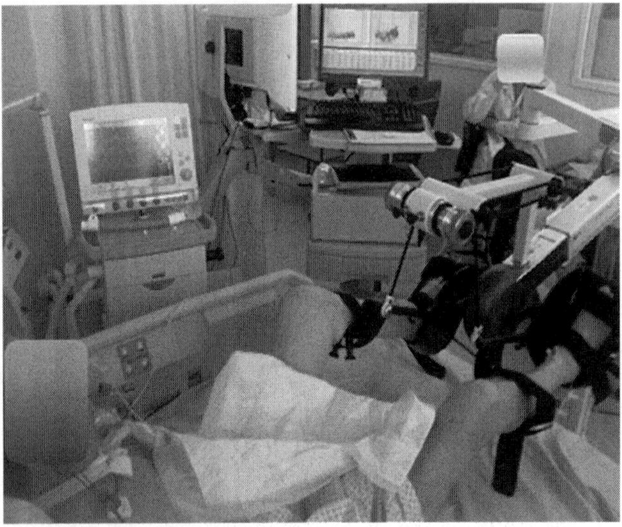

FIGURA 2 Paciente ventilado con NAVA durante el ejercicio con cicloergómetro (MOTOmed Letto 2, RECK-Technik GmbH and Co. Betzenweiler, Alemania). El consumo de oxígeno se mide mediante calorimetría.
Fuente: Akoumianaki et al., 2017.[32]

Entre los ajustes ventilatorios más reportados en estos estudios se encuentran:

- Aumento de FiO_2 (aumento > 20% antes o después de iniciar la actividad, o titulado a SpO_2 = 88 a 95%).
- Ajuste de PS en modo PSV y volumen corriente administrado en modo de ventilación controlada por volumen (VCV).
- Cambio en PEEP (presión positiva al final de la espiración).
- Ajuste de la sensibilidad inspiratoria (*trigger*).

- Porcentaje de flujo cíclico en PSV alrededor del 25% (40% en pacientes con enfermedad pulmonar obstructiva crónica).
- Ajuste del flujo de sangre y gas de barrido ECMO (oxigenación por membrana extracorpórea).

REFERENCIAS BIBLIOGRÁFICAS

1. Schreiber A, Bertoni M, Goligher EC. Avoiding respiratory and peripheral muscle injury during mechanical ventilation: diaphragm-protective ventilation and early mobilization. Crit Care Clin. 2018;34:357-81.
2. Fan E, Cheek F, Chlan L, Gosselink R, Hart N, Herridge MS, et al. An official American Thoracic Society Clinical Practice Guideline: the diagnosis of intensive care unit-acquired weakness in adults. Am J Respir Crit Care Med. 2014;190(12):1437-46.
3. Stevens RD, Marshall SA, Cornblath DR, Hoke A, Needham DM, de Jonghe B, et al. A framework for diagnosing and classifying intensive care unit-acquired weakness. Crit Care Med. 2009;37(Suppl 10):299-308.
4. Demoule A, Molinari N, Jung B, Prodanovic H, Chanques G, Matecki S, et al. Patterns of diaphragm function in critically ill patients receiving prolonged mechanical ventilation: a prospective longitudinal study. Ann Intensive Care. 2016;6(1):75.
5. Demoule A, Jung B, Prodanovic H, Molinari N, Chanques G, Coirault C, et al. Diaphragm dysfunction on admission to the intensive care unit: prevalence, risk factors, and prognostic impact – a prospective study. Am J Respir Crit Care Med. 2013;188(2):213-9.
6. De Jonghe B, Bastuji-Garin S, Durand M-C, Malissin I, Rodrigues P, Cerf C, et al. Respiratory weakness is associated with limb weakness and delayed weaning in critical illness. Crit Care Med. 2007;35(9):2007-15.
7. De Jonghe B, Sharshar T, Lefaucheur J, Authier F-J, Durand-Zaleski I, Boussarsar M, et al. Paresis acquired in the intensive care unit. JAMA. 2002;288(22):2859-67.
8. Hermans G, Van Mechelen H, Clerckx B, Vanhullebusch T, Mesotten D, Wilmer A, et al. Acute outcomes and 1-year mortality of intensive care unit-acquired weakness: a cohort study and propensity- matched analysis. Am J Respir Crit Care Med. 2014;190(4):410-20.

9. Leijten F, Harinck-de Weerd JE, Poortvliet DC, de Weerd AW. The role of polyneuropathy in motor convalescence after prolonged mechanical ventilation. JAMA. 1995;274(15):1221-5.
10. Garnacho-Montero J, Madrazo-Osuna J, García-Garmendia J, Ortiz-Leiba C, Jiménez-Jiménez FJ, Barrero-Almodóvar A, et al. Critical illness polyneuropathy: risk factors and clinical consequences - a cohort study in septic patients. Intensive Care Med. 2001;27(8):1288-96.
11. Puthucheary ZA, Rawal J, Mcphail M, et al. Acute skeletal muscle wasting in critical illness. JAMA. 2013;310(15):1591-600.
12. Dres M, Dube BP, Mayaux J, Delemazure J, Reuter D, Brochard L, et al. Coexistence and impact of limb muscle and diaphragm weakness at time of liberation from mechanical ventilation in medical intensive care unit patients. Am J Respir Crit Care Med. 2017;195(1):57-66.
13. MacIntyre NR. Early mobilization of patients on mechanical ventilation: worth the effort and expense? Respir Care. 2019;64(1):112-3.
14. Truong AD, Fan E, Brower RG, Needham DM. Bench-to-bedside review: mobilizing patients in the intensive care unit: from pathophysiology to clinical trials. Crit Care. 2009;13(4):216.
15. Dres M, Dubé PB, Mayaux J, Delemazure J, Reuter D, Brochard L, et al. Coexistence and impact of limb muscle and diaphragm weakness at time of liberation from mechanical ventilation in medical intensive care unit patients. Am J Respir Crit Care Med. 2017;195(1):57-66.
16. Griffiths RD, Palmer TE, Helliwell T, MacLennan P, MacMillan RR. Effect of passive stretching on the wasting of muscle in the critically ill. Nutrition. 1995;11(5):428-32.
17. Team Study Investigators, Hodgson C, Bellomo R, Berney S, Bayley M, Buhr H, Denehy L, et al. Early mobilization and recovery in mechanically ventilated patients in the ICU: a bi-national, multi-centre, prospective cohort study. Crit Care. 2015;19:81.
18. Schweickert WD, Pohlman MC, Pohlman AS, Nigos C, Pawlik AJ, Esbrook CL, et al. Early physical and occupational therapy in mechanically ventilated, critically ill patients: a randomised controlled trial. Lancet. 2009;373(9678):1874-82.
19. Morris PE, Goad A, Thompson C, Taylor K, Harry H, Passmore L, et al. Early intensive care unit mobility therapy in the treatment of acute respiratory failure. Crit Care Med. 2008;36(8):2238-43.
20. Lai CC, Chou W, Chan KS, Cheng K-C, Yuan K-S, Chao C-M. Early mobilization reduces duration of mechanical ventilation and intensive care unit stay

in patients with acute respiratory failure. Archives of Physical Medicine and Rehabilitation. 2017;98:931-9.

21. Morris PE, Griffin L, Berry M, Thompson C, Hite RD, Winkelman C, et al. Receiving early mobility during an intensive care unit admission is a predictor of improved outcomes in acute respiratory failure. The American Journal of the Medical Sciences. 2011;341(5):373-7.
22. Vasilevskis EE, Ely EW, Speroff T, Pun BT, Boehm L, Dittus RS, et al. Reducing iatrogenic risks: ICU-acquired delirium and weakness-crossing the quality chasm. Chest. 2010;138:1224-33.
23. Taito S, Shime N, Ota K, Yasuda H. Early mobilization of mechanically ventilated patients in the intensive care unit. J Intensive Care. 2016;4(50).
24. Moss M, Nordon-Craft A, Malone D, Van Pelt D, Frankel SK, Warner ML, et al. A randomized trial of an intensive physical therapy program for acute respiratory failure patients. Am J Respir Crit Care Med. 2016;193:1101-10.
25. Berney S, Haines K, Skinner EH, Denehy L. Safety and feasibility of an exercise prescription approach to rehabilitation across the continuum of care for survivors of critical illness. Phys Ther. 2012;92:1524-35.
26. Taito S, Ota K, Shime N. Is an earlier and more intensive physical therapy program better? Am J Respir Crit Care Med. 2016;194(8):1032.
27. Fan E, Cheek F, Chlan L, Gosselink R, Hart N, Herridge MS, et al. An official American Thoracic Society Clinical Practice guideline: the diagnosis of intensive care unit acquired weakness in adults. Am J Respir Crit Care Med. 2014;190(12):1437-46.
28. Schreiber AF, Ceriana P, Ambrosino N, Malovini A, Nava S. Physiotherapy and weaning from prolonged mechanical ventilation. Respir Care. 2019;64(1):17-25.
29. Hodgson CL, Bailey M, Bellomo R, Berney S, Buhr H, Denehy L, et al. A binational multicenter pilot feasibility randomized controlled trial of early goal-directed mobilization in the ICU. Crit Care Med. 2016;44(6):1145-52.
30. Klem HE, Tveiten TS, Beitland S, Malerød S, Kristoffersen DT, Dalsnes T, et al. Early activity in mechanically ventilated patients: a meta-analysis. Tidsskr Nor Laegeforen. 2021;141(8).
31. Chen YH, Lin HL, Hsiao HF, Huang C-T, Kao K-C, Li L-F, et al. Effects of an additional pressure support level on exercise duration in patients on prolonged mechanical ventilation. J Formos Med Assoc. 2015 Dec;114(12):1204-10.
32. Akoumianaki E, Dousse N, Lyazidi A, Lefebvre J-C, Graf S, Cordioli RL, et al. Can proportional ventilation modes facilitate exercise in critically ill patients? A physiological cross-over study: pressure support versus proportional ven-

tilation during lower limb exercise in ventilated critically ill patients. Ann Intensive Care. 2017;7(1):64.

33. González-Seguel F, Camus-Molina A, Jasmén A, Molina J, Pérez-Araos R, Graf J. Respiratory support adjustments and monitoring of mechanically ventilated patients performing early mobilization: a scoping review. Crit Care Explor. 2021;3(4):e0407.

Movilización de pacientes con enfermedad neuromuscular en la UCI

18

Vinicius Zacarias Maldaner

Las enfermedades neuromusculares tienen una característica progresiva y degenerativa de las neuronas motoras superiores (corticales) e inferiores a nivel espinal o bulbar, provocando parálisis y atrofia muscular severa, lo cual provoca insuficiencia respiratoria.

La esclerosis lateral amiotrófica (ELA) presenta una tasa de sobrevivencia promedia de entre 2 y 4 años desde el inicio de los síntomas. La enfermedad suele aparecer entre los 40 y los 70 años y afecta a aproximadamente cinco de cada 100.000 personas en todo el mundo. Hay dos tipos de ELA: una forma familiar (FALS), que es hereditaria (~5 a 10% de la ELA), y una forma esporádica (SALS), que ocurre al azar (~90 a 95% de los casos de ELA). Las mutaciones en el gen humano del cobre/zinc (CuZn) y del superóxido dismutasa (SOD1) son responsables del ~20% de los casos de FALS.

Se sugiere que varios factores contribuyen a la muerte de las neuronas motoras en la ELA. La excitotoxicidad, los déficits en el transporte axonal y la agregación de neurofilamentos son mecanismos relacionados con la lesión neuronal implicados en la fisiopatología de la ELA. Los defectos no neuronales incluyen estrés oxidativo; defectos en la fabricación de proteínas; neuroinflamación causada por células no neuronales (por ejemplo, células gliales, astrocitos); disfunción muscular resultante del desequilibrio en la función mitocondrial; actividad de células satélite (SC); y expresión de micro-RNA, que también se consideran contribuyentes potenciales a la fisiopatología de la ELA. Por lo tanto, se considera una enfermedad "multisistémica", en la cual los cambios en distintos tipos de células pueden actuar de forma mutua y sinérgica y contribuir a la aparición y gravedad de la enfermedad.

Dada su complejidad, es difícil encontrar un tratamiento específico para los pacientes de ELA. Actualmente no hay una terapia farmacológica eficaz para esta enfermedad. Curiosamente, se han recomendado enfoques no farmacológicos, como la ventilación no invasiva, para prolongar la sobrevivencia de los pacientes. La actividad física se considera una intervención no farmacológica para muchas enfermedades. En la población general, el entrenamiento físico induce adaptaciones beneficiosas en los sistemas cardiovascular y neuromuscular, incluidas mejoras en la función respiratoria y cardíaca, aumento de la densidad capilar, hipertrofia muscular y aumento de la fuerza/potencia muscular. Además, favorece el bienestar psicológico, reduciendo la depresión y la ansiedad, e influyendo positivamente en el estado de ánimo, la autoestima y la autoimagen.

Sin embargo, el ejercicio como método para reducir la progresión fisiopatológica de la ELA es un tema controvertido. Estudios epidemiológicos anteriores sugieren que un estilo de vida que implique ejercicio de alta intensidad se asocia con una mayor incidencia de ELA. Además, hay estudios que sugieren un mayor riesgo de ELA entre los jugadores de fútbol profesional y los jugadores de fútbol americano. Esta asociación es fisiológicamente plausible, ya que el ejercicio extenuante y prolongado puede inducir estrés oxidativo, excitotoxicidad por glutamato y aumento de las cargas de calcio, que promueven la degeneración selectiva de las neuronas motoras vulnerables. Por otro lado, varios factores neurotróficos están regulados por el ejercicio en el tejido neural y muscular, incluido el factor neurotrófico derivado del cerebro, que promueve la sobrevivencia y el crecimiento de las células de la médula espinal, y el factor neurotrófico derivado de las células gliales, que provoca la remodelación sináptica y la hiperinervación de las junturas neuromusculares. Con base en estos hallazgos, la hipótesis de que la actividad física sea un factor de riesgo para el desarrollo de ELA parece poco probable.

En cambio, se ha sugerido que los perfiles genéticos modificados por factores exógenos, que promueven la aptitud física y una mayor susceptibilidad a la ELA, pueden ser una explicación plausible para la asociación entre la actividad física y la ELA. Los resultados discordantes entre los estudios epidemiológicos de ELA pueden explicarse por las limitaciones metodológicas inherentes a los estudios, debido a la baja incidencia de la enfermedad. Específicamente, la mayoría de estos estudios no tiene en cuenta completamente posibles factores de confusión como traumatismos, posible uso de medicamentos, suplementos dietéticos, exposición a toxinas ambientales como pesticidas, o características de la actividad física (modo, frecuencia, duración e intensidad).

Se han realizado varios estudios en ratas y pacientes con ELA para evaluar el efecto del entrenamiento físico en la progresión de la enfermedad. En los estudios preclínicos, los datos son contradictorios, ya que se ha sugerido que el ejercicio es beneficioso, nulo o incluso perjudicial en ratones transgénicos SOD1. Asimismo, en humanos hay estudios que demuestran el beneficio del entrenamiento físico sobre la calidad de vida de los pacientes con ELA, mientras que otros han concluido que el ejercicio tiene efectos negativos sobre la función neuromuscular de esos pacientes.

Independientemente de estos hallazgos, la actividad física todavía se considera un enfoque terapéutico potencial para la ELA, ya que mejora la función, ralentiza la progresión de la enfermedad y disminuye la carga para los cuidadores. Además de las mejoras fisiológicas y mentales observadas después del ejercicio, la actividad física también activa mecanismos interrumpidos durante la progresión de la ELA. Por ejemplo, el ejercicio evoca vías de señalización que modifican el metabolismo muscular y desencadenan la remodelación estructural de las miofibrillas mediante la activación de sistemas enzimáticos. Independientemente del modo (aeróbico, de fuerza/resistencia o entrenamiento concurrente), el ejercicio regular reduce el estrés oxidativo basal y aumenta la capacidad antioxidante. Además, el ejercicio de resistencia aumenta el contenido mitocondrial del músculo esquelético, la neurogénesis y tiene un efecto neuroprotector en el cerebro contra el daño neuronal isquémico en la formación del hipocampo.

EJERCICIOS AERÓBICOS Y CONTINUOS

Aunque el ejercicio de resistencia estimula el metabolismo celular, aumentando la biogénesis mitocondrial, el combustible intramuscular y el bienestar psicológico, se sabe poco sobre su efecto sobre la fisiopatología de la ELA. Pinto et al. investigaron el ejercicio en pacientes con ELA hasta el umbral anaeróbico, al mismo tiempo que garantizaron la asistencia de un ventilador no invasivo, el Bipap. Los pacientes realizaron un protocolo de ejercicio en rampa en cinta rodante durante un año y tuvieron una disminución en la tasa de deterioro respiratorio, mejorando su puntuación de movilidad funcional independiente, en comparación con un grupo de control sin ejercicio.

De manera similar, Sanjak et al. demostraron que un programa de caminata de ocho semanas en una cinta rodante con soporte de peso durante treinta minutos, tres veces por semana, mejoró las puntuaciones de la ALS *functional rating scale* (ALSFRS), así como la tolerabilidad, la velocidad de la marcha, la distancia y la longitud de la zancada durante una caminata de seis minutos para pacientes con ELA.

La viabilidad de realizar un entrenamiento de resistencia moderada con soporte ventilatorio no invasivo y un sistema de soporte del peso corporal en pacientes con ELA se confirmó recientemente cuando se encontraron mejoras en la funcionalidad y los factores cardiorrespiratorios. Por otro lado, Clawson et al. informaron que 24 semanas de entrenamiento aeróbico de la parte inferior y superior del cuerpo usando un miniciclo no fue tan bien tolerado como el entrenamiento de resistencia o los ejercicios de estiramiento/rango de movimiento. Aunque el entrenamiento aeróbico no fue perjudicial para los pacientes con ELA en este estudio, no aumentó su fuerza muscular, funcionalidad ni calidad de vida.

EJERCICIOS DE FUERZA MUSCULAR

El ejercicio de resistencia mejora la fuerza/potencia muscular, induce hipertrofia, mantiene la función del músculo esquelético y previene su deficiencia. En pacientes con ELA, el entrenamiento de resistencia puede conferir beneficios protectores, aunque no reduce el rendimiento del paciente. Uno de los primeros informes publicados sobre el entrenamiento de resistencia en pacientes con ELA concluyó que el ejercicio de resistencia de las extremidades superiores puede aumentar la fuerza muscular. Un estudio posterior señaló que el entrenamiento de intensidad moderada puede tener un efecto positivo leve, con un efecto temporal sobre los déficits motores y la discapacidad en pacientes con ELA. Específicamente, los ejercicios de resistencia de intensidad ligera y moderada que involucraban la mayoría de los grupos musculares de las cuatro extremidades y el tronco indujeron mejoras en las puntuaciones funcionales y de espasticidad, pero no en las puntuaciones de fuerza muscular, fatiga, dolor y calidad de vida después de tres meses de intervención. Además de estos resultados, un nuevo estudio demostró que aunque 24 semanas de entrenamiento de resistencia muscular utilizando la parte inferior y superior del cuerpo fueron bien toleradas y seguras para los pacientes con ELA, no fueron suficientes para mejorar su fuerza muscular, funcionalidad o calidad de vida.

CONCLUSIÓN

Aunque la evidencia anterior sugiere una posible relación entre estilos de vida muy activos y una mayor incidencia de ELA, estudios recientes respaldan que la actividad física no es necesariamente un factor de riesgo de ELA. En la actualidad hay una gran cantidad de evidencia que sugiere que la actividad física es un posible enfoque terapéutico o incluso holístico para esta enfermedad. Los estudios preclínicos en ratones concluyen que la intensidad, la duración y el modo del ejercicio pueden influir en los resultados de salud y la progresión de la ELA, como se identificó en ratones con la mutación SOD1 en respuesta al entrenamiento de resistencia regular a largo plazo. El entrenamiento de resistencia de ligero a moderado puede tener un potencial beneficioso, particularmente con el uso de la piscina para promover esta actividad.

Sin embargo, muchos de estos estudios preclínicos se caracterizan por limitaciones relacionadas con el tamaño variable de la muestra, el perfil genético heterogéneo y/o un momento de intervención no clínicamente relevante. Una limitación adicional es la falta de estudios preclínicos centrados en el efecto del ejercicio de *resistencia*, un tipo importante de ejercicio en la ELA.

Aunque el entrenamiento con ejercicios de intensidad ligera a moderada mejora la supervivencia en ratones con ELA, actualmente no hay evidencia clínica que respalde esta situación en pacientes con esta enfermedad. De todos modos, la mayoría de los estudios clínicos sugieren que todos los tipos de entrenamiento físico, incluidos los estiramientos, la resistencia, el entrenamiento concurrente, ejercen un impacto beneficioso en la calidad de vida de los pacientes con ELA, principalmente aumentando su funcionalidad y, a veces, su fuerza muscular y/o su función cardiorrespiratoria.

No hay ninguna recomendación de que se realice ejercicio de alta intensidad y se promueva la hipertrofia/ganancia de fuerza muscular en estos pacientes, pero mantener y fomentar la práctica de actividad física y romper la inmovilidad puede tener impactos positivos en esta población.

BIBLIOGRAFÍA

1. Blasco H, Guennoc A-M, Veyrat-Durebex C, Gordon PH, Andres CR, Camu W, et al. Amyotrophic lateral sclerosis: a hormonal condition? Amyotroph Lateral Scler. 2012;13:585-8.
2. Bohannon RW. Southeastern Regional Rehabilitation Center. Phys Therapist. 2000;63. Disponible en: https://academic.oup.com/ptj/article/63/6/965/2727595.
3. Braga ACM, Pinto A, Pinto S, Carvalho M. The role of moderate aerobic exercise as determined by cardiopulmonary exercise testing in ALS. Neurol Res Int. 2018;2018.
4. Brooks BR, Miller RG, Swash M, Munsat TL; World Federation of Neurology Research Group on Motor Neuron Diseases. El escorial revisited: revised criteria for the diagnosis of amyotrophic lateral sclerosis. Amyotroph Lateral Scler. 2000;1:293-9.
5. Cedarbaum JM, Stambler N, Malta E, Fuller C, Hilt D, Thurmond B, et al. The ALSFRS-R: a revised ALS functional rating scale that incorporates assessments of respiratory function. J Neurol Sci. 1999;169(1-2):13-21.
6. Chen A, Montes J, Mitsumoto H. The role of exercise in amyotrophic lateral sclerosis. Phys Med Rehabil Clin North Am. 2008;19(3):545-57.
7. Chiò A, Logroscino G, Traynor BJ, Collins J, Simeone JC, Goldstein LA, et al. E-mail systematic review global epidemiology of amyotrophic lateral sclerosis: a systematic review of the published literature. Neuroepidemiology. 2013;41(2):118-30.
8. Clawson LL, Cudkowicz M, Krivickas L, Brooks BR, Sanjak M, Allred P, et al. A randomized controlled trial of resistance and endurance exercise in amyotrophic lateral sclerosis. Amyotroph Lateral Scler Front Degener. 2018;19:1-9.
9. Dal Bello-Haas V, Florence JM. Therapeutic exercise for people with amyotrophic lateral sclerosis or motor neuron disease. Cochrane Database Syst Rev. 2013;68.
10. Dobrowolny G, Lepore E, Martini M, Barberi L, Nunn A, Sicchitano BM, Musarò A. Metabolic changes associated with muscle expression of SOD1G93A. Front Physiol. 2018;9:1-9.

11. Drory VE, Goltsman E, Goldman Reznik J, Mosek A, Korczyn AD. The value of muscle exercise in patients with amyotrophic lateral sclerosis. J Neurol Sci. 2001;191(1-2):133-7.
12. Gordon PH. Amyotrophic lateral sclerosis: an update for 2013 clinical features, pathophysiology, management and therapeutic trials. Aging Dis. 2013;4: 295-310.
13. Gordon T, Putman CT, Hegedus J. Amyotrophic lateral sclerosis: evidence of early denervation of fast-twitch muscles. Basic Appl Myol. 2007;17:141-5.
14. Harms MB, Baloh RH. Clinical neurogenetics: amyotrophic lateral sclerosis. Neurol Clin. 2013;31:929-50.
15. Jensen L, Djurtoft JB, Bech RD, Nielsen JL, Jorgensen LH, Schroder HD, et al. Influence of resistance training on neuromuscular function and physical capacity in ALS patients. J Neurodegener Dis. 2017;2017:1436519.
16. Kargarfard M, Shariat A, Ingle L, Cleland JA, Kargafard M. Randomized controlled trial to examine the impact of aquatic exercise training on functional capacity, balance, and perceptions of fatigue in female patients with multiple sclerosis. Arch Phys Med Rehabil. 2018;99:234-41.
17. Kato N, Hashida G, Konaka K. Effect of muscle strengthening exercise and time since onset in patients with amyotrophic lateral sclerosis: a 2-patient case series study. Med (United States). 2018;97:1-4.
18. Kitano K, Asakawa T, Kamide N, Yorimoto K, Yoneda M, Kikuchi Y, et al. Effectiveness of home-based exercises without supervision by physical therapists for patients with early-stage amyotrophic lateral sclerosis: a pilot study. Arch Phys Med Rehabil. 2018;99(10):2114-22.
19. Lunetta C, Lizio A, Sansone VA, Cellotto NM, Maestri E, et al. Strictly monitored exercise programs reduce motor deterioration in ALS: preliminary results of a randomized controlled trial. J Neurol. 2016;263(1):52-60.
20. Merico A, Cavinato M, Gregorio C, Lacatena A, Gioia E, Piccione F, et al. Effects of combined endurance and resistance training in amyotrophic lateral sclerosis: a pilot, randomized, controlled study. Eur J Transl Myol. 2018;28:132-40.
21. Paez-Colasante X, Figueroa-Romero C, Sakowski SA, Goutman SA, Feldman EL. Amyotrophic lateral sclerosis: mechanisms and therapeutics in the epigenomic era. Nat Rev Neurol. 2015;11:316.
22. Paganoni S, Karam C, Joyce N, Bedlack R, Carter GT. Comprehensive rehabilitative care across the spectrum of amyotrophic lateral sclerosis. Neuro Rehabilitation. 2022;37(1):53-68.

23. Pinto AC, Alves M, Nogueira A, Evangelista T, Carvalho J, Coelho A, et al. Can amyotrophic lateral sclerosis patients with respiratory insufficiency exercise? J Neurol Sci. 1999;169(1-2):69-75.
24. Plowman EK, Watts SA, Tabor L, Robison R, Gaziano J, Domer AS, et al. Impact of expiratory strength training in amyotrophic lateral sclerosis. Muscle Nerve. 2016;54(1):48-53.
25. Plowman EK, Watts SA, Tabor L, Robison R, Gaziano J, Domer AS, et al. Impact of expiratory strength training in amyotrophic lateral sclerosis: results of a randomized, sham-controlled trial. Muscle Nerve. 2019;59(1):40-6.
26. Pupillo, Pupillo E, Messina P, Giussani G, Logroscino G, Zocolella S, et al. Physical activity and amyotrophic lateral sclerosis: a European population-based case-control study. Ann Neurol. 2014;75(5):708-16.
27. Rosen AD. Amyotrophic lateral sclerosis: clinical features and prognosis. Arch Neurol. 1978;35(2478):643.
28. Sanjak M, Bravver E, Bockenek WL, Bockenek WL, Norton HJ, Brooks BR, et al. Supported treadmill ambulation for amyotrophic lateral sclerosis: a pilot study. Arch Phys Med Rehabil. 2010;91(12):1920-9.
29. Scaramozza A, Marchese V, Papa V, Salaroli R, Sorarù G, Angelini C, et al. Skeletal muscle satellite cells in amyotrophic lateral sclerosis. Ultrastruct Pathol. 2014;38:295-302.
30. Sinaki M, Mulder DW. Rehabilitation techniques for patients with amyotrophic lateral sclerosis. Mayo Clin Proc. 1978;53:223-8.
31. van Groenestijn AC, Schröder CD, van Eijk RPA, Veldink JH, Kruitwagen-van Reenen E, Groothius JT, et al. Aerobic exercise therapy in ambulatory patients with ALS: a randomized controlled trial. Neurorehabil Neural Repair. 2019;33(2):153-64.

Índice remisivo

D

R

S

T